普通高等医学院校规划教材

基础护理实验学

主　编　芮　蓓　李远珍

副主编　张凤玲　兰先兰　马少勇

编　委（以姓氏拼音为序）

刘　彦(皖南医学院)　　潘　庆(皖南医学院)

施雪晖(安徽中医药高等专科学校)

汪　苗(皖南医学院)　　王方方(皖南医学院)

王　乐(皖南医学院)　　王　玲(皖南医学院)

邢彩霞(皖南医学院)　　张志云(皖南医学院第一附属医院)

朱白鹭(皖南医学院)　　朱　薇(皖南医学院)

中国科学技术大学出版社

内 容 简 介

本书以护理程序为框架,以入院、住院、出院为时间轴进行编写,共有绪论、实验准备与评估、护理礼仪与护患沟通、入院护理、住院期间护理、出院护理、护理文件、综合性及创新性实验、护理技能竞赛及考核九章,内容涵盖多门护理学基础课程的护理技术及综合性、创新性实验项目,实验项目设置学习目标、知识准备、情境、用物、方法及步骤、注意事项、思考题,并附有评分标准。

本书可作为护理学及助产学专业在校学生实验教学的教材,也可作为临床年轻护士的规范化培训参考书。

图书在版编目(CIP)数据

基础护理实验学/芮蓓,李远珍主编. --合肥:中国科学技术大学出版社,2024.7
ISBN 978-7-312-05892-9

Ⅰ. 基… Ⅱ. ① 芮… ② 李… Ⅲ. 护理学—实验 Ⅳ. R47-33

中国国家版本馆 CIP 数据核字(2024)第 054143 号

基础护理实验学

JICHU HULI SHIYANXUE

出版	中国科学技术大学出版社
	安徽省合肥市金寨路 96 号,230026
	http://press.ustc.edu.cn
	https://zgkxjsdxcbs.tmall.com
印刷	安徽省瑞隆印务有限公司
发行	中国科学技术大学出版社
开本	787 mm×1092 mm 1/16
印张	18.25
字数	468 千
版次	2024 年 7 月第 1 版
印次	2024 年 7 月第 1 次印刷
定价	58.00 元

前　言

实验教学是护理学专业及助产学专业教学中非常重要的组成部分。为了培养学生价值观、高级思维及专业核心能力，我院在多年实验教学改革中形成了"一门课"的特色性实验教学模式，即将护理学基础、健康评估、护士人文修养、内科护理学、外科护理学、妇产科护理学、儿科护理学等十余门专业课程的实验教学内容，优化整合成一门"护理实验学"，由基础护理实验和临床护理实验两部分组成。

本书在实验教学及改革的基础上，结合临床护理需求，根据护理实验特点和护生学习需要，参照卫生部50项护理技术规范，以护理程序为框架，以入院、住院、出院为时间轴来进行编写，内容涵盖了多门护理学基础课程的护理技术及综合性、创新性实验项目，且在编写中增加了情境设计，让学生带着具体情境中的问题进行技能操作的学习，更贴近临床，有利于培养学生发现问题、分析问题、解决问题的综合能力，对教师和学生都有很好的指导作用。本书不仅是护理专业及助产学专业在校学生实验教学的教科书，还可供临床护士规范化培训学习参考。

本书共包含九个章节。第一章"绪论"介绍了基础护理实验学的特点、学习目的、基本要求，护理学实验室规章制度，实验报告的撰写；第二章"实验准备与评估"叙述了护士、患者、环境及物品四个方面的准备与评估；第三章"护理礼仪与护患沟通"包括护理礼仪、护患沟通；第四章"入院护理"分为入院准备、入院评估两部分；第五章"住院期间护理"分为清洁护理、安全护理、治疗护理三部分；第六章"出院护理"包括出院指导、尸体护理；第七章"护理文件"介绍了体温单绘制、医嘱处理及各种护理记录单的书写；第八章介绍了综合性及创新性实验；第九章介绍了护理技能竞赛及考核的相关内容。每个实验项目的编写内容包括学习目标、知识准备、情境、用物、方法及步骤、注意事项、思考题七个部分，并附有评分标准。本书编写力求语言简洁流畅、内容条理清晰、情境贴近临床。

本书为安徽省高等学校省级质量工程项目，在编写过程中，各位编者全力以赴，辛勤付出，也得到了各参编学校及附属医院的大力支持，在此表示衷心的感谢。此教材的编写由于时间紧、任务重，疏漏之处在所难免，敬请使用本教材的读者不吝指正，以便我们不断改进，进一步提高教材质量。

芮　蓓　李远珍

2024 年 3 月

目　　录

前言 …………………………………………………………………………（ⅰ）

第一章　绪论 ………………………………………………………………（1）

　第一节　基础护理实验学概述 …………………………………………（1）

　　一、基础护理实验学的特点 …………………………………………（1）

　　二、基础护理实验学学习目的 ………………………………………（2）

　　三、护理实验课基本要求 ……………………………………………（2）

　第二节　护理学实验室规章制度 ………………………………………（3）

　　一、实验室规章制度 …………………………………………………（3）

　　二、实验室开放规章制度 ……………………………………………（3）

　　三、实验仪器、设备、器材损坏、丢失赔偿制度 …………………（4）

　　四、实验室安全卫生管理规定 ………………………………………（4）

　第三节　实验报告的撰写 ………………………………………………（5）

第二章　实验准备与评估 …………………………………………………（7）

　第一节　护士准备与评估 ………………………………………………（7）

　　一、护士仪表礼仪 ……………………………………………………（7）

　　二、七步洗手法 ………………………………………………………（7）

　第二节　患者准备与评估 ………………………………………………（9）

　　一、患者准备与评估的目的 …………………………………………（9）

　　二、患者准备与评估的方法及内容 …………………………………（9）

　第三节　环境准备与评估 ………………………………………………（10）

　　一、病区的设置和布局 ………………………………………………（10）

　　二、病室环境的控制 …………………………………………………（10）

　　三、护理实验室环境的准备与评估 …………………………………（11）

　第四节　物品准备与评估 ………………………………………………（12）

第三章　护理礼仪与护患沟通 ……………………………………………（15）

　第一节　护理礼仪 ………………………………………………………（15）

　　一、护士仪表礼仪训练 ………………………………………………（15）

　　二、护士仪态礼仪训练 ………………………………………………（18）

　　三、护士面试礼仪训练 ………………………………………………（21）

　　四、护士工作服务礼仪 ………………………………………………（25）

第二节　护患沟通 ·· （26）

第四章　入院护理 ·· （32）

　第一节　入院准备 ·· （32）

　　实验一　铺备用床及麻醉床 ·· （32）

　　实验二　运送患者 ·· （39）

　第二节　入院评估 ·· （47）

　　实验一　生命体征的测量 ·· （47）

　　实验二　病史采集 ·· （52）

　　实验三　体格检查 ·· （59）

　　实验四　心电图检查 ·· （84）

　　实验五　标本采集 ·· （88）

第五章　住院期间护理 ·· （100）

　第一节　清洁护理 ·· （100）

　　实验一　口腔护理 ·· （100）

　　实验二　床上洗头 ·· （104）

　　实验三　床上擦浴 ·· （107）

　　实验四　压力性损伤的护理 ·· （111）

　第二节　安全护理 ·· （115）

　　实验一　卧位的应用 ·· （115）

　　实验二　轴线翻身 ·· （119）

　　实验三　患者约束 ·· （123）

　　实验四　无菌技术 ·· （128）

　　实验五　穿脱防护服 ·· （133）

　第三节　治疗护理 ·· （138）

　　实验一　鼻饲 ·· （138）

　　实验二　大量不保留灌肠 ·· （142）

　　实验三　留置导尿 ·· （146）

　　实验四　氧气吸入 ·· （151）

　　实验五　吸痰 ·· （156）

　　实验六　雾化吸入 ·· （161）

　　实验七　口服给药 ·· （167）

　　实验八　皮内注射（以青霉素过敏试验为例） ································ （171）

　　实验九　皮下注射 ·· （176）

　　实验十　肌内注射 ·· （180）

　　实验十一　静脉注射 ·· （184）

　　实验十二　静脉输液 ·· （192）

　　实验十三　静脉输血 ·· （200）

　　实验十四　乙醇拭浴 ·· （206）

　　实验十五　心肺复苏术 ·· (209)

第六章　出院护理 ··· (217)
　第一节　出院指导 ··· (217)
　第二节　尸体护理 ··· (221)

第七章　护理文件 ··· (226)
　第一节　概述 ··· (226)
　　一、书写要求 ··· (226)
　　二、记录意义 ··· (226)
　第二节　体温单 ··· (227)
　第三节　医嘱 ··· (230)
　第四节　特别护理记录单 ··· (233)
　第五节　交班报告 ··· (234)
　第六节　护理评估单 ··· (236)

第八章　综合性及创新性实验 ··· (243)
　第一节　概述 ··· (243)
　　一、综合性实验概述 ··· (243)
　　二、创新性实验概述 ··· (244)
　第二节　综合性实验 ··· (244)
　　实验一　入院及出院护理情境模拟 ······································· (244)
　　实验二　住院期间护理情境模拟 ··· (251)
　　实验三　健康教育 ··· (255)
　　实验四　护理查房 ··· (259)
　第三节　创新性实验 ··· (265)
　　实验一　护理技术创新 ··· (265)
　　实验二　护理风采 ··· (267)
　　实验三　微格教学 ··· (269)

第九章　护理技能竞赛及考核 ··· (278)
　第一节　护理技能竞赛 ··· (278)
　　一、护理技能竞赛的要求 ··· (278)
　　二、护理技能竞赛的内容 ··· (278)
　　三、护理技能竞赛的常用组织方式 ······································· (279)
　第二节　护理技能考核 ··· (280)
　　一、护理技能考核的要求 ··· (280)
　　二、护理技能考核的内容 ··· (281)
　　三、护理技能考核的常用方式 ··· (281)

参考文献 ··· (284)

第一章 绪 论

第一节 基础护理实验学概述

随着社会的进步、健康中国战略的实施,人们对卫生保健服务需求不断提高,对护理专业人员的职业素养和专业技能也提出了更高的要求。同时我国护理学科的快速发展和护理模式的转变,使护理教育也得到了高度重视;高校如何培养合格的临床实用型护理人才,一直是护理教育界研究和关注的课题。

护理学是一门实践性很强的应用性学科。护理专业毕业生要满足护理执业需求,不仅要掌握扎实的专业基础知识和娴熟的操作技能,而且必须具备发现问题、分析问题、解决患者实际问题的综合能力。护理实验教学不仅是培养临床实践能力的重要组成部分,也是培养学生将所学知识融会贯通、锤炼科学思维的重要教学手段,更是护理专业学生从课堂理论学习走向临床实践的桥梁。护理实验技能的训练始于实验模型,但最终应用于护理服务对象身上。因此,护理实验教学在护理教育中具有重要的地位和作用,不仅教会学生基本的操作方法和技巧,更需注重培养学生科学严谨的态度、求真务实的作风和仁爱慎独的职业精神。

一、基础护理实验学的特点

基础护理实验学严格按照专业培养目标和培养要求,在学生完成医学基础课程学习的前提下,从专业能力、职业素养及人的基本需求出发,对专业基础课及专业课实验教学内容进行了优化整合,其特点是打破了传统护理实验教学模式。教学中针对护理对象的不同特点,以护理程序为框架,始终贯穿"以人为本"的服务理念;从单一演示性实验到综合模拟实验,用多样的教学形式呈现丰富多彩的实验教学内容;从技能培养到能力培养,以演示性实验为主,强化学生基本技能,同时针对性地开设综合性和创新性实验,以培养训练学生综合能力;实验项目齐全、实验内容丰富、实验覆盖面广,为学生学好专业技能打下坚实的基础。

基础护理实验学涉及护理学基础、健康评估、人际沟通、护理礼仪等相关课程的实验内容。实验类型有演示性实验、综合性实验和创新性实验。演示性实验的实验内容较为简单,项目较为单一,其步骤是教师结合教材和临床工作实际演示操作基本流程,学生按部就班地进行操作训练,以培养学生基本操作技能和实际动手能力。综合性实验是依托护理学知识,结合临床实践,以案例设计为基础,促使学生运用所学理论知识分析解决患者具体护理问题为特征的实验。创新性实验是在前期演示性实验和综合性实验学习的基础上,让学生在独立思考和科学观察的前提下,以学习小组为单位自行设计并亲自实施实验(包括对实验用具的改革、操作流程的优化等），从而给学生提供独立思考、讨论交流和实践的机会，培养学生的创新能力、动手能力、科学观察能力、分析和解决问题能力以及团队协作能力。教学方法采用操作演示、病例讨论、角色扮演、多媒体技术等，使学生在寓教于乐中完成护理实验学的学习任务。通过基础护理实验学的学习，要求学生掌握、熟悉和了解护士个人准备、护理对象评估的方法、人际沟通与护理礼仪在护理工作中的运用，能对护理对象实施从入院到出院的全程护理等。

二、基础护理实验学学习目的

基础护理实验学主要面向护理学专业本科和专科学生，是在学生初步掌握护理基础理论和基本知识的基础上，进行基本技能及综合能力训练的过程。通过本课程的学习，学生能掌握护理实验的基本内容和基本方法，提高分析问题和解决问题的能力，培养良好的工作作风和严谨的科学态度。具体要求如下：

（1）掌握每项实验的目的、用物、操作步骤和注意事项，为后续学习打下基础。

（2）通过实验课的学习，以巩固理论知识，提高专业技能，真正做到理论联系实际。

（3）坚持以人为本，强化服务意识，正确实施整体护理，满足服务对象身心方面的需要。

（4）通过实验课的学习，培养严谨的护理工作作风，构建护理程序的科学思维。

（5）培养学生崇高的道德品质、娴熟的专业技能与良好的职业素养。

三、护理实验课基本要求

1. 实验前

（1）结合本次实验项目、内容和要求，复习相关知识点。

（2）认真预习《基础护理实验学》《情境式 50 项护理技能竞赛考评指导》及相关实验教学的线上优质课程资源，了解本次实验的目的、用物、方法和步骤，为实验课做好准备。

（3）自觉遵守实验室一切规章制度，保证实验课教学顺利实施。

2. 实验中

（1）工作服、工作帽、护士鞋穿戴整齐，提前 10 分钟进入实验室；保持室内安静。

（2）认真检查实验器材是否完好，了解实验器材的性能和用途，掌握正确的使用方法。

（3）态度端正，仔细观看教师操作演示，并在教师指导下，按照实验程序进行操作练习；耐心倾听教师和合作者对实验效果的评价；课中和课后及时练习，以巩固操作方法。

（4）爱护实验器材，节约实验耗材。

（5）认真对待每一次实验课，在实验中不断思考，勇于创新。

（6）注意用电、用水和用氧等安全。

3. 实验后

（1）对使用过的实验物品，根据其性质和类别做到及时清点、清洗和整理，并归还原处；医用垃圾做好分类处理；保持实验室清洁、整齐。

（2）做好实验室有关登记工作。

（3）及时完成实验报告的书写，按时交予教师批阅。

（李远珍）

第二节 护理学实验室规章制度

一、实验室规章制度

（1）进入实验室必须严格遵守护理学实验实训中心的各项管理制度。

（2）提前 10 分钟进入实验室，不得迟到、早退、缺席或擅自调换组别。

（3）进入实验室必须衣着整齐，符合护士仪容标准，即穿护士服、戴护士帽、穿护士鞋，扣好衣扣，头发不过肩，刘海不过眉。

（4）不得在室内大声喧哗、吸烟、吃东西及做其他与实验无关的事。

（5）爱护实验物品，不得在实验模型和仪器设备上涂画，并防止实验模型和仪器设备损坏和遗失。如有涂画、物品损坏或遗失，一经发现，按规定赔偿和处理。

（6）养成良好的节约习惯，不浪费实验材料、器材和药品。

（7）实验完毕后，应将实验物品清洗干净、摆放整齐、及时归位。及时打扫卫生，包括地面、桌面、治疗车、治疗盘等，并整理床单位。实验废物应统一放置在指定地点，不可乱倒、乱扔。

（8）必须按时、按要求完成实验训练和实验报告。

（9）注意实验室安全，及时关好门窗、空调、电脑等，做好防水、防火、防盗。

二、实验室开放规章制度

为了有效地利用护理学实验中心教学资源，保证实验教学质量，巩固和提高学生实验技能，培养学生的实践能力和创新精神，特制定开放管理制度。

1. 开放对象

主要为护理学专业的教师以及护理、护理学、助产学专业的学生。

2. 开放内容

为师生提供基础护理、专科护理、急救技术、健康评估、护理礼仪等相关学科的技能训练。

3. 开放时间

周一到周五晚 5:30～8:30，周六、周日上午 8:30～11:30，下午 2:00～5:00，寒暑假及特殊情况除外。

4. 开放要求

（1）严格遵守实验室各项规章制度，服从护理学实验实训中心管理。

（2）进入实验室必须穿护士服、戴护士帽、穿护士鞋，扣好衣扣，头发不过肩，刘海不过眉。

（3）保持室内安静，不准大声喧哗、吵闹，不准吸烟及使用大功率电器。

（4）操作练习时，在不违反操作原则的基础上，勤于思考、勇于创新。

（5）指导教师负责全程指导、检查学生练习情况，及时指导并做好记录。

（6）每次练习后，应及时整理物品并放回原处，打扫实验室的卫生，保持室内整洁。

（7）节约水电，注意安全；随手关灯、关水，及时关好门窗，防水、防火、防盗。

三、实验仪器、设备、器材损坏、丢失赔偿制度

（1）在使用实验室仪器、设备及模型过程中，应当听从教师指导，倍加爱护，如有人为损坏或丢失，须承担相应的赔偿责任。

（2）损坏仪器、设备可修复或更换部件的，按修复或更换部件费用赔偿；不可修复或更换部件的，按仪器设备的使用年限折旧赔偿。

（3）损坏或丢失一般实验器材的，按全价赔偿。损坏玻璃器皿的，按原价格的30%～50%赔偿或以购入价赔偿。损坏实验桌椅，以使用年限的折旧价赔偿。

（4）故意损坏仪器设备和器材的，除加倍赔偿外，须上报学校予以纪律处分。任课教师、开放练习指导老师与实验室人员应在实验结束前督促当事人填写"实验仪器设备、器材丢失、损坏处理登记表"，及时处理并报学院备案。

（5）对拒不赔偿者，按照学校有关规定处理。

四、实验室安全卫生管理规定

（1）严格遵守护理实验学中心的各项管理制度和操作流程，养成良好的学习和工作作风，确保实验室安全卫生。保持安静，严禁高声喧哗、打闹；实验时应听从指导老师安排和指示，认真谨慎，严格按实验步骤和方法进行，杜绝安全隐患。

（2）爱护仪器设备。未经教师同意不得随意动用仪器或器械，切忌违规操作或粗暴使用精密仪器，以免发生危险和损坏实验设备，确保安全。

（3）随时保持实验室及床单位整洁，实验室内物品应存放有序，仪器设备整洁，保持良好的卫生状况，物品用毕后应立即放回原处。

（4）保持室内整洁，每天由学生负责打扫卫生，包括地面、桌面、治疗车、床头柜和操作练习物品等。

（5）经常检查电器设备，安全合理使用电源，发现异常及隐患要立即切断电源，及时上报维修部门处理。

（6）实验结束后，应检查室内有无火源，切断电源，关闭水源和门窗。

（7）实验室要严格遵守国家环境保护的有关规定，不得随意排放废水、废物及病菌，不得污染环境。

（马少勇）

第三节 实验报告的撰写

实验报告的撰写是护理实验课一项重要的技能训练,它不仅是对每次实验课学习的复习与巩固,更重要的是通过认真撰写实验报告,可以培养和提高学生的逻辑思维能力、综合分析能力和文字表达能力。因此,学生每次上完实验课后都要认真撰写实验报告。撰写实验报告要实事求是,文字简练、准确、通顺,撰写清楚、整洁,在全面回顾与分析的基础上认真思考,并写出自己的见解与想法。

1. 实验报告格式

护理学实验报告

实验名称　　　　　　　　　实验地点　　　　　　　　　　　实验时间

实验目的

实验用物

实验步骤与方法

实验结果与体会

2. 撰写实验报告的要求与注意事项

(1) 实验名称,即实验项目。如生命体征的测量、氧气疗法、床上洗头等。

(2) 实验时间、地点,即实验的具体时间及所在实验室的名称。

(3) 实验目的,即实验所要达到的目的。如生命体征的测量目的:掌握生命体征测量的方法及结果的判断;熟悉生命体征测量的注意事项;了解体温计、血压计的使用、检测与消毒的方法。

(4) 实验用物,即实验所需的物品,必要时说明物品所放置的位置,以体现物品摆放的规范性和科学性。

(5) 实验步骤与方法,为实验报告的核心内容,可以反映学生对本次实验项目的掌握情况。要求学生在书写时,根据自己所做的实验情况,归纳出操作程序、方法、步骤和重点。书写应简明扼要,必要时可画出操作流程图,再配以相应的文字说明,使实验步骤更加清晰明了。

(6) 实验结果与体会。学生可以根据教师演示和自己操作练习,对本次实验的体会、建议、见解进行描述,并提出自己在实验操作过程中存在的问题,还可以通过思考或结合临床提出自己的创新方法。如有扮演服务对象完成实验时,对作为服务对象的感受和要求进行反思,有利于改进实验方法、提高实验效果和创新实验流程。

附 评分标准

	序号	内 容	要 求	记分(分)
实验名称、目的、用物	1	实验名称	正确无误	3
	2	实验目的	明确清晰	7
	3	实验用物	记录完整	10
实验步骤与结果分析部分	4	操作准备	护士、环境、用物、患者(评估真实有效)	15
	5	操作步骤	内容完整,步骤简明扼要,顺序合理,融入人文关怀	35
	6	操作后处理	符合《消毒隔离技术规范》要求	10
	7	实验结果(体会)	写出本次实验课的收获、感受、练习过程中存在的问题,以及对该实验课的建议等	20
合计				100

(马少勇)

第二章　实验准备与评估

成功而高效地完成一项护理操作,护士必须在操作前进行一系列的准备与评估,主要包括护士自身准备与评估、患者准备与评估、环境准备与评估及物品准备与评估四个方面。

第一节　护士准备与评估

护士自身准备:包括仪容、仪表的准备和手卫生。护理人员的手经常直接或间接地接触污染物品或患者,极易引起感染或疾病的传播,所以护士在进行操作前,除了仪容、仪表的准备外,手的卫生也非常重要,它是防止医院感染的重要措施之一。

一、护士仪表礼仪

具体内容见第三章第一节。

二、七步洗手法

 学习目标

(1)掌握七步洗手法的操作方法及步骤。
(2)熟悉洗手的指征。

 知识准备

洗手是将双手涂满清洁剂并对其表面按顺序进行强有力的短时揉搓,然后用流水冲洗干净的过程。洗手的目的是为了去除沾染在手上的污垢、碎屑、患者的体液、血液、排泄物和大部分细菌。洗手分为干式洗手和湿式洗手两种。

医务人员在下列情况下应洗手:

(1)直接接触患者前后;接触不同患者之间;从同一患者身体的污染部位移到清洁部位时;接触特殊易感人群前后。

(2)接触患者黏膜、破损皮肤或伤口前后;接触患者的体液、血液、分泌物、排泄物、伤口敷料前后。

(3)穿脱隔离衣前后;戴、脱手套前后。

（4）进行无菌操作前后；处理清洁、无菌物品之前；处理污染物品之后。

（5）当医务人员的手有可见的污染物或者被患者的体液、血液、分泌物、排泄物污染后应湿式洗手。

 用物

1．干式洗手法

免洗速干手消毒液。

2．湿式洗手法

洗手池设备、洗手液、擦手纸、毛巾或干手机、盛放擦手纸或毛巾的容器。

 方法及步骤

1．干式洗手法

（1）剪指甲，取下手上的饰物及手表，卷袖过肘。

（2）涂抹免洗速干手消毒液。

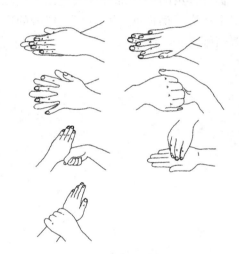

图2.1 七步洗手法

（3）揉搓双手，持续15秒，分七步进行，即七步洗手法（图2.1）。

第一步：洗手掌，掌心相对，手指并拢相互揉搓；

第二步：洗背侧指缝，手心对手背沿指缝相互揉搓，双手交换进行；

第三步：洗掌侧指缝，掌心相对，双手交叉沿指缝相互揉搓；

第四步：洗指背，弯曲各手指关节，半握拳把指背放在另一手掌心旋转揉搓，双手交换进行；

第五步：洗拇指，一手握另一手大拇指旋转揉搓，双手交换进行；

第六步：洗指尖，两手指尖分别摩擦掌心；

第七步：洗手腕、手臂，揉搓手腕、手臂，双手交换进行。

2．湿式洗手法

（1）剪指甲，取下手上的饰物及手表，卷袖过肘。

（2）打开水龙头，调节适合水流，如有热水供应，应调节适合水温。

（3）在水龙头下用流水湿润双手，关上水龙头，涂抹洗手液。

（4）揉搓双手，持续15秒，其七步洗手揉搓方法同干式洗手法。

（5）打开水龙头，流水冲净。

（6）用擦手纸或毛巾擦干双手，或在烘干机下烘干双手。

 注意事项

（1）注意调节水温、水流，避免污染周围环境。

（2）洗手方法正确，手的各个部位都应洗到、冲净。

（3）洗手后，手上不能检测出致病微生物。

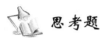 **思考题**

（1）护士在护理操作前应对自身进行哪些准备？
（2）为什么护士在护理操作前后或接触患者前后要洗手？
（3）试述七步洗手法的步骤。

（王方方）

第二节　患者准备与评估

 学习目标

（1）掌握操作前对患者的评估方法及内容。
（2）熟悉操作前对患者的评估目的。

 知识准备

患者在接受某项护理操作前需要做一些相关准备，包括生理、心理及社会方面，从而有利于护理操作的顺利进行，且有利于患者的健康恢复。

一、患者准备与评估的目的

为了让患者在操作前生理、心理及社会各方面达到最佳状态，需要护士事先对其进行相关评估。操作前评估的主要目的是核对患者的信息、了解患者的病情、明确患者的需要及存在的主要护理问题，并针对性地给予指导和帮助。

通过操作前的护理评估，发现患者不了解该操作的目的、方法及配合要点，存在一定程度的心理恐惧和焦虑状态，护士可以通过操作前的解释及指导，让患者了解该操作的相关内容，如目的、方法、注意事项及配合要点等，使患者能更好地配合操作，以使操作顺利进行，从而减轻患者的恐惧、焦虑和不适。

二、患者准备与评估的方法及内容

对某一患者进行评估时，要同时应用评判性思维的知识、经验、标准及态度。要将生理、生物以及社会科学的知识应用于评估过程才能提出相关问题，并能收集到与患者所期望的与护理操作或健康照护需求相关的生理、心理及社会资料。

操作前对患者的评估应根据患者的病情、治疗和护理情况以及要进行的操作项目等有针对性、有重点地进行。评估内容包括：核对患者信息、一般情况、全身状态、局部状态、心理及社会情况几大方面。

思考题

（1）为什么在操作前要对患者进行评估？

（2）如何运用评判性思维进行患者评估？

（王方方）

第三节　环境准备与评估

学习目标

（1）掌握操作前对环境的评估内容。

（2）熟悉病房环境的布局及要求。

知识准备

医院住院环境是患者治疗、护理和休息的主要场所，也是关系到患者身心健康的重要场所。以满足患者身心健康为目标的医疗环境，应该对人产生积极的影响，对健康具有促进作用，并能满足患者的基本需要。因此，医院环境的安排和布置需要以患者为中心，考虑患者的舒适与方便，尽量减轻其痛苦以促进患者的康复。

一、病区的设置和布局

一个病区一般设有普通病房、危重病室、抢救室、治疗室、换药室、护士站、医生护士办公室、示教室、配餐室、洗涤间、厕所、储藏室、医护值班室、卫生处置室等。每个病房设 1～6 张病床为宜，两床之间的距离不可小于 1 m，并在病床之间设置隔帘，以利于治疗、护理和保护患者隐私。病房要有安全感，地面要防滑，走廊、浴室、厕所的墙边应安装扶手；病室、厕所和浴室应装置安全呼叫系统。

二、病室环境的控制

病室的环境布置应有利于患者的休息和医疗护理工作的开展。要求病室应安静，避免噪声。病区的护理单元和医疗护理操作环境应整洁，设施齐备、规格统一，并按一定原则摆放。病区应保持一定的温湿度，定时通风换气，维持室内光线充足，夜间开启地灯，以利于患者的休息与睡眠。

1. 温度

一般室温保持在 18～22 ℃较为适宜。新生儿及老年患者，室温保持在 22～24 ℃为佳。温度过高会影响体热散发，干扰消化及呼吸功能，患者易烦躁、影响体力恢复；温度过低，患者缩手缩脚、缺乏活力、易受凉，也不利于诊疗操作。病室内要有室温计，观察室温变化。冬天供暖,为患者增加毛毯,夏天使用空调或电风扇。

2．湿度

相对湿度即在单位体积的空气中,一定温度条件下,所含水蒸气的量与其达到饱和时所含量的百分比。病室的相对湿度应保持为 50%～60%。湿度过高影响蒸发,抑制出汗,患者感潮湿、憋闷;湿度过低空气干燥,人体蒸发增加,水分丢失,患者感干渴、咽痛,出现鼻衄等。湿度过高时,可以开门窗通风或用除湿机;湿度低时,夏天地上洒水,冬天使用暖气片。

3．通风

适当通风可以保持室内空气新鲜,调节温湿度,增加空气中的含氧量,降低二氧化碳浓度和微生物的密度,使患者舒适,有利于患者的康复。而病室通风不够则会导致空气污浊,使患者感到头晕、食欲不振、烦躁、疲乏。一般开窗次数和时间根据气温和患者的病情调整,寒冷季节每天开窗 3 次即可,每次开窗时间约 30 分钟为宜,其他季节每天开窗次数可以适当增加,每次开窗时间也可以长一些。要注意不使对流风直吹患者。

4．声音

建立病室安静制度,工作人员做到四轻,即说话轻、走路轻、操作轻、关门轻,避免噪音。噪音指凡是环境中不协调的声调,使人烦躁、厌烦的和不需要的声响。噪音会影响患者的情绪,使患者感到厌倦、不安、烦躁,影响休息和睡眠,让病情加重。床头设耳机,定时播送音乐,调节病室气氛,使患者心情放松、愉悦。

5．光线

天然光照给人在视觉上带来舒适、明快和明朗的感觉,应经常开门窗使阳光直接射入。人工照明有利于诊疗护理工作。夜间要用地灯或壁灯,以免影响患者睡眠。护理操作前应评估病室光线是否充足、明亮。

6．装饰

病室适当运用细微装饰、点缀可以营造气氛,让患者及其家属有宾至如归的感觉,可以有效缓解心理障碍,以获得良好的心境,有利于医院管理,同时拉近人与人之间的距离,并使患者对美好生活充满向往,增强患者战胜疾病的信心,让患者看到希望。病室应整洁美观,陈设简单。各病室按不同需求设计和配备不同颜色,可放置适当的绿色植物和花卉,既可以净化空气,又可以美化环境。

三、护理实验室环境的准备与评估

护理实验室应模拟病房环境,在操作前,应评估实验室环境宽敞明亮、安静、清洁、温湿度适宜,并且要保证实验用物摆放合理,便于取用。根据患者情况准备屏风或围帘等设备进行遮挡。

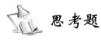 **思考题**

(1) 病室环境对住院患者健康恢复有哪些影响?

(2) 通过去医院见习,想想如何设计布局更为合理和人性化的病房环境和护理实验室环境。

（王方方）

第四节　物品准备与评估

为了让整个护理操作过程快速、有效地顺利完成,护理人员必须对常用护理实验物品的使用有一定的了解,并且能在各项护理操作前准备好所有在操作过程中可能需要用到的实验物品。

 学习目标

(1) 掌握各种常用实验物品的使用方法。
(2) 熟悉各种实验物品的名称和用途。

 用物

1. 布类

被套、枕套、大单、各类约束带(腕部、肩部、膝部)、纱布、包布等。

2. 金属类

治疗盘、弯盘、换药碗、有盖罐、储槽、水银血压计、听诊器、氧气表、扳手、小药杯、镊子、卵圆钳、止血钳、压舌板、三瓶架、开口器、拉舌钳等。

3. 玻璃类

水温计、水银体温计、磨口瓶、小量杯、培养皿等。

4. 塑料类及其他

启瓶器、扫床刷、砂轮、止血带、化学指示胶带、化学指示卡、免洗速干手消毒液等。

5. 一次性物品

一次性注射器、一次性输液器、一次性压舌板、一次性灭菌手套、一次性薄膜手套、一次性口罩、一次性帽子、一次性手术衣、一次性隔离衣、一次性口腔护理包、一次性鼻氧导管、一次性鼻饲胃管包、一次性导尿包、一次性灌肠包、一次性治疗巾、一次性护理垫、一次性输液贴、一次性留置针、一次性采血针、一次性针头、3M敷贴、一次性瓶口贴、一次性锐器盒、一次性各类试管、各类导管标识等。

 方法及步骤

1. 介绍常用实验物品的名称及其使用方法

(1) 被套、枕套、大单、一次性护理垫、扫床刷及一次性扫床刷套:这些均是为患者准备和整理床单位时所需要的物品。其中一次性护理垫的作用是为了防止术后呕吐物、分泌物和伤口渗液污染床上用物,使用时应根据患者的手术部位、麻醉方式和患者的病情而定,应避免一次性护理垫的橡胶面与患者皮肤直接接触而引起患者的不适。

(2) 治疗巾、大包布和小包布主要用于覆盖或者包裹无菌容器及物品等。所有的布类用品均需经过压力蒸汽灭菌后方可使用。

(3) 约束带:一种保护患者安全的装置,用于躁动患者,有自伤或坠床的危险,或治疗需要固定身体某一部位,限制其身体及肢体的活动。约束带包括肩部约束带、膝部约束带等。在使用前要向患者家属说明目的,征求患者家属同意并签字方可使用。

（4）持物钳类：临床常用的持物钳类包括卵圆钳、长短镊子、止血钳等，主要用于取放和传递物品。卵圆钳下端有两个卵圆形小环，可夹取刀、剪、镊、治疗碗、弯盘等。大镊子夹取的物品与卵圆钳相似。止血钳常用于外科手术中止血或分离组织，也可用于护理操作中夹持或固定棉线、管道等。经过消毒灭菌处理过的持物钳类便为无菌持物钳，常用于取放和传递无菌物品。

无菌持物钳的存放有两种方法：一种是干法，将盛有无菌持物钳的无菌干罐保存在无菌包内，在集中治疗前打开包，4～8 h 更换一次；另一种是湿法，是将无菌持物钳压力蒸汽灭菌后浸泡在内盛消毒液的大口有盖容器内，容器深度与钳长度比例适合，消毒液面浸没轴节以上 2～3 cm 或镊子长度的 1/2，每个容器只能放置一把无菌持物钳。

（5）容器类：常用的容器有弯盘、换药碗、有盖罐和储槽等。通常盛放治疗碗、针头、镊子、棉球、纱布等。经过消毒灭菌处理过的容器便为无菌容器，用于盛放无菌物品。要注意的是，由无菌容器内取用无菌物品时，手不可触及无菌容器盖的内面及边缘。有盖的无菌容器，取出物品后，应立即将盖盖严，避免容器内的无菌物品在空气中暴露过久。

（6）测量仪器：最常用的血压计是水银血压计，另外还有无液血压计和电子血压计。血压计由三部分构成，包括加压气球、压力活门、袖带。水银血压计又称汞柱血压计，主体由玻璃管、标尺、水银槽 3 部分组成，其优点是测量数值准确可靠。体温计可分为水银体温计、电子体温计和可弃式体温计 3 种。水银体温计最为常用，又分口表、肛表和腋表 3 种，它是一根真空毛细管外带有刻度的玻璃管，常用于测量体温。在使用新体温计或定期消毒体温计后，应对体温计进行核对，以检查其准确性。方法是将全部体温计的水银柱甩至 35 ℃ 以下；于同一时间放入已测好的 40 ℃ 以下的水中，3 分钟后取出检视；凡误差在 0.2 ℃ 以上或玻璃管有裂痕者，不能再使用。水温计常用于测量某些护理操作中液体的温度是否合适。小量杯常用于准确测量口服溶液的量。

（7）其他：① 治疗盘常用于盛放护理操作的各种用物。② 三瓶架用于放置酒精、碘伏等消毒液和棉签。③ 听诊器常用于听诊心率、心律、心音、呼吸音、肠鸣音等。④ 压舌板常用于辅助口腔的体格检查或做特殊口腔护理时使用。⑤ 冰袋、冰帽为冷疗时的常用物品，能起到降低体温的作用。⑥ 扫床刷是为了扫净床铺上的头发、碎屑等，以保持床铺的整洁。⑦ 砂轮常可划割安瓿颈、体之间的环形凹痕，形成一道环形锯痕，再用 75% 的乙醇棉签擦拭锯痕后用手指屈折安瓿，使其折断。

2．介绍常用实验物品的准备及评估方法

各类物品的准备与评估方法如下：

（1）布类：一般布类物品使用前需检查无潮湿、无发霉、无污渍、无破损；如是无菌操作使用，必须检查灭菌合格，在有效期内，方可使用。

（2）金属类：一般金属类物品使用前需检查无生锈、清洁无破损；如是无菌操作使用，例如无菌持物钳等，需检查灭菌合格，在有效期内，方可使用。

（3）玻璃类：一般玻璃类物品使用前需检查干燥无破损，如有刻度，需检查刻度清晰无磨损，例如水银体温计等，方可正常使用。

（4）橡胶类：如止血带等，一般橡胶类物品需检查橡胶无老化、无污渍、无破损，弹性良好，可正常使用。

（5）一次性物品：如一次性棉签、一次性压舌板、一次性口腔护理包等，需检查外包装无破损、无胀气漏气、无潮湿、无霉斑霉点、无污染，在有效期内，可以正常使用。

3．指导练习

指导同学认识常用实验物品，了解其使用方法，正确准备及评估常用实验物品。选择同学演示并进行点评总结。

 情境

李某,女,36岁,住院号262702。主诉胃部胀满不适,医嘱:胃复安10 mg,肌肉注射。作为护士,请完成肌肉注射操作前的准备与评估。

护士接到医嘱,翻看病历,双人核对医嘱、执行单及注射卡。

1. 护士自身准备与评估

护士自身着装符合规范,仪表符合要求,衣帽整洁;七步洗手法洗手、戴口罩。

2. 患者准备与评估

(1) 核对患者信息。

〈沟通1〉 "您好,女士,我是您的责任护士小×,请问您叫什么名字?""好的,请让我看一下您的手腕带。"查对床头/尾卡信息。

(2) 解释,评估患者情况。

〈沟通2〉 "您好,李女士,您现在是不是感觉胃胀不舒服?遵医嘱要给您肌肉注射胃复安,以缓解您的胃部不适感。肌肉注射主要是在臀部进行注射,药物经过臀部肌肉吸收从而产生治疗效果。请问您以前肌肉注射过胃复安吗?您对什么药物过敏吗?您对酒精过敏吗?肌肉注射选择臀大肌比较合适,请您活动一下下肢(排除肢体偏瘫),您想选择哪边的臀部进行注射呢?""好的,现在我来为您检查臀部皮肤情况。"

拉围帘,保护隐私,检查肢体活动度良好,臀部皮肤无破损、无红肿、无硬结。

〈沟通3〉 "好的,李女士,您先休息一下,我去准备操作物品。"

3. 环境准备与评估

拉围帘,保护隐私。周围环境宽敞,温度适宜,光线充足明亮。

4. 物品准备与评估

洗手,准备物品:胃复安、合适的注射器、治疗盘、弯盘、一次性治疗巾、棉签、碘伏、砂轮、利器盒、黑黄色垃圾桶;另备抢救药。

检查评估物品:

(1) 药品名称、剂量、浓度准确,外包装完好,在有效期内;

(2) 注射器外包装完好,无胀气漏气、无破损,在有效期内;

(3) 治疗盘和弯盘,已消毒灭菌,清洁无污染;

(4) 一次性治疗巾、棉签包装完好,清洁无破损、无潮湿,在有效期内;

(5) 碘伏在有效期内;

(6) 砂轮已消毒;

(7) 利器盒完好,无破损。

双人再次核对药液、执行单、注射卡;抽药、排气、查对、铺无菌盘。

物品准备完毕,再次洗手,携用物进入病房操作。

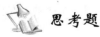 **思考题**

(1) 你熟知多少常用实验物品?它们应如何进行操作前的准备?

(2) 护士在进行生命体征测量前需要做哪些准备?

(王方方)

第三章　护理礼仪与护患沟通

　　随着社会的进步和现代护理模式的转变,要求护士不仅应该具有扎实的理论基础、娴熟的操作技能,还需要具备良好的职业礼仪和沟通能力。学习并掌握护理礼仪和护患沟通技巧对培养护士的人文精神、提升护士专业素质修养、增强其人际交往和处事能力、树立良好的专业形象具有十分重要的作用,也是建立良好护患关系、获取患者信任、构建和谐就医环境、促进疾病康复的重要手段之一。

第一节　护理礼仪

　　护理礼仪是护士在健康服务过程中所应遵守的行为规范,是护士职业素质、自身修养、和行为气质的综合反映,也是护理职业道德的具体表现。护理礼仪主要包括仪表礼仪、仪态礼仪、工作礼仪等。南丁格尔说:"护士其实就是没有翅膀的天使,是真善美的化身。"待人以礼、处事得宜是每位护士应有的风范。端庄优美的仪容仪表、规范优雅的行为举止既可以让护士在职业活动中充满自信心、自尊心和责任心,也可以营造一个优美、和谐的医疗护理环境,赢得患者的信任,使患者获得心理上的安慰,促进疾病的康复。

一、护士仪表礼仪训练

 学习目标

(1) 掌握仪表礼仪的要求。
(2) 熟悉护士职业妆的化妆步骤。
(3) 了解仪表礼仪的意义。

 知识准备

　　仪表是指个体的外在形象,是其容貌、衣着、修饰、语言的统一,也是人精神面貌的直接反映。在护患交往的过程中,仪表往往是首先引起患者关注的,并可能直接影响到患者对护士的第一印象和整体评价。护士仪表的基本原则是整洁简约、得体大方。

1. 仪表礼仪要求

(1) 头发:保持头发整洁,无发屑和异味;发型得体,不可将头发染成鲜艳的颜色。女性过肩长发要用发套束起,男性不可蓄长发或是剃光头。

（2）眼部：保持眼部清洁，无分泌物；工作期间不佩戴有色眼镜。目光柔和，给人以真诚、亲切、善良的印象。与患者交谈时，大部分时间应注视对方眉骨与鼻梁的三角区，不可左顾右盼，也不能一直紧盯对方。

（3）口腔：定期洁牙，保持口气清新，牙齿洁净，嘴唇清洁湿润。上班前避免食用气味过于刺激的饮食。唇部可酌情涂抹唇膏或口红。

（4）脸部：保持面部皮肤充足水分，面色红润。宜淡妆上岗，妆容清新自然、端庄优雅，不可浓妆艳抹。不可佩戴耳环，不宜使用香味浓烈的香水。男性应及时修刮胡须，不要蓄须。

2. 服饰礼仪要求

（1）护士帽：有燕尾帽和圆帽两种。

① 燕尾帽：美丽优雅，是责任和尊严的标志，适用于普通病区。戴燕尾帽时，短发要求前不遮眉，后不过领，侧不掩耳；长发梳理整齐后用端庄舒雅的发套盘于脑后。应保持燕尾帽干净平整，居中佩戴，距离前额发际4～5 cm，并用与帽子或头发同色的发夹稳妥固定于头发上（图3.1）。

② 圆帽：可防止头发或头屑可能造成的污染，并使护士免受异物污染，适用于隔离病房、重症监护病房、手术室等。此外，男护士一般佩戴圆帽。戴圆帽时，要求将头发全部纳入帽内，前不露刘海，后不露发髻，帽缝置于脑后，帽缘平整（图3.2）。

（2）口罩：在无菌操作和护理传染性疾病患者时必须佩戴口罩。现多使用一次性无纺布口罩。医用口罩可细分为普通医用口罩、医用外科口罩、医用防护口罩（N95）。佩戴口罩时必须完全遮住口鼻，用双手指尖从鼻尖部中间位置开始，向内按压，并逐步向两侧鼻翼移动，塑造鼻夹，形成一个相对闭合的空间，系带挂于耳后（图3.3）。口罩被污染时（如护理操作后、体液喷溅后）要及时更换，并弃于黄色医疗垃圾袋中。

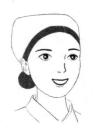 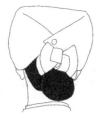 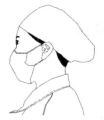 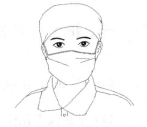

图3.1　燕尾帽　　　　　　图3.2　圆帽　　　　　　图3.3　戴口罩

（3）护士服：有连衣裙式（图3.4）和分体装式（图3.5）两种。穿护士服时要求尺码合适，裙长到膝盖，袖长到腕部，裤长至鞋面；内不可穿羽绒服、棉衣等过于臃肿、肥大的衣服；里面衣服的衣领、衣袖、裙摆、裤腿均不能露出护士服外。护士服应保持干净整洁，领扣、衣扣、袖扣须扣整齐，若护士服被污染、破损应及时更换。

（4）鞋袜：选择轻柔透气、防滑舒适、低跟软底的白色或乳白色护士鞋。配肤色的袜子，袜口不可露出裙摆或置于裤腿外面。忌穿深色或有破损的袜子。

（5）配饰：左胸前佩戴胸卡，也可根据需要佩戴护士表于左胸前。除此外，上班期间护士不可佩戴手链或手镯、戒指、耳环等饰品，不留长指甲或染指甲，佩戴项链时不可外露，以免增加院内感染的机会，并影响到护士仪表的整体美感。

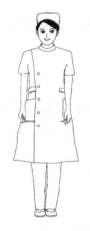

图 3.4　连衣裙式护士服

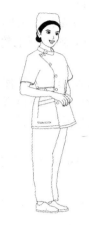

图 3.5　分体装式护士服

 情境

王丽,新入职护士,今天是她第一天上班。上班前她按照护士仪表礼仪要求完成职业妆,并整齐穿戴护士职业服饰到科室工作,获得了同事和患者的好评。

 用物

护士服、护士帽、护士鞋、化妆用品(包括洁面乳、润肤乳、隔离霜、粉底液、遮瑕膏、蜜粉、眼线笔、眼影、睫毛膏、修眉剪、眉粉、唇线笔、唇膏、腮红等)。

 方法及步骤

1. 化妆前准备

(1)洁面:选用温和、有效的洁面乳彻底清洁皮肤。

(2)护肤:涂抹能改善并保护皮肤的护肤品,包括紧肤水或爽肤水、面霜、眼霜等。

(3)隔离防护:根据肤质,选择合适的隔离霜轻薄涂敷于面部,用来保护肌肤。

2. 底妆

(1)涂粉底液:沿脸部轮廓把粉底液轻拍均匀推开,注意切勿遗漏鼻翼和眼皮部分。

(2)遮瑕:挤出豆子大小的遮瑕膏,遵循少量多次的原则,在脸部有斑点、痘印、雀斑等处进行遮瑕。

(3)定妆:先用粉扑均匀蘸取蜜粉,粉量以粉扑向下、粉不落地为宜,按照 T 形区、鼻翼、脸颊的顺序,轻轻按压全脸;再用大粉刷刷去多余散粉,使底妆看起来均匀、清透。

3. 眼妆

(1)涂眼影:先用浅色的眼影打底,然后选用深色眼影从睫毛根部开始描画眼影,靠近睫毛根处的眼影颜色最深,向上颜色变淡,深色到浅色过渡自然,不要有明显的分界线,画出晕染效果。注意职业妆宜选用大地色系,不可选用蓝色、绿色、紫色等过于明艳夸张的颜色。

(2)画眼线:沿着睫毛根部的轮廓描画出一条平直的细眼线,并将外轮廓晕染自然。

(3)刷睫毛:先用睫毛夹卷翘睫毛。再横握毛刷,并以“Z”字手法摆动,从睫毛根部开始向尖端仔细涂刷。

（4）描眉毛：先将眉毛修剪成适合自己眉形的样子；再遵循眉头淡、眉坡深、眉峰高、眉尾深的原则，用眉粉沿眉毛轮廓，由眉尾逐渐描至眉梢。

4．唇妆

（1）润唇：使用润唇膏保湿。

（2）涂口红：先用同色系唇线笔勾勒唇形，再用口红涂抹双唇内侧，唇膏不要超出唇线。唇妆颜色以接近唇色的红色为宜，不可用深褐色、银色、橘黄、深紫等过于艳丽的颜色。

5．腮红

用大号粉刷蘸取少量腮红粉从颧骨往太阳穴方向刷上腮红。

6．着装

按护士服饰礼仪要求穿护士服、护士鞋，戴护士帽。

 注意事项

（1）护士职业妆宜为淡妆，并注意保持面部清洁，忌浓妆艳抹；化妆后要卸妆，以免损害皮肤。

（2）护士应根据自己的容貌特点，选择适合工作场所的妆容。

（3）着装要求大小适合、清洁整齐。

 思考题

李萍是一名 90 后新护士，为展示良好形象，化妆后报到上班，妆色浓而艳丽，香气袭人。护士长认为李萍的妆容虽明艳美丽，但不适合护士的工作场景，要求其注重护士仪容礼仪。李萍为此感到十分委屈不解。

（1）你是如何理解护士仪容礼仪的？

（2）结合自己或他人的经历，谈谈仪容礼仪的作用。

二、护士仪态礼仪训练

 学习目标

（1）掌握护士仪态礼仪的要求。

（2）熟悉护士仪态礼仪在临床工作中的应用。

（3）了解护士仪态礼仪的意义。

 知识准备

仪态是指人身体所呈现出的各种姿态，包括举止动作、神态表情和相对静止的体态。仪态可以直接表现个体的精神状态和文化涵养，也是构成个体外在美的主要因素。护士的仪态作为一种无声语言，是护理活动中重要的沟通方式之一。

仪态礼仪有 4 个标准：首先是仪态要文明，有修养，讲礼貌；其次是仪态要自然，落落大方，且不失庄重；再次是仪态要美观，端庄优雅，能给人留下美好的印象；最后是仪态要敬人，要能通过良好的仪态来体现出对对方的尊敬。

工作中护士的仪态主要包括站姿、坐姿、行姿、蹲姿、持物、端治疗盘、推治疗车、常用手势等。

 情境

王平是一名带教老师,负责对新进实习同学进行体态礼仪的培训。

 用物

护士服、护士帽、护士鞋、病历夹、治疗盘、治疗车、椅子等。

 方法及步骤

着装整齐,仪容美观得体。两位同学一组,面对面练习,并指出对方的不足。

1. 站姿

站立时,护士应面带微笑,目视前方,下颌微收,头部端正,颈项挺直;双肩外展放松,挺胸收腹,立腰提臀;双臂自然下垂,两手伸开,手指落在侧裤缝处或交叉轻放于小腹前,右手在左手上方;女性站立时,双脚呈"V"字形,脚尖分开50°左右,膝与脚后跟均要靠紧(图3.6);男性站立时,双脚叉开,与肩同宽,上身保持挺直。

2. 坐姿

落座时,护士用双手将护士服下端抚平,轻轻坐在椅子的前1/2或2/3处,呈浅坐势。落座后上身保持站立时的姿势。女性双膝并拢,双腿自然内收踏地,双手交叉或握拳放置于两腿间(图3.7)。男性可双膝略分开,双手分别置于两膝盖上。

3. 行姿

行走时,护士应双目平视前方,表情自然大方;挺胸收腹,重心略向前倾;双臂自然匀速摆动,肘微屈,不甩手臂;步伐适中,步态轻盈,步速均匀平稳,显得稳健端庄(图3.8)。在走廊、楼梯等公共通道靠右而行,狭窄处主动为患者让道,不可抢行(赴抢救现场除外)。

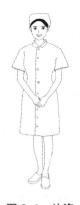

图3.6　站姿

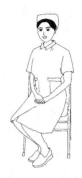

图3.7　坐姿

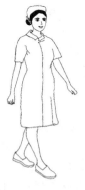

图3.8　行姿

4. 蹲姿

下蹲时,护士头和肩部同站姿;一只脚后退半步,前脚掌着地,脚跟抬起,另一只脚在前,脚底完全着地,让该侧小腿垂直于地面;然后双手从腰部向下扶衣裙,缓缓下蹲,双手分别放在同侧大腿下 1/3 处(图 3.9)。需要捡起物品时,护士应侧转身体蹲下捡起物品,站立调整身体重心。

5．持物

持病历、记录本时,护士持物手拿住病历对侧边缘中部,病历近侧靠近身体,放在侧胸上部 1/3 处(图 3.10)。如所持病历夹较多、较重,需双手端平。

6．端治疗盘

端治疗盘时,护士应用双手拇指和食指撑住治疗盘两侧,其余三指分开托在治疗盘底部,肘关节大约为 90°屈曲,治疗盘距离前胸约 5 cm(图 3.11)。需要开门时不要用脚端门,可用左手端盘靠近身边,用右手开门或用背部推开门。

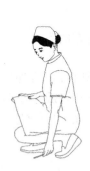
图 3.9　蹲姿

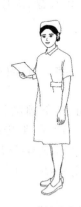
图 3.10　持病历夹

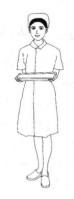
图 3.11　端治疗盘

7．推治疗车

推治疗车时,护士站在治疗车没有护栏的一侧,上身略前倾,车距身体前侧约 30 cm;肘关节放松,双手自然扶住治疗车两边的扶手,平稳前行(图 3.12)。推动治疗车前行过程中,尽量减少推动过程中发出的声响;遇有不平路段时,要放缓速度,并注意保护治疗车上的物品及药品,以防掉落;进病房时,先开门与患者打招呼,后推车进屋,并随手关门。

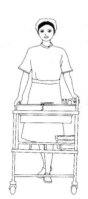
图 3.12　推治疗车

8．常用手势

(1)指引方向手势:护士单手臂肘关节自然屈曲,四指并拢,拇指分开,手掌朝向斜上方,指尖朝向患者询问的方向,并向对方说:"请朝这个方向走"。

〈沟通 1〉　"您好!您要去的 CT 室在这个方向,请您注意前方的指示牌。"

(2)请坐手势:护士肘关节伸直,五指并拢,掌心朝向斜下方,指尖朝向座椅,并向对方说:"您请坐"。

〈沟通 2〉　"您好!请您坐下,让我来为您登记一下住院相关信息。"

(3)引导手势:护士五指并拢,手掌伸直,掌心斜向上,前臂曲肘从腹部前面抬起,向应到的方向摆去,摆到肩的高度时停止。前行时要随时回身照顾他人,引导其一并前行,并向对方说:"请随我来"。

〈沟通 3〉　"您好!请您随我来,轮到您诊治了。"

注意事项

（1）护士站立时忌双手叉腰，忌弯腿倚靠在墙上、门旁或办公桌旁等。

（2）护士坐位时忌身体扭曲、趴在桌上、跷二郎腿、将脚放在桌上或凳上、双腿叉开、仰坐在椅子上等。

（3）护士行走时忌步伐懒散或急促奔跑（赴抢救现场除外）、几人同行时勾肩搭背或大声说笑喧哗、边走边吃东西等。

（4）护士下蹲拾物时，忌直接弯腰取物或是臀部朝向他人，应先下蹲身体，降低重心，再拾取物品。

（5）护士持物进出门时，不可用脚踢门。

（6）护士端治疗盘时，原则上要求双手不能触及治疗盘的内缘。

（7）护士推治疗车时，不宜前行速度过快，否则易使车内物品掉落或产生噪音影响患者休息。

思考题

李丽是一名新入职护士，在她的岗前培训中，有关于体态礼仪的训练。李丽对此十分不理解，认为护士不是服务员或礼仪小姐，练习体态纯属浪费时间，是对护士的苛求。

（1）通过练习，谈谈你是如何认识体态礼仪的？

（2）请思考如何将体态礼仪融入日常护理操作过程中？

三、护士面试礼仪训练

学习目标

（1）掌握护士面试礼仪的要求。

（2）熟悉护士面试流程。

（3）了解护士面试礼仪的意义。

知识准备

面试是指用人单位通过衣着打扮、语言手势、面容表情等方面来考察应聘者的综合素质和胜任能力。面试是用人单位常用的选拔人才的方式之一，也是应聘者求职成功的关键环节。面试是求职者展示自身能力素质、品质性格的最好时机，面试发挥出色，可在一定程度上弥补其他方面的缺陷和不足。因此，护士在求职前要熟练掌握面试技巧与相关礼仪知识。

（一）面试的形式

根据面试的内容与要求，面试大致可以分为以下几种形式：

1. 问题式面试

问题式面试是最常见的方式，由招聘者按照事先拟订的提纲对求职者进行一一询问，其目的在于观察求职者在特殊环境中的表现，考核其知识素养，判断其解决问题的能力，从而获得有关求职者的第一手资料。

2．情景模拟式面试

由招聘者事先设定一个临床情景,提出若干个问题,请求职者进入角色模拟完成,其目的在于考核其分析和解决实际问题的能力。

3．自由式面试

招聘者与求职者进行无计划性的交谈,气氛轻松活跃,双方自由发表言论。其目的在于在轻松、自然的环境下观察应聘者的举止谈吐、知识能力和气质风度。

4．压力式面试

由招聘者有意识地对求职者施加压力,就某一问题进行连续发问,详细具体且追根问底,直至无以对答。其目的在于考察求职者在特殊压力下的思维敏捷程度及灵活应变能力。

(二)面试前的准备

1．信息资料准备

护士只有在求职面试前充分熟悉用人单位及招聘的相关信息,才能做到"知己知彼,百战不殆"。具体包括:

(1)招聘单位自身信息:如单位性质、经营规模、经济效益、发展前景等。

(2)招聘条件信息:如用人单位对招聘人员的性别、年龄、学历、专业、资格、外语能力等方面的要求。

(3)待遇信息:如工资、奖金、福利补贴、假期、各类保险、住房等信息。

(4)招聘考核信息:招聘考核时间和地点、考核方式、可能询问的问题等。

2．心理素质准备

通过面试,用人单位既可测试应聘者的专业能力,也能了解应聘者的心理素质。要想在面试中给用人单位留下积极深刻的印象,良好的心理状态非常重要。护士一方面要克服紧张、胆怯、自卑等心理,在面试中努力让自己显得举止大方、沉稳自信;另一方面也要克服对自身期望值过高的心理,不可过高地估计自己的能力,避免夸夸其谈,言辞浮躁。

3．知识能力准备

护士要熟练掌握与应聘岗位相关的知识、理论和技能,对可能出现的问题准备好答案。

4．仪容仪表准备

面试时护士应头发清洁无屑,发型自然大方;可化淡妆,面部修饰宜清新素雅;着装必须要整洁挺括、适宜得体、简约端庄、色彩搭配协调;皮鞋亮洁无灰。忌浓妆艳抹、发型夸张、不修边幅、邋遢不洁或衣着过于时髦、俗气。

 情境

赵英,某校护理专业应届毕业生,今日上午10点将到某医院参加护士招聘面试。

 用物

椅子、桌子、面试记录表等。

 方法及步骤

两人一组,逐步练习面试礼仪,并互相指出对方的不足。

（一）精心准备，守信遵时

面试前要精心准备，充分了解用人单位及招聘相关信息，自身形象简约端庄、落落大方，并熟练掌握应聘岗位所需的各种理论知识和操作技能。

面试当天要准时守信，宜提前20分钟左右到达面试地点附近，等到约定时间时从容进场，这样既可以防止迟到，又能给自己熟悉环境休息调整的时间。如有特殊情况不能及时参加面试，要提前向用人单位解释说明，并致以歉意。

（二）初次见面，礼节为先

1．礼貌进门

无论面试房间的房门是关闭、虚掩或打开状态，进入前均应礼貌敲门，得到对方许可后方可进入，根据进入前房门状态轻轻将门关好或掩好。

〈沟通1〉 "各位考官好！我是×号面试者，请问我可以进来了吗？谢谢！"

2．主动问好

进门后，上半身前倾30°左右，向面试官鞠躬行礼，面带微笑问候一声"您好！""见到您很高兴！"，彬彬有礼且大方得体，不要过分殷勤、拘谨或畏首畏尾。

3．遵礼握手

问好后，如果面试官先伸手，求职者应积极回应。握手时整个手臂呈L形（90°），坚实有力地摇两下，然后把手自然地放下，握手过程中双眼要直视对方。如果面试官未先伸手，求职者不可主动伸手。

4．受邀入座

必须等考官说"请坐"时才可坐下，坐下时应礼貌答谢。坐姿要符合护士仪态礼仪中坐姿的要求，这样显得精神抖擞。一不可紧贴着椅背坐或随意放松仰坐；二不可只坐在椅边，显得太过紧张拘谨；三不可跷二郎腿、抖腿或做其他的小动作，容易给人留下轻浮傲慢的印象。不可主动落座，否则易被视为傲慢无礼。

（三）酌情简介，内容充实

根据面试程序要求，酌情进行自我介绍。有些单位为保证招聘的公平、公正、公开，会要求应聘者隐去自己的姓名和毕业学校等个人身份信息，此部分内容则不可贸然介绍，否则可能会被取消面试资格。

自我介绍应事先拟好讲稿，并能熟练讲出。自我介绍的内容要条理清楚、言之有物、言简意赅，重点介绍与应聘岗位相关的履历、所受教育、工作能力和技能特长等，忌空话、大话、套话。自我介绍时仪态要落落大方、自信诚恳，语气要平和自然。

（四）问答之间，从容坦然

1．认真倾听

当面试官介绍情况或提问时，应认真倾听并适时有目光的交流，也可酌情配合点头或简单回应，但不能在面试官发言时贸然打断对方的话。如果对面试官问的问题没有听清楚，可以请对方重复一次。然后加以说明："不知道您想知道的是不是这些？"态度一定要诚恳。

2. 从容应答

面试官通常会问的问题包括：

（1）为什么选择我们医院？答案提示：可以结合自身对应聘单位的了解，重点表达对工作的热爱以及适配程度。

〈沟通2〉 "贵院是本市患者满意度较高的综合性医院，对护理工作特别重视，尤其是护士的晋升通道公开透明，所以我非常希望能成为贵院的一员。"

（2）你有什么长处或弱点？答案提示：可以抓住自己最主要的具有吸引力的特长回答，以引起招聘者的兴趣；对于弱点点到即可，同时说明自己是如何克服弱点的，以及从失败中吸取了哪些经验教训。

〈沟通3〉 "吃苦耐劳与乐于助人是我最主要的长处，我还是一个顾大局识大体的人，有很好的团队意识，弱点就是有时不会拒绝。当然现在我正在学习如何去拒绝不合理的要求。"

（3）你是如何认识护理这门职业的？答案提示：可以从护理的职业价值、自己对护理的热爱等方面回答。

〈沟通4〉 "我从小就喜欢白衣天使，所以报考了护理专业。现在依然喜欢护理专业，因为看到出院患者及家属脸上的笑容，特别有成就感。"

（4）你还有什么问题吗？答案提示：可适当提出一些问题以显示对本次应聘的认真。但要注意，不宜在第一次面试时就提薪酬、福利等相关问题。

〈沟通5〉 "没有，谢谢各位面试官。"

（五）适时告退，先谢后辞

面试时间的长短要视内容和气氛而定，一般面试官认为该结束面试时，会说一些暗示的话语。如："今天就到这里""谢谢你对我们单位招聘工作的关心，我们做出决定了就立即通知你""你的情况我们已经了解了"等等。在听了诸如此类的暗示语之后，应微笑起身，礼貌道谢后再告辞。

〈沟通6〉 "以上是我的全部情况介绍，谢谢贵单位给我的这次面试机会。各位辛苦了，我非常希望能成为贵院的一员，再见！"

 注意事项

（1）面试时仪容、仪表要简约、整洁、得体。

（2）面试要守时守信。

（3）要淡化面试的成败意识，自信大方、不卑不亢。

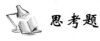 **思考题**

赵香，某校护理专业应届毕业生，今天参加医院面试。赵香因堵车迟到5分钟，急匆匆进入面试室后，主动入座后便仓促、紧张应答，并在面试结束时向面试官提出希望了解该院的工资收入情况的要求。

（1）分析赵香在面试过程中有哪些做法不妥？

（2）你认为一个成功的面试需要用到哪些礼仪知识与沟通技巧？

四、护士工作服务礼仪

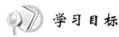 **学习目标**

熟悉常见护士工作服务礼仪。

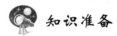 **知识准备**

临床常见工作服务礼仪规范：

1.普通病区护士常见服务礼仪规范

（1）接待患者入院服务礼仪规范：病房护士接到患者入院通知，马上安排好床位；患者到达病区后，护士应及时迎接患者；酌情帮患者拿行李，引导患者到床边，协助患者或家属整理行李；协助患者上床休息；入院宣教，立即通知医生诊查患者。

〈沟通1〉 "您好！已经为您安排到2床，请随我来。""家属请协助我帮王先生躺在床上休息。""这是住院须知，请仔细阅读，若有不清楚的请及时告诉我，我会为您解释的。""王先生，您先休息，我去通知李医生来为您诊治。"

（2）执行各项操作服务礼仪规范：自我介绍；认真查对医嘱、患者、药物等相关信息；操作前主动帮助行动不便的患者满足其身心需求；操作过程中注意保护患者隐私，密切观察患者病情变化，关心体贴患者；如一次操作不成功，应主动向患者道歉，请求患者谅解。

〈沟通2〉 "您好，我是您的责任护士小××，能告诉我您的名字吗？""2床王先生，请把您的腕带给我检查一下。好的，谢谢！""现在要给您注射的是××药物，请您配合我好吗？""非常抱歉，还需要重新穿刺一下。""谢谢您今天的配合，呼叫器给您放枕边了，有事请您按铃叫我，我也会经常过来巡视的。"

（3）抢救患者服务礼仪规范：密切观察病情变化，根据情况做好患者及家属的心理护理；反应敏捷，及时准确配合医师抢救，表情严肃；注意保护同病室内其他患者；患者经抢救无效死亡后及时转移室内其他患者。

2.手术室服务礼仪规范

（1）核对：仔细认真核对患者姓名、床号、住院号、手术名称、手术部位及带入物品等相关信息。

（2）入室：接患者入室时态度和蔼，举止端庄，语言亲切，动作轻柔敏捷。

（3）术中：密切观察患者病情及清醒患者的心理变化，根据患者具体情况配合医师用药及关心安抚清醒患者，消除其恐惧心理。

（4）返回：护送患者返回至病房时要与病房护士进行详细交班，并向患者或家属说明情况后道别。

〈沟通3〉 "王先生，您好！您现在是在第3手术室。您的主刀医生是××医生。您不要紧张，稍后麻醉师会来为您打上麻药，术中您不会感觉到疼痛的。""王先生，您醒了，手术已经结束了，您现在已经回到病房。""有感觉到哪里不舒服？没有是吧。""这是引流袋，请家属注意，在为王先生翻身前要先固定好，以免引流管脱出。病区护士会经常巡视的。""呼叫器给您放枕边了，有事请您按铃。"

3．门诊、急诊服务礼仪规范

（1）出诊服务礼仪规范：接到出诊电话后及时出诊；现场救助时动作迅速，给患者及家属安全感；返回医院途中，要严密观察患者病情变化，针对患者情况做好心理护理；到达医院后及时准确配合抢救。

（2）护送患者入院服务礼仪规范：告知患者或家属住院处的位置，必要时协助对方办理入院手续；通知病区护士准备床位；护送患者入院途中严密观察患者病情变化，及时处理；到达病房后，与病房护士、医生做好交接班，并向患者或家属说明情况后道别。

（3）导医服务礼仪规范：工作时间集中精神，密切留意大厅及诊台四周患者情况；首问负责制，主动热情接待每位患者；耐心解答患者的咨询，初步评估患者病情，根据患者病情进行相应处理；维持好诊疗秩序，优先安排老、弱、残、高热等患者就诊；经常巡视就诊患者情况，及时发现并处理问题。

（兰先兰）

第二节　护患沟通

积极有效的护患沟通不仅是促进护患间相互理解，提高患者对护士信任度及对护理工作满意度，增强患者依从性，减少护患矛盾冲突，建立良好护患关系的重要手段，也是直接影响护理工作质量的重要因素。因此，护士掌握常用沟通技巧并合理运用是非常必要的。

 学习目标

（1）掌握常见护理工作情境沟通规范。

（2）熟悉常见沟通技巧。

（3）了解护患沟通的意义。

 知识准备

护患沟通是指护患双方间信息、思想、情感、要求等相互交流和相互作用的过程。有效的护患沟通是建立在护患双方高度信任的基础上，护士需在恰当的时机，根据服务对象的知识水平、理解能力、性格特点来选择合适的沟通方式，并合理运用沟通技巧。

（一）护患沟通的形式

1．语言沟通

分为书面语言和口头语言两种形式。口头语言沟通是护患交流的主要形式；书面语言沟通主要包括健康宣教资料、各种医疗文件的记录等。语言沟通的主要作用包括交流信息、心理保健作用、协调和改善护患关系等。

2．非语言沟通

非语言沟通指不使用语言文字，而是运用身体动作、面部表情、语气语调、空间距离等方式交流信息。非语言沟通形式受文化背景影响较大，可以是有意识的，也可以是潜意识的。

非语言性沟通的主要作用包括表达感情,传递、验证信息,调节互动,维持护患关系等。

(二)护患沟通的常用沟通技巧

1.倾听

倾听是指在彼此接纳的基础上,积极、认真、关注地听,并给予适度的参与和反馈。倾听要求护士不仅要用耳朵来听患者的言辞,还需要全身心地去感受患者谈话过程中所表达的言语信息和非言语信息。倾听是良好护患沟通的前提,可以表达对患者的尊重,让患者在宽松和信任的氛围中叙述健康相关信息。

要做到倾听,应做到以下几点:护士要设身处地站在患者的立场上去听、去理解;要对患者给予无条件的尊重和接纳,对患者叙述的内容不做价值评判;不仅要注意患者的语言信息,还要细心观察患者的表情、动作、语气等非语言信息,力求听出患者在交谈中所省略的、隐藏的信息;在倾听的过程中,不仅要听,而且要适当参与并给予反馈,可以通过言语和非言语来做出反应,如"噢""嗯""是的""然后呢"等,以及点头、目光注视、微笑等。

2.同理心

同理心指站在患者的角度和立场上,设身处地理解对方的思想和情感,并将这种理解传递给对方的一种沟通交流方式。同理心能够帮助护士准确理解患者的立场和感受,体会患者的情绪和想法,并主动站在患者的角度去思考和处理问题。

要具备同理心,应做到以下几点:护士要不带价值判断地、积极地去倾听患者的表达,不但要理解字面意思,还要明白对方的深层含义(语气、语调、语言方式等);要学会换位思考,即试图站在患者的角度,最大限度地理解并体谅患者;要敏锐地判断患者最关注的问题;表达对患者情绪、立场的尊重和理解,并试图和患者一起去解决问题。

3.核实

核实是一种反馈机制,指在护患沟通过程中,为验证自身对内容的理解和判断是否正确所采取的沟通策略。核实可以帮助护士确认关键病史信息,使患者感受到护士的关注和尊重。

核实的方式主要包括以下4种:重复,即将对方说过的话重复或复述一遍;改述,即在保持意思不变的前提下,用不同的表达方式将对方的话叙述一遍;澄清,即通过追问的方式,让对方将一些模糊的、不完整或不明确的内容叙述清楚,从而获取更加明确、具体的信息;总结,即用简单概述的方式将对方的核心想法总结表达出来。在核实时,要注意保持客观的态度,不要加入任何主观的判断和情感。

4.提问

提问是收集、核对信息的重要方式,包括开放式提问和闭合式提问两种方式。开放式提问所问问题没有范围,患者可以根据自身经历、感受、观点来自由回答,如护士问:"您今天感觉怎么样?"开放式提问可以获取更多、更真实的信息和资料,但所花费的时间比较长。闭合式提问是将问题限制在特定范围内,患者回答问题的选择性很小,甚至可以简单地回答"是""否""好""不好",如护士问:"您今天感觉好不好?"闭合式提问可以帮助护士在短时间内获取大量信息,但患者没有机会详细解释、说明自己的想法或情感,护士很难获取全面信息。

在提问时,护士应注意做到以下几点:选择合适的提问时机,不可随意打断患者的叙述;合理提问,每次提的问题不要太多;遵循中心性原则,要围绕交流的主要目的进行;要避免诱导性提问,如"您所患的病,应该有······症状,您是不是觉得也有这些症状呢?"

5. 沉默

沉默是一种特殊的语言沟通技巧。在不同的护患沟通情境中,沉默具有多种作用。如可以表示对患者意见的默许、同情和支持;可以给患者思考或回忆的时间,给患者宣泄的机会;可以弱化患者过激的语言和行为反应,以缓解紧张气氛;可以给护士自己提供思考和观察的时间;也可以表示保留意见甚至无声抗议。

在以下场景中,护士可以酌情保持沉默:患者处于愤怒、哭泣等情绪十分激动时;患者需要时间进行思考或回忆时;当对患者的意见或建议持有异议时。但要注意,长时间的沉默会让患者感到压抑、难以捉摸,进而影响护患沟通的顺利进行。因此,护士应在恰当的时候用适当的方式打破沉默,如转移话题、引导话题、续借话题等。

(三)护患沟通过程中的常用语

1. 称呼性用语

对患者的称呼应礼貌、热情。一般应以年龄或身份(职务)区分称谓,可称为"大爷(大妈)""叔叔(阿姨)""小朋友"或称"先生(女士)""同志",或称职务等,开口必说"您好",闭口必言"谢谢"。

2. 询问性用语

在征求或询问患者的想法、感受或意见时,应耐心、温柔。如"张老师,您好,今天感觉怎么样? 好一些了吗?""大爷(大妈),您哪里不舒服?""李女士,祝贺您病愈出院,能给我们的工作提出一些意见或建议吗?"

3. 指导性用语

在治疗操作中,告知患者配合或注意事项时,用语应简明扼要,语气温和亲切。如"我现在要给您输液了,请把拳头握起来,谢谢!""请您把嘴巴张开,牙齿咬合起来,谢谢。"

4. 安慰性用语

当患者或家属焦虑、抑郁、悲伤时,护士应予以心理疏导、暗示或劝慰。如"请您不要着急,检查结果表明,治疗已经取得了一定的效果,您的病情正在逐步好转,要坚持配合治疗哦!""今天您的气色好多了,真为您高兴""奶奶,不要太难过了,你们作为家属已经尽力了,您要保重身体,我相信爷爷也不希望看到您太难过!"

5. 商量性用语

当需要和患者协商时,应中肯、婉转。如"真对不起,今天××专家号已挂完,我给您推荐其他医生,可以吗?"

6. 告知性用语

告知患者时,应礼貌大方、内容明确。如"××先生(女士),您的住院押金已经不多了,为了避免影响您下一步的治疗,请您及时去续交费用,好吗?"

7. 歉意性用语

当操作失败,给患者增加额外痛苦时,应及时、真诚地向患者道歉,取得患者的谅解。如"真对不起,给您增加痛苦了!""对不起,让您久等了。"

8. 告别性用语

患者出院回家时,应给予真诚、热情的祝贺。如"祝贺您病愈出院! 真为您高兴。回去后还应多注意饮食和锻炼,希望您能恢复得更好!""请走好!"。忌说"欢迎下次再来!"或"再见!"

方法及步骤

以小组为单位,分配角色,模拟以下场景,并进行护理工作情境沟通训练。

1. 迎接新患者入院沟通示范

（患者由门诊、急诊进入病区后）

护士:首先进行自我介绍,再使病人了解床单位以及周边环境,向病人健康宣教住院后的注意事项并给予人文关怀。

〈沟通1〉 "冯阿姨,您好! 我是您的责任护士小兰,请随我来。""冯阿姨,这就是您的住院床位,3床。每次医生查房或者是护士来治疗时,都会先核对您的床号,请您记住是3床。""让我扶您躺床上休息一下。""这是住院环境说明和住院须知,请您看看,若有不清楚的请您按这个呼叫器叫我,我来为您解答。""张大姐,您今天的气色看上去很好啊! 这是今天新入院的冯阿姨,请您帮忙多多关照,谢谢!""冯阿姨,您看还有什么需要我帮您的吗? 没有的话,那我去安排医生来为您诊治,请您稍候。"

2. 操作前解释示范

（护士核对无误后,至患者床前）

护士:首先进行自我介绍,告知病人××（操作名称）的原因、注意事项,评估病人配合程度和观察病人病情变化。

〈沟通2〉 "冯阿姨,您好! 我是护士小兰,通过刚刚的入院检查,医生为您制定了今天的治疗方案。现在由我来为您进行××药物的肌肉注射。""冯阿姨,注射的药物已经为您准备好了,请让我再次确认一下您的腕带好吗? 信息符合,谢谢。""为了减轻疼痛,让我帮您翻身侧卧,下面的腿弯曲,上面的腿伸直。您配合得真好。""现在要为您注射了,如有任何不适,请您随时告诉我。""注射结束了,请让我再次核对一下您的腕带。""冯阿姨,您现在有什么不舒服吗? 没有,好的。还有什么需要我帮您的吗? 没有,好的。呼叫器放您枕边了,有事按铃叫我。我也会经常来巡视的。感谢您今天的配合,您好好休息。"

3. 操作失败沟通示范

第一次失败,护士:"（礼貌称呼对方）××,对不起! 这次××（操作名称）操作不成功,增加了您的痛苦。您看这样好不好,现在我帮您重新操作,如果我没有把握我会请其他护士来帮您操作,谢谢您的理解和支持!"

第二次失败,护士:"（礼貌称呼对方）××,实在对不起! 这次××（操作名称）操作还是没成功,请您见谅,为了减轻您的痛苦,我将请××护士来为您操作,十分感谢您对我工作的支持及理解!"

〈沟通3〉 "冯阿姨,对不起! 您的手背鼓起来了,可能是静脉刺破了。请您再配合我一下,让我为您换个静脉再试一次。这次我一定会特别小心的。谢谢您的理解。""冯阿姨,实在对不起! 这次穿刺仍然没有成功,让您受苦了。我这就去请张护士来为您穿刺,谢谢您对我工作的支持与理解。"

4. 辅助检查或留取标本沟通示范

（护士核对无误后,至患者床前）

护士:"（礼貌称呼对方）××,您好! 明天上午您（或某某）需要做××检查（留取××标本）,检查（留取标本）的目的是……做这项检查（留取××标本）需要您配合的事项包括:……您还需要注意以下几点:……请您到时不要离开病房,谢谢您的配合!"必要时重复解释,直至患者或家属能够完全了解和掌握,避免告知时语言简单、口气生硬、盛气凌人或言辞随意。

〈沟通4〉 "冯阿姨,您好!我是护士小兰。明天早上需要为您抽取空腹血做肝肾功能的检查。肝肾功能检查是通过对血液的分析,进而了解您肝脏、肾脏的工作情况,需要在清晨空腹的情况下抽血。明天早晨您醒来后先躺在床上,等护士为您抽血,留好血液标本后,您再起床洗漱进餐。我刚刚说的您都听明白了吗?明白了是吧,谢谢!"

5. 发口服药沟通示范

护士:"(礼貌称呼对方)××,您好,这是您早上(中午/晚上)的药,现在该吃药了,请您按时服药。"并主动递上水杯。禁忌:"5床,吃药了!"或"3床,取药!"

有新增药物时:"(礼貌称呼对方)××,您好,今天医生给您新增加了××药,这种药的作用是……服用此种药物时您需要注意……(介绍新药的作用和服药注意事项)。"

〈沟通5〉 "冯阿姨,您好!我是护士小兰。请让我核对一下您的腕带,信息符合。冯阿姨,这是您中午需要服用的降压药。今天医生查房后调整了治疗方案,给您新增了一种配合降压的药物。这个药可以有效减少降压药的副作用,但需要饭后服用,您吃过午饭了吗?吃过了,好的。这是温开水,请您现在就把药服用了吧。服药后请您先躺着休息30分钟再做其他活动。请让我再次核对一下您的腕带。呼叫器放您枕边了,有事按铃叫我,我也会经常来巡视的,感谢您今天的配合,您好好休息!"

6. 阻止患者或家属在病区吸烟沟通示范

护士:"(礼貌称呼对方)××,您好!请您不要在医院吸烟,吸烟对身体及疾病恢复均不利,且病区内存在较多易燃氧气,容易引发火灾,请您配合,谢谢!"语气温柔体贴,防止引发争吵。

〈沟通6〉 "王叔叔,您好!请您把香烟灭了好吗?您在冯阿姨床边吸烟对她的疾病康复不利。您看这里是供氧管道,吸烟还有安全隐患对吧,感谢您的支持和理解。我们这里有一些有关健康的报纸和杂志,需要我给您拿来吗?"

7. 通知患者或家属办理出院手续沟通示范

(护士核对无误后,至患者床前)

护士:"(礼貌称呼对方)××,您好!您(或某某)的病情已经稳定(治愈),可以出院了,请到住院处办出院手续,这是出院通知及住院费用清单,请详细查看住院费用清单是否有误,如有疑问,请及时与我联系。"

〈沟通7〉 "王叔叔,您好!我是冯阿姨的责任护士小兰。经过一段时间的治疗和你们的积极配合,冯阿姨的病情已经得到很好的控制,达到了出院要求。这是冯阿姨的住院费用清单和出院通知,请您带着这些单据到住院处办理出院手续。如有疑问,请及时联系我,我会为您解答清楚的。"

8. 患者出院沟通示范

(护士核对无误后,至患者床前)

护士:"(礼貌称呼对方)××,您好!您(或某某)的出院手续已办好,这是出院后继续服用的药物,服用方法是……请按要求服用(必要时请患者复述服药方法),如需帮助可随时电话联系我们。出院后您需要注意的事包括:……(根据病情进行卫生宣教、康复指导),祝贺您康复出院,请走好!"(忌说:"有空来玩、拜拜、再见"等语句。)

〈沟通8〉 "王叔叔,冯阿姨,你们好!请让我看看刚办理的出院清单。都办妥了,这些是冯阿姨出院后需要继续服用的药物,服用方法已经写在包装盒上了,请王叔叔督促冯阿姨按时服用。这是我们的科室电话号码以及门诊随访的联系号码,有需要请及时打电话联系我们。冯阿姨您出院后,除了按时服药外,还要注意控制饮食、适度运动及有规律的作息。祝贺您顺利康复出院,二位慢走!"

9. 安慰死者家属沟通示范

护士:"(根据年龄礼貌称呼对方为阿姨/叔叔/妹妹等),请不要太难过,你们作为家属已尽了应尽的责任,我们在治疗上已做了最大努力,请节哀顺变,好好保重身体,相信他(指死者)也希望你们好好保重身体。"扶其坐下,必要时递纸巾。

〈沟通9〉 "李叔叔,请不要太难过,也不用自责。李大爷已经是高寿了,住院期间你们一直陪伴在床旁,已经用所有的治疗手段和能用的药物。生老病死的客观规律无人能拗,请节哀顺变,保重身体,李大爷在天之灵肯定也是希望你们都好好的。让我们一起祈祷老人家往生路上平顺,早登极乐世界。"

 注意事项

(1) 护患沟通过程中要尊重患者的人格,维护患者的权利。

(2) 护患沟通过程中,应使用诚恳的语气、温和的语言、和蔼的态度,忌生硬冷漠。

(3) 护士应根据患者的社会文化背景,合理选择沟通方式和沟通内容。

 思考题

张某,男,65岁,住院号8627004,离休干部,肺炎患者,每日静脉滴注抗生素。张先生对护士要求高,且性格敏感。某日,新护士小王作为其责任护士来到患者床边准备为其进行静脉输液,但张某以自己静脉细、怕痛为理由拒绝了小王,并要求换另一位年资高、经验丰富的护士为其操作。

如果你是护士小王,将如何与张某进行沟通?

(兰先兰)

第四章　入　院　护　理

入院护理(admission nursing)是指患者入院后,护士对患者进行的一系列护理工作。护理人员应按入院患者的护理程序,评估患者并给予有针对性的护理措施,及时满足其身心需要,协助其尽快适应医院环境,积极配合医疗及护理工作,促进康复。入院患者的护理包括入院准备和入院评估。

第一节　入　院　准　备

患者办理入院手续后,护士应根据患者病情需要,运用人体力学原理搬运和护送患者,准备相应的床单位,确保患者的安全和舒适,提高工作效率。

实验一　铺备用床及麻醉床

铺备用床法

 学习目标

(1) 掌握铺备用床的操作方法及步骤。
(2) 熟悉铺备用床的目的及注意事项。
(3) 了解人体力学原理在操作中的应用。

 知识准备

床单位是指供患者使用的病床及设备,包括床及床上用物(床垫、床褥、棉胎或毛毯、大单、被套、枕芯、枕套等,需要时加一次性垫单);床旁桌及椅;床头墙壁上的呼叫装置、照明灯、氧气管道及负压吸引管道等。床单位应满足患者舒适、安全的需要,且利于患者的治疗、护理和康复。

铺备用床的目的是保持病室整洁、美观,准备迎接新患者。铺好的病床应舒适、平整、紧扎、安全、实用。

 情境

王某,女,55岁,住院号4132041,诊断:大叶性肺炎,为接收患者入院,请准备床单位。

用物

床、床垫、床褥、大单、棉胎或毛毯、被套、枕芯、枕套、床刷及床刷套、弯盘、治疗车。

 方法及步骤

（一）评估与准备

1. 环境准备

光线明亮,周围无正在治疗或进餐患者。

2. 护士准备

衣帽整齐,洗手,戴口罩。

3. 物品准备

评估病床是否完好、安全,床上用物是否洁净、齐全,床旁设施性能是否良好。

（1）摆放顺序:由下至上依次为枕芯、枕套、棉胎或毛毯、被套、大单、床褥。

（2）用物折叠方法（以在床右侧操作为例）。

① 枕套:枕套对折。

② 棉胎或毛毯:将棉胎竖三折,近侧在上,再由床头至床尾"S"形折叠。

③ 被套:将被套正面向上,先由近侧至对侧,再由对侧至近侧,纵行对折两次,将被套头端与床头平齐,将尾端多余部分反折,再将被套由床头三折于床尾。

④ 大单:将大单正面向上,先由对侧至近侧,再由近侧至对侧,纵行对折两次,然后再横折两次（先由床尾至床头,再由床头至床尾）。

⑤ 床褥:由对侧至近侧纵行对折后,再由床头至床尾"S"形折叠。

（二）操作过程

1. 移床旁桌、椅

推治疗车携用物至床旁,距床尾 15 cm;移开床旁桌约 20 cm,移椅至不影响操作处。

2. 扫床垫

根据需要翻转床垫,用床刷由床头至床尾清扫床垫。

3. 铺床褥

将床褥齐床尾平放于床垫上,中线与床中线对齐,打开,铺平床褥。

4. 铺大单

将大单放于床褥上,大单的中缝对齐床中线,分别向床头、床尾打开;先铺近侧大单,一手托起床垫一角,一手伸过床头中线,将大单包折于床垫下,在距床头约 30 cm 处,向上提起大单边缘使其与床沿垂直,呈一横置等腰三角形(图 4.1),以床沿为界,将三角形分为两半,先将下半三角平整地塞于床垫下,再将上半三角下翻塞于床垫下;同法铺好床尾大单;两手将大单中部边缘拉紧,塞于床垫下;护士转至对侧,同法铺好对侧大单。

5. 铺盖被

被套置于床尾,中线与床中线对齐,展开被套,将被套尾部开口端的上层打开至 1/3 处;再将"S"形折叠的棉胎或毛毯放于被套尾端开口处,棉胎或毛毯底边与被套开口边缘平齐

（图4.2）；拉棉胎或毛毯上缘至被套封口端，对好两上角，按先对侧后近侧的顺序，展开棉胎或毛毯，平铺于被套内，至床尾逐层拉平盖被，盖被尾端开口用系带系好；盖被上端与床头平齐，先将近侧边缘向内折，与床缘平齐；转至对侧，同法折好对侧盖被，后将尾端内折与床尾平齐。

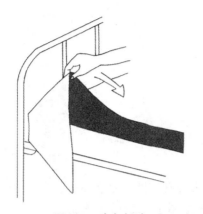

图4.1　床角折法

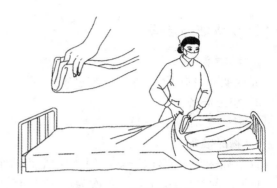

图4.2　"S"形套被套

6. 套枕套

将枕套套于枕芯外，拍松，整理枕头；枕头横放于床头盖被上，开口端背门（图4.3）。

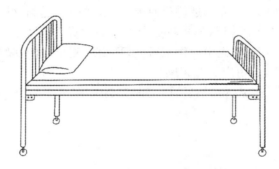

图4.3　备用床

7. 整理

还原桌椅，处理用物，洗手。

 注意事项

（1）铺床时用物齐全、折叠正确、摆放合理。

（2）床铺舒适、安全、平整、实用。大单、被套与床中线对齐；大单四角平整、紧扎；棉被或毛毯被头充实、两边内折对称；枕头平整、充实、开口背门。

（3）操作中应用人体力学原理。

 思考题

赵某，女，42岁，住院号3420214，因"胆囊结石"入院。

（1）护士应为该患者准备何种床单位？

（2）铺床的注意事项有哪些？

（3）铺床时应如何应用人体力学原理？

附：评分标准

评分内容	实施要点	分值
操作前准备 （10分）	用物洁净、齐全、适宜、折叠正确；床旁设施性能良好	8
	病室内无正在进行治疗或进餐的患者	1
	洗手、戴口罩	1
操作过程 （75分）	携用物至床旁，移开床旁桌、椅，距离合适	3
	根据需要翻转床垫，用床刷清扫床垫	2
	床褥齐床尾平放于床垫上，打开，齐床头铺平	3
	将大单中缝对齐展开，铺近侧床头	2
	折近侧床角，同法铺近侧床尾，中部拉紧塞于床垫下	15
	转至对侧同法铺好对侧大单	15
	将被套中缝对齐床中线后展开	3
	打开被套上层至1/3处	3
	放入"S"形折叠的棉胎或毛毯	2
	展开棉胎或毛毯，平铺于被套内	15
	盖被上缘平床头，两侧边缘内折平床沿，尾端平床尾内折	3
	拍松枕芯，套上枕套	3
	枕头横于床头，开口背门	2
	移回床旁桌、椅	2
	整理用物，洗手	2
总体评价 （10分）	操作正确、熟练、省时、节力	2
	床单位实用、舒适、美观、安全；病室与病床单位整洁美观	4
	沟通亲切、自然、有效（与病室患者及家属）	2
	用物处理符合要求	2
提问（5分）	正确回答1～2个问题	5
总分		100

（王 玲）

铺麻醉床法

 学习目标

（1）掌握铺麻醉床的操作方法及步骤。

（2）熟悉铺麻醉床的目的及注意事项。

（3）了解铺麻醉床的用物及麻醉护理盘的用途。

 知识准备

铺麻醉床的目的：便于接收和护理手术后患者，使患者安全、舒适和预防其并发症的发生；避免床上用物被污染，便于更换。

 情境

李某，女，35 岁，住院号 4132043，今晨 9 时在全麻下行剖腹探查术，于 12 时回病房。请为其准备床单位。

 用物

床、床垫、床褥、大单、棉胎、被套、枕芯、枕套、一次性垫单 1～3 块、床刷及床刷套、治疗车、麻醉护理盘（电筒、血压计、听诊器、弯盘、胶布、棉签、护理记录单、笔；治疗巾内：开口器、舌钳、压舌板、镊子、纱布或纸巾），根据病情备氧疗设施、吸痰器、心电监护仪等。

 方法及步骤

（一）评估与准备

1. 患者准备
评估患者的病情、手术和麻醉方式。

2. 环境准备
光线明亮，周围无正在治疗或进餐的患者。

3. 护士准备
衣帽整齐，洗手，戴口罩。

4. 物品准备
撤除床上原有用物；病床完好、安全；床旁设施性能良好；用物洁净、齐全；一次性垫单 1～3 块，正面在内，纵行对折两次后再横折一次。

（二）操作过程

1. 移床旁桌、椅
推治疗车携用物至床旁，距床尾 15 cm；移开床旁桌约 20 cm，椅移至不影响操作处。

2. 扫床垫
根据需要翻转床垫，用床刷由床头至床尾清扫床垫。

3. 铺床褥
将床褥齐床尾平放于床垫上，中线与床中线对齐，打开，铺平床褥。

4. 铺大单及一次性垫单
按铺备用床的方法铺好近侧大单；根据患者的麻醉方式和手术部位，按需铺一次性垫单（以中、上部为例）：先将一块一次性垫单铺于床中部，中线与大单中线对齐，上缘距床头 45～50 cm 铺平；将另一块一次性垫单上缘平床头铺于床头，下端压在中部一次性垫单上，中线对齐,下垂边缘一并塞入床垫下;转至对侧,同法铺好各单。

5．铺盖被

被套置于床尾,中线与床中线对齐,展开被套,将被套尾部开口端的上层打开至1/3处;再将"S"形折叠的棉胎或毛毯放于被套尾端开口处,棉胎或毛毯底边与被套开口边缘平齐;拉棉胎或毛毯上缘至被套封口端,对好两上角,按先对侧后近侧的顺序展开棉胎或毛毯,平铺于被套内,至床尾逐层拉平盖被,盖被尾端开口用系带系好;盖被上端与床头平齐,先将近侧边缘向内折,与床缘平齐;转至对侧,同法折好对侧盖被,后将尾端内折与床尾平齐;将盖被呈扇形三折,置于床一侧,开口对门。

6．套枕套

套好枕套并拍松枕头,枕头横立于床头,开口背门(图4.4)。

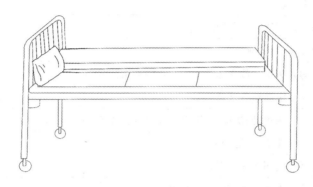

图4.4　麻醉床

7．还原床旁桌、椅

还原床旁桌,置椅于背门侧床旁。

8．备抢救用物

将麻醉护理盘放于床旁桌上,根据病情备抢救物品,如氧疗设施、吸痰器、心电监护仪等。

9．整理

整理用物、洗手。

 注意事项

(1) 铺床时用物齐全、折叠正确、摆放合理。

(2) 床铺舒适、安全、平整、实用。大单与床中线对齐;大单四角平整、紧扎;棉胎或毛毯被头充实、两边内折对称,三折平整、美观;枕头平整、充实、开口背门。

(3) 操作中应用人体力学原理。

(4) 备齐抢救用物,患者若发生病情变化便于及时抢救和护理。

 思考题

张某,女,42岁,住院号1044132,今晨9时在全麻下行乳腺癌手术。

(1) 病室护士应如何为该患者准备床单位?

（2）铺床时应评估哪些内容？应如何放置一次性垫单？有哪些注意事项？

（3）如何保障患者术后安全？

（4）比较麻醉床和备用床的异同点。

附：评分标准

评分内容	实施要点	分值
操作前准备 （10分）	评估患者的病情、麻醉方式和手术部位	1
	用物洁净、齐全、适宜、折叠正确；床旁设施性能良好；麻醉护理盘及抢救、治疗物品齐全	7
	病室内无患者进行治疗或进餐，撤除床上用物	1
	洗手、戴口罩	1
操作过程 （75分）	携用物至床旁，移开床旁桌、椅	2
	翻转床垫、扫床	3
	床褥齐床尾平放于床垫上，打开床褥，齐床头铺平	3
	将大单中缝对齐展开，铺近侧床头	2
	折近侧床角，同法铺近侧床尾，中部拉紧塞于床垫下	12
	铺一次性垫单，边缘塞于床垫下	3
	转至对侧同法铺好对侧各单	16
	将被套中缝对齐床中线后展开	3
	打开被套上层至1/3处	3
	放入"S"形折叠的棉胎或毛毯	2
	展开棉胎或毛毯，平铺于被套内	12
操作过程 （75分）	盖被上缘平床头，两侧边缘内折平床沿，尾端平床尾内折	3
	盖被扇形三折于一侧床沿，开口对门	3
	套好枕套，拍松枕芯，横立于床头，开口背门	3
	移回床旁桌，床旁椅放于背门侧床旁	2
	放置麻醉护理盘及抢救用物	2
	整理用物，洗手	1
总体评价 （10分）	操作正确、熟练、省时、节力	2
	床单位实用、舒适、美观、安全；抢救物品齐全；病室与病床单位整洁美观	4
	沟通亲切、自然、有效（与病室患者及家属）	2
	用物处理符合要求	2
提问（5分）	正确回答1～2个问题	5
总分		100

（王　玲）

实验二　运送患者

轮椅运送患者法

 学习目标

（1）掌握轮椅运送患者法的操作方法及步骤。
（2）熟悉轮椅运送患者法的目的及注意事项。
（3）了解人体力学原理在操作中的运用。

 知识准备

在患者入院、接受检查或治疗、出院时，凡不能自行移动的患者均需护理人员根据患者病情选用不同的运送工具。在运送患者过程中应合理运用人体力学原理，身体尽量靠近患者，同时两腿分开，以扩大支撑面，减少患者痛苦，保证患者安全、舒适，同时减轻护理人员自身疲劳，提高工作效率。

轮椅运送法的目的：
（1）护送不能行走但能坐起的患者入院、检查、治疗、室外活动、出院等。
（2）帮助患者下床活动，促进其血液循环和体力恢复。

 情境

汪某，女，23岁，住院号4132045，右腿胫骨骨折。请用轮椅将患者从门诊推送入病室。

 用物

轮椅，按需备毛毯、别针等。

 方法及步骤

（一）评估与准备

1．患者准备
评估患者的体重、意识状态、病损部位、躯体活动能力及理解合作程度；解释轮椅运送的目的、过程、配合方法及注意事项。

2．护士准备
衣帽整齐，洗手，戴口罩。

3．物品准备
各部件性能良好的轮椅；需要保暖时将毛毯展开铺于轮椅上，使毛毯上缘高过患者颈部15 cm左右。

4．环境准备
宽敞、安静、光线明亮。

(二) 操作过程

1. 核对、解释

轮椅推至患者床旁,核对患者信息,解释操作目的。

〈沟通1〉 "您好,我是您的责任护士小×,能告诉我您的名字吗?""请让我看一下您的手腕带。""由于您的腿骨折了,我现在用平车将您推回病房,希望能得到您的配合。"

2. 准备轮椅

将椅背与床尾平齐,面向床头,翻起脚踏板,将闸制动。

3. 上轮椅

扶患者坐起,嘱患者以手掌撑在床面维持坐姿,协助穿衣及鞋袜,下地,撤盖被置床尾;

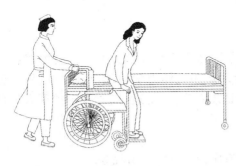

图 4.5 上轮椅

护士站在轮椅背后,用两手臂压住椅背,一只脚踏住椅背下面的横挡,以固定轮椅,嘱患者扶着轮椅的扶手,身体置于轮椅中部,抬头向后靠,坐稳(图4.5)。

〈沟通2〉 "我协助您坐在床边,请您双手支撑在床面上坐稳。""我协助您穿好衣服和鞋子。""请您双手扶住轮椅扶手,支撑身体,身体在轮椅中部的时候向后坐好,我会在您背后协助您,请您不要担心。"

对于不能自行下床的患者,可扶患者坐起,并移至床边,请患者双手置于搬运者肩上,搬运者双手环抱患者腰部协助患者下床,嘱患者扶住轮椅把手转身坐入轮椅中,或由搬运者环抱患者协助患者坐入轮椅中,患者手扶轮椅扶手,尽量向后靠(图4.6);翻下脚踏板,让患者双脚置于其上。

〈沟通3〉 "我协助您坐在床边,请您双手支撑在床面上坐稳。""我协助您穿好衣服和鞋子。""请您将双手搭在我的肩膀上,我会抱住您的腰部协助您坐到轮椅上。""我协助您坐好,请您尽量向轮椅后背靠。"

4. 保暖

将毛毯上端围在患者颈部,用别针固定;将毛毯两侧围裹患者双臂,用别针固定;再用毛毯余下部分围裹患者上身、下肢,防止着凉(图4.7)。

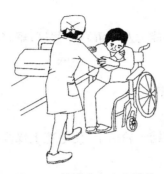

图 4.6 扶助患者坐向轮椅

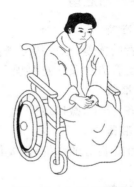

图 4.7 为患者保暖

〈沟通4〉　"为了防止着凉,我给您盖上毛毯。"

5. 整理床单位

整理床单位,铺成暂空床。

6. 推送患者

观察患者,确定无不适后,松闸,推患者去目的地;推行中注意患者情况,下坡应减速,并嘱患者抓紧扶手;过门槛时,翘起前轮,避免过大震动,保证患者安全。

〈沟通5〉　"请再告诉我一下您的名字。""接下来,我推您回病房,运送过程中您有任何需要或者不舒适,请和我说。"

7. 下轮椅

将轮椅推至床尾,使椅背与床尾平齐,患者面向床头;将闸制动,翻起脚踏板;解除患者身上固定毛毯用的别针,松开毛毯;护士立于患者前,两腿前后分开,屈膝屈髋,两手置于患者腰部,患者双手放于护士肩上;协助患者站立,慢慢坐回床缘;协助脱去鞋子;协助患者取舒适卧位,盖好盖被。

〈沟通5〉　"您好,现在回到病房了。""我将您身上的毛毯取下来,协助您到病床上。""请您双手搭在我的肩膀上,我抱住您的腰部协助您坐在病床上。""我帮您整理一下床单位。""请再说一下您的名字。""我再看一下您的手腕带,谢谢。""您现在还有什么其他需要吗?""有什么问题,请按床头呼叫器,我们也会经常过来看您的,您好好休息。"

8. 整理、记录

整理床单位并观察病情;推轮椅放置于原处;洗手,记录。

 注意事项

(1) 使用前检查轮椅性能,保持其完好。

(2) 坐上轮椅后,嘱患者头和肩向后靠,并抓紧扶手;推轮椅时,速度要慢,随时观察患者的反应。

(3) 保证患者安全、舒适。

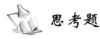 **思考题**

王某,男,43岁,住院号6412034,双下肢瘫痪。

(1) 如何用轮椅将王某从门诊推送入病室?

(2) 在运送过程中如何保证王某的安全?

附:评分标准

评分内容	实施要点	分值
操作前准备 (10分)	评估患者并解释,取得合作	5
	用物齐全、性能良好	4
	洗手、戴口罩	1

续表

评分内容		实施要点	分值
操作过程 （75分）	上轮椅 （40分）	轮椅推至患者床旁，核对	2
		椅背与床尾平齐，翻起脚踏板，将闸制动	3
		扶患者坐起、协助穿衣及鞋袜，撤盖被于床尾	3
		嘱患者上轮椅，不能自行下床者环抱患者协助上轮椅	15
		翻下脚踏板，将患者双脚置于其上	2
		用毛毯保暖	5
		整理床单位成暂空床	2
		推送患者，密切观察患者病情变化，注意安全	8
	下轮椅 （35分）	将轮椅推至床尾，椅背齐床尾，患者面向床头	2
		将闸制动，翻起脚踏板	2
		松开保暖毛毯	3
		护士立于患者前，两腿前后分开，屈膝屈髋，两手置于患者腰部，患者双手放于护士肩上	13
		协助患者站立，慢慢坐回床缘	2
		协助脱去鞋子	2
		协助患者取舒适卧位，整理床单位	2
		观察病情	6
		推回轮椅	1
		洗手、记录	2
总体评价 （10分）		操作正确、熟练、省时、节力	3
		患者安全、舒适、保暖；观察患者病情变化	4
		沟通亲切、自然、有效	2
		用物处理符合要求	1
提问（5分）		正确回答1～2个问题	5
总分			100

（王　玲）

平车运送患者法

 学习目标

（1）掌握平车运送患者法的操作方法及步骤。

（2）熟悉平车运送患者法的目的及注意事项。

（3）了解人体力学原理在操作中的运用。

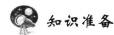 知识准备

1. 平车运送法的目的

运送不能起床的患者入院、做各种特殊检查、治疗、手术或转运。

2. 平车运送法的种类及适用范围

(1)挪动法:适用于病情允许、能在床上活动的患者。

(2)一人搬运法:适用于病情允许、体重较轻的患者(图4.8)。

(3)二人搬运法:适用于病情较轻、不能活动又体重较重的患者(图4.9)。

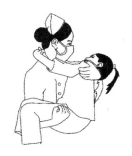
图4.8　一人搬运法

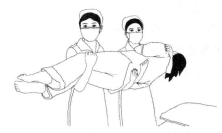
图4.9　二人搬运法

(4)三人搬运法:适用于病情较轻、不能活动又体重超重的患者(图4.10)。

(5)四人搬运法:适用于颈椎、腰椎骨折、病情较重的患者(图4.11)。

搬运时运用人体力学原理,动作轻、稳,多人搬运时应协调一致,以保证患者的安全、舒适。

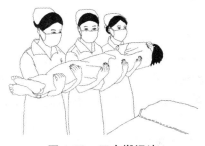
图4.10　三人搬运法

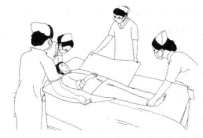
图4.11　四人搬运法

 情境

黎某,女,42岁,住院号7414032,今晨10时于全麻下行乳癌根治术,术后已清醒。请用平车将患者推送回病室。

 用物

平车,按需备帆布兜或中单、棉胎、软枕、木板。

方法及步骤

（一）评估与准备

1．患者准备

评估患者的体重、意识状态、病情、躯体活动能力及理解合作程度；解释平车运送的目的、过程、配合方法及注意事项。

2．护士准备

衣帽整齐，洗手，戴口罩。

3．物品准备

平车各部件的性能良好。

4．环境准备

宽敞、光线明亮。

（二）操作过程

1．核对、解释

将平车推至患者床旁，核对患者信息。

〈沟通1〉 "您好，我是您的责任护士××，能告诉我您的名字吗？""请让我看一下您的手腕带。""您的手术已经做好，我现在用平车将您推回病房。"

2．处置患者身上的各种导管

〈沟通2〉 "我现在整理一下您身上的管道，防止运送过程中脱落。""整理过程中，您有任何不舒适请告诉我，谢谢您的配合。"

3．搬运患者至平车

（1）挪动法：移开床旁桌、椅，将平车紧靠床边，大轮靠床头，将闸制动；松开盖被，协助患者将上半身、臀部、下肢依次向平车挪动，此时患者头部卧于大轮端；下车回病床时，应先帮助其移动下肢再移动上肢；协助患者躺好，盖好盖被，先盖脚部，然后两侧，露出头部，上层边缘向内折叠。

〈沟通3.1〉 上平车："请再告诉我一下您的名字。""我先松开您的盖被，我协助您移动到平车上，您依次移动上半身、臀部、下肢到平车上。""请您躺在平车上不要动，我协助您盖好被子。"下平车："您好！我们到了病房，接下来我协助您移动到病床上，您依次移动下半身、臀部、上半身到病床上。""我给您整理一下床单位。"

（2）一人搬运法：移床旁椅至对侧床尾，将平车推至患者床尾，使平车头端与床尾成钝角，将闸制动；松开盖被，协助患者穿好衣服；将患者移至床边，搬运者一臂自患者腋下伸至对侧肩部，一臂在同侧伸入患者股下，面部偏向一侧；嘱患者双臂交叉于搬运者颈后并双手用力环住搬运者；然后搬运者抱起患者，移步轻轻放于平车上。

〈沟通3.2〉 "您好，请再告诉我一下您的名字。""我先松开您的盖被。""我协助您穿好衣服。""接下来我抱您到平车上，请您双手先抱住我的脖子，然后握紧您的双手。""请您躺在平车上不要动，我协助您盖好被子。"

（3）二人搬运法：移床旁椅至对侧床尾，将平车推至患者床尾，使平车头端与床尾成钝角，将闸制动；松开盖被，协助患者穿好衣服；将患者移至床边，搬运者甲、乙二人站在床边同侧，将患者上肢交叉于自己胸前；将患者移至床边，甲一手抬起患者的头、颈、肩部，一手抬起患者腰部；乙一手抬起患者臀部，一手抬起患者膝部（腘窝处）；二人同时抬起，使患者身体稍向搬运者倾斜，并移步将患者放于平车上。

〈沟通3.3〉　"您好，请再告诉我一下您的名字。""我先松开您的盖被。""我协助您穿好衣服。""接下来我和护士小李将您搬运到平车上。""请您躺在平车上不要动，我协助您盖好被子。"

（4）三人搬运法：移床旁椅至对侧床尾，将平车推至患者床尾，使平车头端与床尾成钝角，将闸制动；松开盖被，协助患者穿好衣服；将患者移至床边，甲托住患者的头、颈、肩及胸部；乙托住患者的背、腰及臀部；丙托住患者的膝及脚部；三人同时抬起，使患者身体稍向搬运者倾斜，同时移步将患者轻放于平车上。

〈沟通3.4〉　"您好，请再告诉我一下您的名字。""我先松开您的盖被。""我协助您穿好衣服。""接下来我和护士小李、小周将您搬运到平车上。""请您躺在平车上不要动，我协助您盖好被子。"

（5）四人搬运法：移开床旁桌椅，使平车与床平行，紧靠病床，大轮靠床头，将闸制动；松开盖被，协助患者穿好衣服；在患者腰、臀下铺帆布兜或中单；搬运者甲、乙分别站于病床首、尾端，分别抬起患者的头、颈、肩及双腿；搬运者丙、丁分别站于病床和平车两侧，紧紧抓住帆布兜或中单四角，四人同时用力抬起患者，将患者轻放于平车中央。

〈沟通3.5〉　"您好，请再告诉我一下您的名字。""我先松开您的盖被。""我协助您穿好衣服。""接下来我和护士小李、小周、小张将您搬运到平车上，您的颈椎有损伤，护士小李负责固定和搬运您的头部和肩部，请您不要自行移动颈部。""请您躺在平车上不要动，我协助您盖好被子。"

4．整理床单位

整理床单位，铺成暂空床。

5．运送患者

观察患者，确定无不适后，松闸，推送患者去目的地；推行中密切观察患者情况，保证患者安全。

〈沟通4〉　"您好，接下来我将推您回病房，运送过程中有任何不舒适，请和我说。"

6．搬运患者回病床

推平车至病床旁，松开盖被，根据患者情况选择合适的运送方法，协助患者从平车上返回病床；移开平车；协助患者取舒适卧位，盖好盖被。

〈沟通5〉　"您好！您现在回到了病房，我协助您移动到病床上。""我帮您整一下床单位。""请告诉我您的名字。""请让我看一下您的手腕带。""您现在还有什么其他需要吗？""有什么问题，请按床头呼叫器，我们也会经常过来看您的，请您好好休息。"

7．整理、记录

整理床单位，观察病情；推平车回原处放置；洗手，记录时间及患者的反应等。

注意事项

（1）多人搬运时注意动作协调一致，保持平衡与稳定。

（2）推车时，护士站在患者头侧，便于观察病情。在搬运过程中，如患者感到不适，立刻向护理人员说明，防止意外发生。

（3）平车上下坡时，患者头部应在高处一端；有大小轮时，头置于大轮一端；车速适宜，保证安全、舒适；搬运骨折患者，车上垫木板，固定骨折部位；有输液、引流者保持通畅；进出门时不能用车撞门。

（4）根据室外温度适当增加衣服、盖被（或毛毯），以免患者着凉。

思考题

万某，男，62岁，住院号4132048，今晨8时于全麻下行胃大部切除手术，现已清醒。

（1）如何用平车将万某推送回病室？

（2）比较一人、二人、三人和四人搬运方法的异同点。

（3）运送过程中有哪些注意事项？

附：评分标准

评分内容	实施要点	分值
操作前准备（10分）	评估患者并解释，取得合作	5
	用物齐全、性能良好	4
	洗手、戴口罩	1
操作过程（75分）	平车推至患者床旁，核对	5
	处置患者身上的各种导管	5
	根据患者病情，选择合适的搬运方法	25
	整理床单位成暂空床	3
	推送患者，密切观察患者病情变化，注意安全	10
	根据患者情况，选择合适的方法协助患者返回病床	25
	整理、记录	2
总体评价（10分）	操作正确、熟练、省时、节力	3
	患者安全、舒适、保暖；观察患者病情变化	4
	沟通亲切、自然、有效	2
	用物处理符合要求	1
提问（5分）	正确回答1～2个问题	5
总分		100

（王　玲）

第二节 入 院 评 估

实验一 生命体征的测量

 学习目标

(1) 掌握生命体征的监测方法、步骤及结果判断。

(2) 掌握体温计与血压计的使用方法。

(3) 熟悉生命体征监测的注意事项。

(4) 了解体温计、血压计的检测方法。

 知识准备

生命体征是评价生命活动存在与否及其质量的重要指标,包括体温、脉搏、呼吸、血压;生命体征的监测既可以观察病情,又可以协助诊疗,为抢救提供依据。

1. 体温

又称体核温度,指身体内部胸腔、腹腔和中枢神经的温度;因体核体温测量不便,通常临床上用腋窝温度替代,正常口温 36.3~37.2 ℃,肛温 36.5~37.7 ℃,腋温 36.0~37.0 ℃,测量时要避免运动、进食、冷热饮、冷热敷、洗澡、坐浴、灌肠等因素影响。

2. 脉搏

在每个心动周期中,由于心脏的收缩和舒张,动脉内的压力也发生周期性的变化,导致动脉管壁产生有节律的搏动,称为动脉脉搏。正常成人脉搏为 60~100 次/分,测量时要避免剧烈运动、紧张、恐惧、哭闹等因素影响。

3. 呼吸

呼吸是机体与环境之间所进行的气体交换过程;正常成人呼吸为 16~24 次/分,节律规则,无声且不费力,呼吸与脉搏比为 1:4,男性及儿童以腹式呼吸为主,女性以胸式呼吸为主。

4. 血压

血压是血管内流动着的血液对单位面积血管壁的侧压力(压强),一般所说的血压是指动脉血压;一个心动周期中有收缩压和舒张压之分,收缩压(systolic pressure,SP)指心室收缩时,动脉血压上升达到的最高值;舒张压(diastolic pressure,DP)指心室舒张末期,动脉血压下降达到的最低值;脉压(pulse pressure,PP)指收缩压与舒张压之差;正常成人血压(肱动脉)收缩压为 90~139 mmHg(12~18.5 kPa),舒张压为 60~89 mmHg(8~11.8 kPa),脉压为 30~40 mmHg(4~5.3 kPa),测量时要避免运动、吸烟、紧张等影响因素。

5. 耳温枪

耳温枪(图 4.12)是属于非接触遥测式的温度测量仪,它是利用检测鼓膜(相当于下视丘)所发出的红外线光谱来决定体温,根据黑体辐射理论,不同温度的物体所产生的红外线光谱也不同,利用可以精准到 0.1 ℃的温差电堆红外线侦测器(thermopile infrared detector),再以微计算机转换读数而显现出来。下视丘位于大脑深部,内有支配人体恒温的"定点"构造,因此,下视丘也是人体温度的中心点,当人体发烧时,也就是"定点"上调的结果,所以下视丘是人体体温最早上扬的地方,而供应耳膜与供应下视丘的血流恰好互有交通,因此用耳膜温度来反映人体的温度最为适当,同时耳膜也是可以最早侦测到人体是否有发烧的地方。

6. 电子血压计

电子血压计(图 4.13)是利用现代电子技术与血压间接测量原理进行血压测量的医疗设备。电子血压计有臂式、腕式之分,其技术经历最原始的第一代、第二代(臂式使用)、第三代(腕式使用)的发展,可快速测量血压及心率。

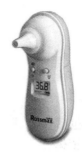

图 4.12　耳温枪

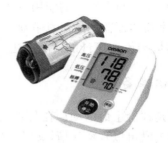

图 4.13　电子血压计

 情境

吴某,女,43 岁,住院号 7937421,拟诊为子宫肌瘤收治入院。请你对患者实施入院处置,测量其生命体征。

 用物

水银体温计(清洁罐 2 个,分别放置清洁体温计和污染体温计)或耳温枪、外膜套、听诊器、水银血压计或电子血压计、消毒纱布、记录单、笔,测肛温时另备润滑油、棉签、卫生纸,呼吸微弱者备棉花测呼吸。

 方法及步骤

(一)评估与准备

1. 核对
核对治疗单及医嘱。

2. 护士准备
洗手、衣帽整洁。

3. 核对患者、解释
至患者床旁,核对住院号、姓名、床号等;解释,取得患者或家属的同意与配合。

〈沟通1〉 "您好,我是您的责任护士小×,能告诉我您的名字吗?""好的,请让我看一下您的手腕带。""您好! 遵医嘱给您测量一下生命体征,包括体温、脉搏、呼吸、血压。""请问您之前测量过吗?""测量过程中,可能会引起您的不舒适,希望得到您的配合。"

4. 环境准备

若测肛温,关好门窗、拉上窗帘,用围帘遮挡床单位。

5. 评估患者

评估患者病情、意识、合作程度、心理状况及生活自理能力,测量部位有无破损、出汗等。

〈沟通2〉 "现在我来检查一下您的局部皮肤情况(口温测量评估口腔黏膜,腋温测量评估腋窝皮肤情况,肛温测量评估肛周皮肤情况)。""您的皮肤完好,可以进行测量。""您先休息一下,我去准备一下用物,一会来给您测量。"

6. 物品准备

洗手、戴口罩,准备并检查物品。

(二)操作过程

1. 核对、解释

携用物至床旁,核对患者住院号、姓名、床号等。

〈沟通3〉 "您好,请问您叫什么名字?""请让我看一下您的手腕带。""现在用物已经准备好了,我现在给您测量生命体征。"

2. 协助患者摆体位

协助患者采取平卧位或坐位。

〈沟通4〉 "我协助您躺下(或坐起来)。"

3. 测体温

若是水银体温计,应先检查刻度是否在 35 ℃ 以下,然后根据患者情况,选择合适部位测体温。

(1)口表:将水银端斜放于舌下热窝,嘱患者闭口呼吸,测量 3 分钟后取出读数。

〈沟通5.1〉 "请再告诉我一下您的名字。""我现在要给您测量口腔温度。""请您张开嘴巴。""我现在已经将体温计放入您的口腔,请您保持 3 分钟。""请中途不要取下体温计,不要用牙齿咬体温计。"

(2)腋表:将水银端紧贴皮肤放于腋窝,放之前查看腋窝是否有汗液,如有用纱布擦干腋下,嘱患者屈臂过胸夹紧体温计;对于不能合作者,应协助完成;测量 10 分钟后取出读数。

〈沟通5.2〉 "请再告诉我一下您的名字。""我现在要给您测量腋窝温度。""请您抬起左侧上肢,让我看下您腋窝是否有汗。""我将体温计放入您的腋下,请您屈肘搭在对侧的肩膀上。请您保持 10 分钟不动,中途不要取下体温计。"

(3)肛表:协助患者侧卧,将体温计先润滑,再将肛表水银端插入肛门 3～4 cm;婴幼儿取仰卧位,护士一手握双踝,提双腿,另一手将润滑后的肛表插入肛门(婴儿 1.25 cm,幼儿 2.5 cm)并将双臀部固定。测量 3 分钟后取出读数。

〈沟通5.3〉 "请再告诉我一下您(您孩子)的名字。""我现在要给您(您孩子)测量肛温。""我来协助您(您孩子)将裤子脱下来。""我来协助您(您的孩子)进行侧卧(仰卧)。""我现在将体温计插入您的肛门,请您不要紧张(请您帮助我固定一下孩子)。""我将体温计插入您(您孩子)的肛门,请您(您的孩子)保持侧卧位(仰卧位)不要动,请保持 3 分钟,中途不要取下体温计。"

（4）耳温枪：将耳温枪装上全新、干净的外膜套；按下"ON/M"键，等待"READY"符号停止闪烁；拉紧耳朵保持耳道通畅，1岁以下幼儿将耳背垂直向后，1岁以上至成人将耳背朝后上方拉；将探头深入耳道，按下测量键1～3秒，"哔"声后测量结束，拿出读数。

〈沟通5.4〉 "请再告诉我一下您的名字。""我现在要给您测量体温。""我需要牵拉您的耳朵，可能会有些不舒适，希望得到您配合一下。""您的体温测量好了。"

4. 测脉搏

以诊脉式手法将指端按压于患者手腕桡动脉处，摸到脉搏搏动时开始计时，正常脉搏测30秒，如异常至少测1分钟；若测量过程中发现脉搏短绌，则由2名护士同时测量，一人听心率，另一人测脉率，由听心率者发出"起""停"口令，计时1分钟。

5. 测呼吸

保持诊脉手势，测量者观察患者胸部或腹部的起伏次数，测量时间1分钟，测量过程中注意患者的呼吸深度、节律、形态及有无呼吸困难；若为呼吸微弱患者，可用少许棉花置鼻孔前，观察棉花被吹动的次数。

〈沟通6〉 "接下来，我要给您测量脉搏。""请您将右手伸出来，掌心向上。""测量脉搏期间不会引起您的不适，请您平静呼吸，测量期间请您不要说话。""您的脉搏测量好了。"

6. 测血压

（1）水银血压计：

① 协助患者卷起衣袖露出上臂，手掌向上、肘部伸直，将手臂放置与心脏同一水平（坐位平第4肋，卧位平腋中线）。

〈沟通7〉 "接下来，我要给您测量血压。""请您保持这个姿势不动。""我帮您将衣袖卷上去。"

② 血压计放置于平稳处，打开盒盖，开启水银槽开关，保持血压计汞柱零点，驱尽袖带内空气，将袖带绑在上臂中部，下缘距肘窝2～3 cm，松紧以能插入一指为宜。

〈沟通8〉 "我将袖带绑在您的上肢。""测量时，您的上肢会有些压迫感，请您不要紧张。"

③ 触及肱动脉搏动最明显处，戴上听诊器，将听诊器听件置于该处，一手握加压气球注气，同时听取肱动脉搏动音，声音消失后再继续注气，水银柱再升高20～30 mmHg后停止注气。

④ 打开加压气球侧面气门，以水银柱每秒下降4 mmHg速度放气；当听诊器出现第一声搏动音，此时水银柱所指的刻度为收缩压；当搏动音突然变弱或消失，此时水银柱所指的刻度为舒张压。

⑤ 测量结束后，排尽袖带内余气，关气门；将血压计右倾45°，待水银全部流回槽内，关闭水银槽开关，盖上盒盖，平稳放置。

〈沟通9〉 "您的血压测量好了，请再告诉我一下您的名字。""我再看一下您的手腕带，谢谢。"

（2）电子血压计：

①～②步骤同水银血压计测量。

同〈沟通7〉和〈沟通8〉。

③ 按下开/关键，袖带自动充气进行测量，在给袖带打气时，操作者应注意观察袖带黏

合口是否裂开,若黏合口裂开了,操作者应为受测者重新缠紧袖带进行测量,待电子血压计显示数值后,操作者应记录下血压计所显示的血压值。

同〈沟通9〉。

7. 整理、记录

整理患者衣服,协助取舒适体位,记录并告知患者或家属测量结果;回治疗室处理用物、将测量结果绘制到体温单上或输入电脑。

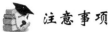 **注意事项**

(1) 测量前检查体温计是否完好,水银柱是否在 35 ℃ 以下;婴幼儿、精神异常、昏迷、口腔疾患、张口呼吸、饮用热水后 30 分钟内不宜测口温;腋窝疾患、出汗较多者、肩关节受伤或消瘦夹不紧体温计者不宜测腋温;直肠或肛门手术、腹泻、心肌梗死、婴幼儿、危重、躁动患者不宜测肛温;患者不慎咬破体温计,应及时清除玻璃碎屑,再口服蛋清或牛奶,若病情允许,可服用粗纤维食物,加速汞的排出。

(2) 使用耳温枪时,每次都用新的外膜套,没有足够外膜套可用保鲜膜代替;枪头越深入越好,但不要造成不舒服;测儿童时最好将耳朵轻往后上方拉(将耳道拉直);两耳均测量,甚至单独一耳测三次,取最高值(因为两边可能有 0.1～0.3 ℃ 的误差);若曝晒或运动后,避免测量,否则可能测量值较实际体温高。

(3) 因大拇指小动脉搏动较强,易与桡动脉搏动混淆,测脉搏时勿用大拇指诊脉;脉搏短绌者须由 2 名护士同时测量;脉搏微弱者难以触到桡动脉搏动时,应测心尖搏动 1 分钟。

(4) 脉搏微弱者、血压过低者、恶性高血压者不适合使用电子血压计。

(5) 因患者可以自主控制呼吸,测量时应保持诊脉状,避免引起患者注意而影响呼吸计数的准确性。

(6) 发现测量结果和病情不符时,应及时复测。

(7) 血压计需定期检测、校对。

 思考题

赵某,女,20 岁,住院号 7538021,因转移性右下腹疼痛 6 小时入院就诊,经检查拟诊急性阑尾炎收入院,现对患者进行常规入院评估,测量其生命体征。

(1) 成人体温、呼吸、脉搏及血压的正常值是多少?

(2) 为赵某进行生命体征监测时,有哪些注意事项?

附:评分标准

评分内容	实施要点	分值
评估与准备 (15分)	洗手,核对、向患者解释,取得患者同意配合	3
	环境准备	3
	评估患者病情、意识、合作程度、心理状况及生活自理能力,测量部位有无破损、出汗等	4
	洗手、戴口罩,准备并检查物品	5

续表

评分内容		实施要点	分值
操作过程 (70分)	测量体温	携用物至床旁,核对,协助患者摆好体位	5
		水银体温计:测量方法与测量部位的选择;测量前检查体温计刻度;测量时间;准确读数 耳温枪:更换外膜套;插入部位及深度;准确读数	15
	测量脉搏	桡动脉位置及测量时间;脉搏短绌者须一人测心率,另一人测脉率	15
	测量呼吸	测量时保持诊脉手势;呼吸微弱者用棉花观察吹动次数	10
	测量血压	上臂与心脏同一水平;开启水银槽开关;袖带下缘距肘窝2~3 cm;听件放置于肱动脉搏动最明显处,注气,听到搏动音消失后再继续注气;放气时速度缓慢,测量完毕右倾血压计45°后关闭水银槽开关	20
		处理用物,洗手,记录	5
总体评价 (10分)		态度认真、严谨,沟通良好	2
		操作熟练、稳重,有条理,不慌乱	3
		操作中能正确使用各测量物品	3
		时间把握得当	2
提问(5分)		正确回答1~2个问题	5
总分			100

(王　玲)

实验二　病史采集

 学习目标

(1) 掌握病史采集的内容。

(2) 熟悉病史采集的方法。

(3) 了解病史采集的注意事项。

 知识准备

病史采集(history-taking)是指护士与患者之间目的明确而有序的交谈过程,是健康资料采集的主要手段。其目的是获取与患者健康相关的生理、心理、社会、文化、精神等方面的信息,为护理诊断和诊断推理提供基础,同时也为体格检查提供线索。

(一)病史采集的内容

1. 一般资料(general data)

包括姓名、性别、年龄、职业、民族、籍贯、婚姻、文化程度、医疗费支付形式、住址、入院时间、入院方式、资料收集时间、资料来源、资料可靠程度、入院诊断、主管医生、责任护士。若资料来源不是患者本人,应注明与患者的关系。

2. 主诉(chief complaint)

为患者感受最主要的疾苦或最明显的症状或体征,也是本次就诊最主要的原因及其持续的时间。

3. 现病史(history of present illness)

病史中的主体部分,叙述患者患病后的全过程,即发生、发展、演变和诊治经过。主要包括:

(1) 起病情况与患病时间:包括起病缓急、何种情况下患病、患病时间。

(2) 病因与诱因:主要指与本次发病有关的病因(外伤、中毒、感染等)和诱因(气候变化、环境改变、饮食起居等)。

(3) 主要症状特点:主要症状出现的部位、性质、持续时间和程度、发作频率、缓解或加剧的因素等。

(4) 伴随症状:在主要症状的基础上又同时出现的一系列其他症状。

(5) 病情的发展与演变:患病过程中主要症状的变化或新症状的出现。

(6) 诊疗和护理经过:患者在本次就诊前已经接受过诊断、治疗及护理,使用过的药物名称、剂量、时间、疗效及具体护理措施。

4. 日常生活状况(daily activity)

患者个人嗜好,患病后个人饮食、排泄、休息与睡眠、日常生活活动与自理能力、精神等情况有无改变。

5. 既往史(past history)

既往健康状况和曾患过的疾病,包括既往患病史、预防接种史、手术史、外伤史、过敏史、既往住院病史。

6. 个人史(personal history)

评估患者所处的发展阶段,了解患者有无发展障碍。主要包括以下几个方面:

(1) 出生及成长情况:了解患者包括出生地、居住地及居住时间(尤其是地方病流行区域或疫源区)、传染病接触史及预防接种史。对于婴幼儿尤其注意了解其出生、喂养及生长发育情况。

(2) 月经史:包括初潮年龄、末次月经时间(last menstrual period,LMP)、月经周期、经期天数、经血量和颜色、经期症状、有无痛经等;怀孕的患者评估末次月经日期;已绝经的患者评估绝经的日期和年龄。月经史的记录格式如下:

$$初潮年龄=\frac{行经期(天)}{月经周期(天)}\ 末次月经时间(LMP)或绝经年龄$$

(3) 婚姻史:包括结婚状况(已婚、未婚、离异、丧偶)、配偶的健康状况、性生活情况等。

(4) 生育史:包括妊娠次数、流产次数、足月产次数、现存子女数。生育史记录格式如下:

足月产次数-早产次数-流产次数-现存子女数

(1-1-0-2)

7. 家族史(family history)

询问患者双亲、配偶、兄弟姐妹、子女的健康疾病史,有无同样疾病、遗传病史。

8. 心理社会状况(mental and social status)

包括自我概念、认知功能、情绪、对疾病的认识、应激与应对、价值观与信念、职业状况、生活与居住环境、家庭关系等。

（二）病史资料的分类和整理

按照戈登（Marjory Gordon）11 个功能性健康型态进行病史资料的分类和整理。

1. 健康感知-健康管理型态（health perception and health management pattern）

涉及个体的健康概念与如何管理自己的健康，主要包括个体对自身健康状况的认识和感受，以及为维护自身健康所采取的健康照顾行为和计划，是 11 个功能性健康型态中最基本的型态。

2. 营养-代谢型态（nutrition-metabolism pattern）

个体食物和液体的摄入与利用，包括营养、液体平衡、组织完整性和体温调节四个方面。

3. 排泄型态（elimination pattern）

个体排便与排尿的功能，包括个体自觉的排泄功能状况、排泄时间、方式、量和质的改变和异常，以及泻药或排泄辅助器具的使用情况。

4. 活动-运动型态（activity-motion pattern）

个体日常生活、活动、休闲娱乐、锻炼的方式以及与之相关的活动能力、活动耐力与日常自理能力。

5. 睡眠-休息型态（sleep-rest pattern）

个体睡眠、休息和放松模式，主要包括个体对 24 小时中睡眠与休息的质与量的感知，睡眠与休息是否充分，白天精力是否充沛以及促进睡眠的辅助手段和催眠药的使用情况。

6. 认知-感知型态（cognition-perception pattern）

个体神经系统的感知功能与脑的认知功能。前者主要包括视觉、听觉、味觉、嗅觉、触觉和痛觉，后者主要包括思维能力、语言能力、定向力与意识状态等。

7. 自我感知-自我概念型态（self-concept pattern）

个体对自己的个性特征、社会角色和身体特征的认识与评价，并受价值、信念、人际关系、文化、他人对个体评价的影响。

8. 角色-关系型态（role-relationships pattern）

个体在生活中的角色以及与他人关系的性质，包括个体对家庭、工作和社会角色的感知。

9. 性-生殖型态（sexuality and reproductive pattern）

个体的性别认同、性角色行为、性功能和生育能力。

10. 应对-应激型态（stress pattern）

个体对压力的感知和处理，包括个体对压力的适应或不适应的反应、对压力的认知、评价及其应对方式。

11. 价值-信念型态（value-belief pattern）

个体文化和精神世界，主要包括价值观、健康信念、人生观和宗教信仰等。

 情境

赵某，女，57 岁，住院号 8627001，反复咳嗽，咳痰 20 年，心悸、气急、下肢间歇性水肿 2 年，加重半月，于今日上午入院。

用物

病历牌及病历纸、笔、病床或椅子。

 方法及步骤

1．评估与准备

（1）核对入院记录单。

（2）自身准备：衣帽整洁、洗手。

（3）评估患者：评估病情、合作程度、心理状况等；解释病史采集的目的，取得患者同意并配合。

（4）环境准备：环境安静、宽敞明亮。

（5）物品准备：检查物品是否齐全、完好。

2．病史采集过程

（1）核对：携用物至患者床旁，核对患者姓名、床号、住院号。

〈沟通1〉 "您好，我是您的责任护士小×，能告诉我您的名字吗？""好的，请让我看一下您的手腕带。""现在我需要了解一下您的患病情况，以便制定后续的护理计划，希望您能配合一下，可以吗？"

（2）协助患者摆体位：协助患者采取舒服的姿势，病情许可的情况下多以半坐位为主。

〈沟通2〉 "您看现在这个姿势还舒服吗？""那好，我们现在开始。"（先核实询问一般项目）

（3）健康资料的采集：一般由主诉开始，如"您哪儿不舒服？"，然后根据病史采集的内容（现病史、日常生活状况、既往史、个人史、家族史、心理社会状况）逐步进行有目的、有层次、有顺序的询问。询问过程中可采用复述、反问、质疑、归纳等方法进行资料的核实、确保资料收集的准确性。询问过程中注意非语言的沟通形式，可用必要的手势或良好的体态语言。

〈沟通3〉

护士："您这次来住院主要是哪里不舒服呢？"

患者："心慌，喘不上来气。"

护士："那您现在和我说话感觉难受吗？"

患者："还可以，吸着氧气好多了。"

护士："好的。那我们继续。""请问您这种心慌、喘不上气的感觉出现多长时间了？"

患者："快有半个月了吧。不过这两年也有出现，但没这次这么严重，以前偶尔会有。"

护士："您是说心慌、喘不上气已经两年了，这两个月加重了，是吗？"

患者："是的，以前没这么重，休息休息就好了，但是这次感觉说话都费劲了。"

（患者剧烈咳嗽）

护士："我看您咳嗽得很厉害，咱们先暂停一会儿，我帮您先拍会儿背吧。"

（给患者拍背）

护士："您感觉好点了吗？还能继续吗？"

患者："好点了。你继续问吧。"

护士："您一般什么时候会出现这种心慌、气急的感觉？有明显的诱因吗？"

患者："以前一般在咳嗽很厉害的时候会,现在不咳嗽也会喘不上气。"

护士："您咳嗽多久了?"

患者："这个时间就长了,反反复复得有 20 年了。"

护士："咳嗽有痰吗?"

患者："有痰。"

护士："痰多吗? 什么颜色?"

患者："咳出来的不怎么多,一般都深黄色,不太咳得出来。"

护士："咳嗽、咳痰什么时候有变化?"

患者："以前天变凉的时候就容易咳嗽,尤其是晚上咳得特别厉害,早上起来也会咳。"

护士："您抽烟吗?"

患者："不抽烟,不过我先生抽。"

护士："您先生身体怎么样?"

患者："他还好,就高血压。平时也吃药。"

护士："那除了您刚才讲的咳嗽、咳痰、心慌、喘不上气以外,还有哪儿不适?"

患者："护士,你看看我的腿,是不是肿了?"

护士："好的,我看看。""您另一边肿不肿?""下肢水肿多久了?"

患者："也有两年了吧。不过也不是一直肿。"

护士："一般什么时候肿得比较厉害呢?"

患者："下午会肿得明显,早上起来一般看不出来肿。也不知道怎么了。"

护士："您也别着急。咱们慢慢来,会找到原因的。""那您以前去医院看过吗?"

患者："看过。两年前在我们当地医院看的,说是慢性支气管炎,好像说心脏也有点问题。住院大概两个礼拜就出院了。"

护士："您记得上次住院用了什么药吗?"

患者："不记得了。"

护士："那次住院后症状消失了吗?"

患者："心慌好转,咳嗽、咳痰也好多了,但一直有。"

护士："这些症状有没有影响您平时的工作和生活呢?"

患者："有啊! 这两年我已经没工作了,稍微重点的活都干不了。"

护士："您生病了做不了重活,先生有抱怨吗?"

患者："还好。能做的他都自己做了。"

护士："您老公人不错。""那您生病以来睡觉怎样?"

患者："睡觉不太好,经常半夜咳醒了或者憋醒了。"

护士："那醒了以后还能睡着吗?"

患者："坐起来等不咳了或者不喘了也能睡着。"

护士："那白天精神可还好?"

患者："精神还行。就是老是这样有点担心,别是什么大毛病吧。"

护士："没有确诊担心是正常的。我们会尽快给您完善各项检查的。"

患者："好的。"

护士："那您吃饭怎样?"

患者："吃饭还可以。不过发病了吃得会少点。"

护士:"那体重有变化吗?"

患者:"没有。"

护士:"大小便正常吗?"

患者:"偶尔会便秘。小便正常。"

护士:"便秘后您怎么处理呢?"

患者:"如果3天还没有大便,我就会在厕所多待会儿,但会比较费劲。"

护士:"您做得很好。养成按时排便的习惯很重要,您平时也可以在腹部进行顺时针按摩,也有助于排便。"

患者:"好的。"

护士:"好,那我现在来总结一下您的情况,您看是不是这样:您反复咳嗽、咳痰20年了,天凉时会诱发咳嗽,夜间或晨起咳嗽加重,痰多难咳,痰液呈深黄色。咳嗽后心慌、气急伴双下肢间歇水肿2年,水肿下午加重,晨起减轻。2年前在当地医院诊断为'慢性支气管炎',住院半月后好转出院,具体治疗不详,治疗后心慌好转,咳嗽、咳痰略减轻。2周前心慌、气急加重,双下肢再度水肿入院。疾病对您的生活和工作都造成了影响。发病以来您睡眠不佳,易醒,白天精神尚可,食欲、大小便基本正常,体重未改变。您看是这样吗?"

患者:"是的,是这样。"

护士:"我现在对您这段时间的病情已经有了初步的了解了,还要了解一下您过去的身体情况,因为有些疾病和过去的健康状况有很大的联系,可以吗?"

患者:"可以,你问吧。"

护士:"您以前还生过别的病吗?"

患者:"20岁的时候得过肺结核,后来治好了。"

护士:"有没有做过手术呢?"

患者:"做过阑尾炎手术。"

护士:"还记得什么时候做的手术吗?"

患者:"有十来年了吧。"

护士:"有没有受过外伤?"

患者:"没有。"

护士:"您有对什么东西过敏吗? 比如食物、药物。"

患者:"食物不过敏,药物不太清楚。"

护士:"好的。一个人生活经历、习惯等也会对健康有很大的影响,所以我还想问一下您个人生活的一些情况,这对您的病情诊断很有帮助,可能会涉及您的一些隐私,但是请您放心,所有信息只是作为医用途径不会泄露给任何人。"

患者:"好的。"

护士:"您刚才说您不抽烟。那您饮酒吗?"

患者:"不抽烟不喝酒。"

护士:"您结婚多久了?"

患者:"35年了。"

护士:"现在家里除了您和先生,还有谁呢?"

患者:"就我们俩,女儿上大学了。"

护士:"先生和女儿身体怎么样?"

患者:"女儿身体很好。先生有高血压。"

护士:"您父母身体还好吗?"

患者:"他们都不在了。"

护士:"不好意思。能问一下他们是怎么去世的吗?"

患者:"我很小的时候我妈就不在了,不知道什么病。我父亲是脑出血突然没了的。"

护士:"您有兄弟姐妹吗? 他们身体怎么样?"

患者:"有一个弟弟,身体还可以。"

护士:"您家里有没有遗传病? 比如高血压、糖尿病。"

患者:"好像没有。"

护士:"您月经怎么样?"

患者:"我已经绝经了。"

护士:"您什么时候绝经的? 还记得您什么时候第一次来月经吗?"

患者:"刚五十就绝经了,大概十七八岁来的吧。"

护士:"以前来月经时正常吗? 一般多久来一次? 几天能干净?"

患者:"正常。一个月来一次,四五天就干净了。"

护士:"月经量怎么样? 什么颜色? 有没有血块? 痛经吗?"

患者:"也都正常,不痛经。"

护士:"除了这个女儿,您流产过吗?"

患者:"没有。"

护士:"非常感谢您的配合。现在我基本了解了您的病情。请您先休息一下,接下来我们还要给您做一下相关检查以便确诊您的疾病,好吗?"

患者:"好的。"

(4)健康资料的整理:具体见"知识准备"。

(5)健康资料的记录:按病历格式记录病史采集的内容。

 注意事项

(1)采用开放式提问,尽可能让患者充分地陈述和表达自己的感受和想法。对意识障碍、老年、急诊等特殊情况的患者,要根据情况采用相应的方法和技巧。

(2)问诊过程中语言要通俗易懂,避免使用医学术语。对含糊不清、存有疑问或矛盾的内容要进行核实。

(3)主诉记录应简明扼要,注明发生到就诊的时间并按发生的先后顺序排列。

(4)涉及患者隐私的资料除治疗护理需要外,不得泄露。

 思考题

(1)【方法及步骤】中的问诊运用了哪些沟通方法和技巧?

(2)根据【方法及步骤】中现有的资料,该患者可能存在哪些护理诊断/护理问题?

附:评分标准

评分内容	实施要点	分值
评估与准备 （10分）	衣帽整洁、洗手	2
	环境安静、氛围宽松	2
	核对患者入院记录单,解释病史采集的目的,取得患者的同意和配合	4
	准备并检查物品是否齐全、完好	2
操作过程 （75分）	携用物至床旁,核对,协助患者取舒适体位	5
	询问患者的一般资料	5
	询问患者本次就诊的主要原因,即主诉	10
	询问患者患病的全过程,即现病史	20
	询问既往史(手术史、外伤史、传染病史等)	10
	询问患者本次患病的用药史	10
	询问患者生长发育史	5
	询问患者家族史	5
	按病历格式记录,洗手	5
总体评价 （10分）	病史采集过程中有条理,进程流畅连贯,速度适中	2
	问诊内容全面	2
	以开放的形式提问,无诱导性语言	1
	语言通俗易懂	1
	及时使用复述、澄清、反问等语气核实资料并记录	2
	恰当使用非语言沟通方式,如微笑、点头、适当的握手、触摸等	2
提问(5分)	正确回答1～2个问题	5
总分		100

（张凤玲）

实验三　体格检查

全身状态及头颈部体格检查

 学习目标

（1）掌握全身状态及头颈部检查的内容、方法、顺序及正常表现。

（2）熟悉体格检查的基本方法及目的、全身状态及头颈部常见体征的判断和临床意义。

（3）了解体格检查概念及注意事项。

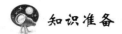 **知识准备**

体格检查(physical examination)是护士运用自己的感官或借助检查器具来了解机体健康状况的一组最基本的检查方法。其目的是进一步支持和验证问诊中所获得的主观健康资料,为确认护理诊断寻找客观依据。

(一)体格检查的基本方法

1. 视诊(inspection)

以视觉来观察患者全身或局部状态的检查方法。可用于全身一般状态和部分体征的检查,方法简单,适用范围广。特殊部位的视诊需借助某些仪器如耳镜、鼻镜、内镜等检查。

2. 触诊(palpation)

护士通过手与患者体表局部接触后的感觉或患者的反应,发现其身体某部位有无异常的检查方法。分浅部触诊法和深部触诊法,浅部触诊法适用于体表浅在病变检查。深部触诊法主要用于腹腔内病变和脏器的检查,根据目的和手法不同又分深部滑行触诊法、双手触诊法、深压触诊法、冲击触诊法等。

3. 叩诊(percussion)

用手指叩击或手掌拍击被检查部位体表,使之震动产生音响,根据震动和音响特点判断所在脏器有无异常的检查方法,常用于胸部、腹部检查。

(1)叩诊音类型:因被叩击部位的组织或脏器的密度、弹性、含气量及与体表距离不同,产生的音响不同。

① 清音(resonance):音响较强,音调较低,时间较长。为正常肺部的叩诊音。

② 浊音(dullness):音响较弱,音调较高,时间较短。正常情况下,是被少量含气组织覆盖的实质脏器,如心脏和肝脏被肺脏覆盖区域的叩诊音。病理情况下见于肺部实质性病变导致肺组织含气量减少时。

③ 实音(flatness):音响更弱,音调更高,时间更短。正常情况下见于未被含气组织覆盖区域的实质性脏器,如心脏和肝脏。病理情况下见于大量胸腔积液或占位性改变等。

④ 鼓音(tympany):其音调较清音高,时间较长。正常情况下见于非充盈状态下的空腔脏器,如胃泡区等。病理情况下见于气胸或肺内大空洞形成时。

⑤ 过清音(hyperresonance):介于鼓音与清音之间的病态叩诊音,音调较清音低,音响较清音强。见于肺气肿患者。

(2)叩诊方法:因叩击手法不同分直接叩诊法和间接叩诊法,直接叩诊法是护士用右手指掌面直接拍击被检查的部位,根据拍击的音响和震动来判断病变情况,常用于病变面积较大部位,如胸水、腹水;间接叩诊法又称指指叩诊法,护士左手中指(板指)平放紧贴被检部位,其他手指稍抬起,右手各指自然弯曲,用中指指端借以腕关节和掌指关节的力量,有节律和弹性地叩击板指第 2 指节位置,方向与叩诊部位垂直,一般可连续叩 2~3 下,仔细听取叩击发出的音响,主要用于肺脏、心脏的检查。

4. 听诊(auscultation)

听诊是以听觉听取发自身体各部的声音,并判断其正常与否的检查方法,因方法不同分直接听诊法和间接听诊法,直接听诊法听到的声音微弱,仅用于特殊或紧急情况时,间接听诊法应用范围广。

5. 嗅诊（smelling）

嗅诊是护士以嗅觉来辨别发自患者的异常气味及与疾病之间关系的检查方法。异常气味常来自皮肤、黏膜、呼吸道、胃肠道呕吐物或排泄物、脓液、血液等。

（二）全身状态的检查

该检查是对患者一般情况的检查，检查方法以视诊为主，有时需要配合触诊以及必要的检查用具，如体温计、皮脂厚度尺等。检查内容包括以下几个方面：

1. 性别（sex）

生殖器和第二性征的发育是判断性别的主要依据。

2. 年龄（age）

可经问诊获得，或通过皮肤的弹性与光泽、肌肉状态、毛发的颜色与分布、面与颈部皮肤的皱纹以及牙齿的状态进行估计。

3. 生命体征（vital signs）

请参考"生命体征监测技术"章节。

4. 发育与体型（development and habitus）

发育通常以年龄、智力和体格成长状态（身高、体重及第二性征）及其相互间的关系来综合判断。体型是身体发育的外观表现，包括骨骼、肌肉的成长与脂肪分布的状态，临床上将成人体型分为无力型（瘦长型）、超力型（矮胖型）、正力型（匀称型）3 种。

5. 营养状态（nutritional status）

与食物的摄入、消化、吸收和代谢等因素有关，并受心理、社会和文化等因素影响。临床上常用良好、中等、不良 3 个等级对营养状态进行描述。

6. 面容与表情（facial features and expression）

这是评价个体情绪状态的重要指标，某些疾病还会出现一些特征性的面容和表情。临床常见的典型面容有急性面容、慢性面容、甲状腺功能亢进面容、二尖瓣面容、肢端肥大症面容、满月面容、贫血面容、肝病面容、肾病面容等。

7. 体位与步态（position and gait）

体位是指患者卧位时所处的状态。有自动体位、被动体位、强迫体位 3 种。步态是走动时所表现的姿势。正常人的步态因年龄、健康状态而不同。临床常见蹒跚步态、酒醉步态、共济失调步态、慌张步态、剪刀步态、间歇性跛行等异常步态。

（三）头部体格检查

头部组织、器官丰富，头部检查包括头发、头皮、头颅和颜面器官。

1. 头发（hair）、头皮（scalp）、头颅（head）

头发有光泽，头发疏密及色泽因种族、遗传等因素不同，存在个体差异；头皮无疤痕、水肿；成人头围≥53 cm；外形无畸形。

2. 眼（eye）

眉毛内中浓，外稀疏；眼睑无水肿；眼球对称，活动自如；结膜红润有光泽；巩膜儿童呈蓝色，成人呈瓷白色；角膜无血管，有丰富的神经末梢，透明而敏感；瞳孔直径 3～4 mm，规则，双侧等大、等圆，对光反应灵敏，视力、色觉正常。

3. 耳（ear）

耳廓无畸形、红肿及压痛；耳道无出血、溢脓；乳突无压痛，听觉正常。

4. 鼻（nose）

外形对称，无畸形、红肿，无鼻翼煽动；鼻腔通畅、无分泌物、出血；副鼻窦有额窦、筛窦、上颌窦和蝶窦 4 对，无压痛；嗅觉正常。

5. 口腔（oral cavity）

口唇红润；牙齿整齐，成人 28～32 个，老年人常有缺齿；牙龈呈粉红色与牙颈紧贴，无红肿、溢脓；舌红润、居中，运动自如；口腔黏膜呈粉红色；扁桃体位于舌腭弓和咽腭弓的扁桃体窝内，不肿大，肿大扁桃体可分三度（Ⅰ度不超过咽腭弓，Ⅱ度超过咽腭弓，Ⅲ度达到或超过咽后壁中线）。咽部红润；健康人口腔无特殊气味；腮腺不肿大。

（四）颈部体格检查

颈部检查包括外形与运动、血管、气管、淋巴结。根据解剖结构，颈部每侧可分为颈前三角和颈后三角两个区域，常用来标记病变部位。

1. 外形与运动

正常人颈部直立，两侧对称，活动自如。立位或坐位时颈外静脉常不显露，平卧位时颈静脉稍见充盈，其水平仅限于锁骨上缘至下颌角距离的下 2/3 以内。安静状态时颈动脉不易看出搏动，剧烈运动后，心脏排血量增大时可见搏动但很微弱。

2. 甲状腺（thyroid）

位于甲状软骨的下方，15～20 g，表面光滑、柔软，看不出，也不易触及。甲状腺肿大分三度：看不出能触及为Ⅰ度；看出又能触及，但在胸锁乳突肌内为Ⅱ度；看出又能触及，超过胸锁乳突肌为Ⅲ度。

3. 气管（trachea）

正常人气管位于颈前正中部。

4. 淋巴结（lymph node）

正常淋巴结较小，直径多在 2～5 mm 之间，质地柔软，表面光滑，与毗邻组织无粘连，不易触及，无压痛。

 情境

王某，男，47 岁，住院号 8427102，发现左侧颈部包块 3 天。

 用物

身高体重仪、皮脂厚度尺、软尺、手电筒、视力表、色盲表、音叉、棉签、压舌板、听诊器、记号笔、体温计、血压计、秒表、弯盘，必要时备眼底镜等专业检查用具。

 方法及步骤

（一）评估与准备

1. 自身准备

着装规范，衣帽整洁，洗手。

2．环境准备

评估环境,保证检查环境安静、光线明亮、温湿度适宜。

3．患者准备

至患者床旁,核对患者姓名、床号、住院号等;解释体格检查的目的和重要性,取得患者的同意与配合。

4．物品准备

回治疗室洗手,酌情佩戴口罩,准备并检查物品。

(二)操作过程

1．核对

携用物至床旁,核对患者姓名、床号、住院号。

〈沟通1〉　"您好,我是您的责任护士小×,能告诉我您的名字吗?""好的,请让我看一下您的手腕带。""王先生,为了更深入了解您的病情,我需要给您做一下体检,希望您能配合一下。"

2．全身状态检查

采用问诊和视诊方法了解患者的性别和年龄,观察患者的发育与体型是否正常、营养状态、面容与表情、皮肤情况、体位和步态,测量患者的身高和体重、皮脂厚度。

〈沟通2〉　"王先生,请问您多大年纪?""我们来量一下身高、体重。""请您双手自然下垂,我来测量一下上臂的皮褶厚度。"

3．头发、头皮和头颅

视诊头发的疏密和色泽,检查头皮有无疤痕、水肿、血肿,头颅外形有无异常,用软尺经两侧眉弓至枕骨粗隆绕头颅一圈,测量头围大小。

4．眼部检查

按眉毛、眼睑、眼球外形、结膜、巩膜、角膜、瞳孔、视力、色觉、眼底的顺序进行(图4.14),主要用视诊和触诊。

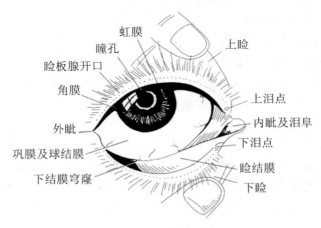

图4.14　眼部结构图

(1)视诊眉毛的稀疏情况,用大拇指由内向外触诊眉毛,判断眉毛有无异常脱落。眉毛脱失较重可见于黏液性水肿、麻风、梅毒或化疗后的患者。

（2）视诊眼睑，眼睑水肿常见于肾炎、哮喘等；眼裂增宽、闭合障碍常见于甲状腺功能亢进；双眼睑下垂见于重症肌无力等；黄色瘤常见于高胆固醇血症。

（3）视诊眼球的外形，双侧眼球突出见于甲亢，单侧眼球突出见于眼球炎及肿瘤；双侧眼球凹陷见于严重脱水，单侧眼球凹陷见于霍纳（Horner）综合征；检查眼球运动，护士做"H"手势，嘱患者头部固定，眼球随护士手势向各方运动，如出现运动障碍提示支配该眼运动的肌肉或神经病变。眼球震颤见于耳源性眩晕、小脑疾患。

（4）检查结膜，嘱患者眼看下方，护士用拇指和食指捏住上眼睑边缘，然后向下前拉，再向上捻转，最后用拇指将上眼睑固定于眶上缘，观察结膜有无苍白、充血、颗粒和滤泡。充血常见于结膜炎，颗粒、滤泡见于沙眼。

〈沟通3〉"王先生，接下来我要检查一下您的结膜情况，请您眼睛向下看。""别紧张，有不舒服请告诉我。""好了，接下来请您眼睛向上看。"

（5）检查巩膜，在自然光线下观察巩膜的颜色有无黄染，巩膜黄染见于黄疸患者。

（6）检查角膜有无混浊、白斑、云翳、溃疡以及新生的血管等。角膜出现灰白色混浊环，多见老年人，称老年环。检查角膜反射，用棉花纤维轻触角膜边缘，可引起眼睑闭合称直接角膜反射，如刺激一侧角膜，对侧也出现眼睑闭合反应，称间接角膜反射。直接角膜反射消失，间接角膜反射存在，见于该侧面神经瘫痪；直接角膜反射和间接角膜反射均消失，见于三叉神经病变，双侧角膜反射完全消失见于深昏迷患者。

〈沟通4〉"王先生，接下来要检查的是角膜反射，您放轻松。"

（7）观察瞳孔的大小、形态是否正常，瞳孔缩小见于有机磷、吗啡、冬眠灵中毒；瞳孔扩大见于阿托品等药物中毒及昏迷患者；瞳孔不等大见于颅内出血、脑疝；形状不规则见于虹膜炎。判断瞳孔对光反射是否灵敏，并左右对比：用手电筒直接照射患者一侧瞳孔，观察该瞳孔是否立即缩小，此为直接瞳孔对光反射；用左手隔开患者双眼，用手电筒照射一侧瞳孔，观察另一侧瞳孔是否缩小，此为间接瞳孔对光反射。对光反射迟钝或消失，常见于昏迷患者，并可判断昏迷的程度。

（8）视力检查：检查远视力用远距离视力表，患者距离视力表 5 m 远，分别检查双眼，以能看清 1.0 行视标者为正常视力。检查近视力用近距离视力表，在距离视力表 33 cm 处，以能看到 1.0 行视标者为正常视力。

〈沟通5〉"王先生，请您站在这条线外（5 m 线），先遮住您的左眼，我们检查一下您右眼的视力。""好了，现在请遮住您的右眼，我们检查一下你左眼的视力。"

（9）色觉检查：色觉检查要在适宜的光线下进行，让受检者在 0.5 m 的距离处读出色盲表上的数字或图像，如 5～10 秒内不能读出色盲表上的彩色数字或图像，则可按色盲表的说明判断为某种色盲或色弱。

〈沟通6〉"王先生，您能看出来这张卡片上是什么数字（图像）吗？"

（10）眼底检查：眼底检查为专科检查，需借助眼底镜在散瞳和不戴眼镜的情况下进行。主要观察项目为视神经乳头、视网膜血管、黄斑区和视网膜各象限。正常视乳头为圆形或卵圆形，边缘清楚，色淡红，颞侧较鼻侧淡，中央凹陷，动脉色鲜红，静脉色暗红，动静脉管径的比正常为 2：3。

5. 耳的检查

视诊耳廓有无畸形、红肿，触诊耳廓压痛和牵拉痛；视诊外耳道有无出血、溢脓以及耵聍阻塞，视诊乳突有无红肿，按之是否有压痛；听力（audition）检查分为粗测法和精准法。粗测法是在安静的环境中,嘱患者闭目静坐,用拇指堵塞一侧耳道,护士持手表或以拇指和中指相互摩擦,自 1 m 以外逐渐移近至其耳部,直到听到声音为止,测量距离。用同样的方法测另一耳的听力。正常者在 1 m 处即可听到机械表或捻指声。精测法是用规定频率的音叉或电测听器设备进行精细测量的方法。

〈沟通 7〉 "王先生,接下来我们要检查一下听力。请您现在闭上眼睛,如果听见捻指声(机械表声)请告诉我。"

6. 鼻的检查

观察鼻外形是否正常,有无畸形、红肿及煽动,鼻翼煽动多见于呼吸困难患者;检查鼻腔有无阻塞、分泌物、出血等;触诊三对副鼻窦(因蝶窦位置较深,故不检查):

(1)额窦:一手扶患者枕部,另一手指按压眼眶顶面,向上对着额窦内侧端加压,观察有无压痛。

(2)筛窦:一手扶患者枕部,另一手拇指按压鼻与眼内角之间稍下处,观察有无压痛。

(3)上颌窦:检查者双手固定于患者的两侧耳后,将拇指分别置于左右颧部向后压,观察有无压痛(图 4.15)。

〈沟通 8〉 "王先生,我这样按压您觉得疼吗?"

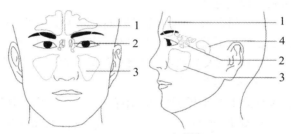

1. 额窦 frontal sinus
2. 筛窦 ethmoidal sinus
3. 上颌窦 maxillary sinus
4. 蝶窦 sphenoidal sinus

图 4.15 鼻窦示意图

7. 口腔检查

按口唇、口腔黏膜、牙齿、牙龈、舌、咽及扁桃体、腮腺和口腔气味的顺序进行。

(1)视诊口唇有无紫绀、苍白、疱疹、白斑;口腔黏膜是否完整,有无淤血、糜烂、溃疡,白色乳凝块状分泌物多见于白色念珠菌感染;牙齿颜色和数目是否正常,有无龋齿、缺牙、义齿等;牙龈有无红肿、溢脓;舌的颜色、位置及运动是否正常,如舌颤多见于甲亢。

(2)检查咽及扁桃体:用压舌板于舌的前 2/3 与后 1/3 交界处迅速下压,同时让患者头后仰并发"啊"音,观察咽部有无红肿、分泌物是否异常增多或减少、咽喉淋巴滤泡是否增生、扁桃体有无红肿、出血点、滤泡增生、隐窝有无渗出物及假膜。

(3)观察腮腺有无肿大,腮腺开口处有无红肿、分泌物。

(4)嗅诊口腔有无异味。当口腔局部病变、胃肠道及某些全身性疾病时可有异味。口腔局部炎症及卫生不良时可呈臭味;糖尿病酮症酸中毒患者出现烂苹果味;尿毒症患者呈尿味;肝坏死患者有肝臭味;有机磷农药中毒患者可有蒜味。

〈沟通 9〉 "王先生,请您张嘴,说'啊',谢谢。"

8. 颈部检查

视诊颈部的外形、运动及左右是否对称,有无红肿、溃疡、窦道,触诊有无包块等。检查颈部血管、甲状腺、气管及颈部淋巴结情况。

（1）视诊有无颈静脉怒张,颈动脉有无异常搏动。平卧位时如充盈超过正常水平或立位、半卧位时可见颈静脉充盈称颈静脉怒张,提示颈静脉压增高,见于右心衰竭、上腔静脉阻塞综合征、心包积液等。颈动脉搏动,多见于主动脉瓣关闭不全、高血压、甲状腺功能亢进及严重贫血患者等。

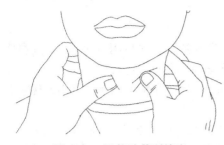

图 4.16　甲状腺前面检查

（2）检查甲状腺:护士在患者前面,首先视诊甲状腺有无肿大及两侧对称情况,然后用一手拇指施压于甲状软骨,将气管推向对侧,另一手食指、中指在对侧胸锁乳突肌后缘推挤甲状腺,拇指在胸锁乳突肌前缘触诊,嘱患者做吞咽动作,触诊甲状腺侧叶。护士也可站在患者后面,一手食指、中指施压于一侧甲状腺,将气管推向对侧,另一手拇指在对侧胸锁乳突肌后缘向前推挤甲状腺,食指、中指在其前缘触诊甲状腺,嘱患者做吞咽动作,检查甲状腺侧叶

（图4.16）。触诊时注意甲状腺是否肿大及肿大的程度、质地、表面及有无压痛。最后将听诊器置于甲状腺上,听诊是否有血管杂音。

〈沟通10〉　"王先生,请您现在做吞咽动作。""现在觉得按压部位痛吗?"

（3）判断气管位置:让患者取舒适坐位或半卧位,使颈部处于自然直立状态,护士右手食指及无名指的指端置于左右胸锁关节处,用中指在胸骨上窝向后触及气管,观察气管是否在食指与无名指中间。偏离提示气管移位。

（4）检查头颈部淋巴结:护士站于患者前面,用食、中、无名指3指并拢略弯曲做滑动触诊,按耳前、耳后、枕部、颌下、颏下、颈前三角、颈后三角、锁骨上窝顺序进行,注意肿大淋巴结的部位、大小、数目、硬度、活动度、有无压痛及波动感,局部皮肤有无红肿、瘢痕及瘘管。发现异常时,应寻找原发病灶。

9. 告知结果

护士告知患者体格检查结果,必要时进行解释和心理支持,并有针对性地进行健康教育。

〈沟通11〉　"王先生,这一部分的检查就先到这里,刚才的检查过程中发现了您颈部有一个无痛的肿块。接下来还需要进一步完善检查才可以确诊。谢谢您的配合,您好好休息。如果有需要请按床头铃。"

10. 整理、记录

回治疗室处理用物,洗手,摘口罩,记录体格检查结果。

注意事项

（1）根据患者实际情况选择体格检查的内容,如患者需要进行完整的体格检查,需全部完成接下来的体格检查项目再告知结果,整理和记录。

（2）检查环境要安静、舒适、光线充足,最好在自然光线下检查。

（3）护士衣着整洁,态度和蔼,检查前做好解释工作,保持手部温暖。

（4）护士立于患者右侧,协助患者暴露其检查部位,按顺序、规范、细致地实施检查,力求结果准确。

（5）触诊甲状腺时,嘱患者做吞咽动作,以确定包块是否来自甲状腺。

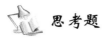 **思考题**

（1）王某，男，72 岁，住院号 2345862，为肝硬化腹水患者，全身状态检查时可能有哪些异常发现？

（2）郑某，女，47 岁，住院号 5487213，患甲状腺功能亢进，眼部检查时可能有哪些体征？

（3）体检时发现患者左锁骨上窝有肿大的淋巴结，试分析可能原因。

附:评分标准

评分内容	实施要点	分值
评估与准备 （10 分）	着装规范、洗手	2
	环境安静、光线明亮	2
	核对患者、解释检查的目的，取得患者同意并配合	4
	准备物品、检查齐全	2
操作过程 （75 分）	携用物至床旁，核对，协助患者取舒适体位	5
	检查患者一般状态	5
	检查患者头发、头皮和头颅	5
	检查患者眼睛（眉毛、眼睑、眼球、结膜、巩膜、角膜、瞳孔、视力等）	20
	检查患者耳廓、外耳道和听力	5
	检查患者鼻外形和鼻窦	5
	检查患者口腔（按口唇、口腔黏膜、牙齿、牙龈、舌、咽及扁桃体、腮腺和口腔气味的顺序进行）	10
	检查患者颈部（外形及运动、血管、甲状腺和气管）	10
	检查患者头颈部淋巴结	5
	处理用物、洗手并记录	5
总体评价 （10 分）	检查细致、全面，按顺序进行，过程连贯、流畅	3
	动作轻柔、准确、规范	2
	注重和患者的沟通，语言通俗易懂	3
	人文关怀	2
提问（5 分）	正确回答 1～2 个问题	5
总分		100

（张凤玲）

胸部体格检查

 学习目标

（1）掌握胸部体格检查的内容、方法、顺序及正常表现。

（2）熟悉胸部体格检查常见体征的判断和临床意义。

（3）了解胸部体格检查的目的及注意事项。

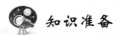 **知识准备**

胸部是指颈部以下和腹部以上区域。检查内容包括胸廓、胸壁、乳房、肺及胸膜、心脏，检查按视、触、叩、听顺序进行。常用的胸部标志有胸骨柄、胸骨体、胸骨角、锁骨、肋间隙、第7颈椎、肩胛下角、前后正中线、锁骨中线、腋前线、腋中线、腋后线、肩胛下线、胸骨上窝、锁骨上窝、腋窝、肩胛区、肩胛间区等。

（一）胸廓（thoracic cage）、胸壁（chest wall）、乳房（breast）

胸廓两侧对称，两肩同高，横径稍大于前后径（4：3），呈扁平状，上腹角 70°～110°。胸壁皮肤、骨骼、肌肉发育良好，无静脉曲张、压痛和皮下气肿。乳房两侧对称，乳头在同一水平，无内陷、明显隆起及漏液，皮肤光滑，无红肿、橘皮样改变或破溃。

（二）肺部检查

1．肺部视诊

女性呼吸运动以胸式为主，儿童、男性以腹式为主。正常成人休息时 16～20 次/分，节律均匀，深浅适中，两侧对称。

2．肺部触诊

（1）胸廓扩张度（thoracic expansion）：呼吸时胸廓的动度正常，两侧大致相等。

（2）语音震颤（vocal fremitus）：语音经气管、肺组织、胸膜腔传到胸壁上的一种震动，又称触觉语颤，简称语颤。语颤的强弱主要取决于气管、支气管是否通畅，胸壁传导性与性别、年龄、体型、部位等有关。

（3）胸膜摩擦感（pleural friction fremitus）：正常时胸膜脏层和壁层之间滑润，无摩擦感。

3．肺部叩诊

胸腔内各脏器组织结构及含气量不同，叩击后产生的振幅、音频不同，借此判断其病理状态。

（1）叩诊音类型：清音、浊音、实音、鼓音。

（2）避开脏器部位的正常肺部叩诊音为清音，胃泡区为鼓音。

4．肺部听诊

正常呼吸音有肺泡呼吸音、支气管呼吸音、支气管肺泡呼吸音 3 种。

（1）肺泡呼吸音（vesicular breath sound）：由肺泡的弹性变化和气流的振动而产生。类似上齿轻咬下唇，向内吸气时发出的"fu"音，柔和似微风声；吸气音较响，调较高，时间长；呼气音较弱，调较低，时间短；分布在支气管呼吸音、支气管肺泡呼吸音分布以外的肺野。

（2）支气管呼吸音（bronchial breath sound）：气流通过狭窄的声门所致。类似将舌抬高后呼气发出的"ha"音；呼气音较响，调高，时间长；吸气音较弱，调低，时间短；分布在胸骨上窝，第7颈椎，第1、2胸椎附近。

（3）支气管肺泡呼吸音（bronchovesicular breath sound）：为肺泡、支气管呼吸音的混合声音。呼气音和吸气音均较响，调较高，时间较长；分布在胸骨角附近、肩胛间区（3～4胸椎）水平及肺尖前后部。

（三）心脏检查

心脏检查是胸部检查的一部分,按视、触、叩、听顺序进行。听诊是心脏检查最重要和最难掌握的方法。

1．心脏视诊

（1）心前区:正常人心前区外形与右侧相应部位对称,无隆起和凹陷。

（2）心尖搏动(apical impulse):当心脏收缩时,心尖冲击心前区左前下方胸壁,可引起局部外搏动,形成心尖搏动。正常心尖搏动在左锁骨中线内侧第 5 肋间 0.5～1 cm 处,搏动范围的直径为 2～2.5 cm。卧位时因膈肌较高稍上移;左侧卧时左移 2～3 cm;右侧卧时右移 1～2.5 cm;小儿、矮胖及妊娠者心脏呈横位,向上外移位;瘦长体型呈垂直位,可下移至第 6 肋间隙。通常情况下约 1/4 的人看不见心尖搏动。肥胖者,胸壁厚搏动弱;瘦弱者,胸壁薄搏动强,范围较大。

2．心脏触诊

（1）心尖搏动与视诊相同,但较视诊更准确。

（2）震颤(thrill):又称猫喘,为触诊时手掌感到的一种细颤,为器质性心血管疾病的特征性体征。

（3）心包摩擦感(pericardial friction fremitus):正常两层心包膜光滑,无摩擦感。

3．心脏叩诊

正常心浊音界,心脏右界大致与胸骨右缘齐平;心脏左界在第 2 肋间几乎与胸骨左缘一致,第 3 肋间以下向左下逐渐形成向外凸起的弧线。正常人心界与前正中线的距离见表 4.1。

表 4.1　正常成人心脏相对浊音界

右侧（cm）	肋间	左侧（cm）
2～3	Ⅱ	2～3
2～3	Ⅲ	3.5～4.5
3～4	Ⅳ	5～6
	Ⅴ	7～9

注:左锁骨中线距前正中线 8～10 cm。

4．心脏听诊

（1）心脏瓣膜听诊区及听诊顺序:心脏瓣膜开闭时产生的声音,沿血流方向传导至胸壁不同部位于体表听诊最清楚处即为该瓣膜听诊区。瓣膜听诊区与其解剖部位不完全一致,通常有 5 个心脏听诊区,按二尖瓣区、肺动脉瓣区、主动脉瓣区、主动脉瓣第二听诊区、三尖瓣区顺序进行检查(图 4.17)。

① 二尖瓣区(mitral valve area):在心尖部,第 5 肋间隙左锁骨中线稍内侧,相当于从左心房至左心室的血流方向。

② 肺动脉瓣区(pulmonary valve area):在胸骨左缘第 2 肋间处,与肺动脉的瓣口相对。

③ 主动脉瓣区(aortic valve area):在胸骨右缘第 2 肋间处,此处升主动脉离前胸壁最近。

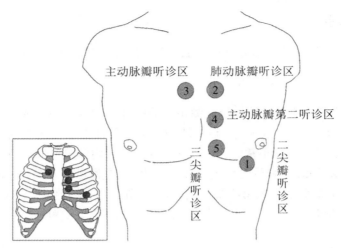

图 4.17　心脏瓣膜听诊区

④ 主动脉瓣第二听诊区(the second aortic valve area):在胸骨左缘 3、4 肋间处。

⑤ 三尖瓣区(tricuspid valve area):在胸骨体下端 4、5 肋间处,相当于右心室最靠胸廓表面的部分。

(2) 心脏听诊内容。

① 心率(heart rate):正常成人 60~100 次/分。

② 节律(cardiac rhythm):正常人心律规则。常见的心律失常有期前收缩和心房颤动。期前收缩是在规则心律的基础上提前出现的心音。听诊特点为:规则的节律中提前出现的心音其后有一较长间歇;提前出现的心跳第一心音增强,第二心音减弱;长间歇后出现的第一心跳心音减弱。如每次正常心搏后出现一次期前收缩称为二联律,每两次正常心搏后出现一次期前收缩称为三联律。心房颤动由心房内异位节律点发出异位冲动产生的多个折返所致。其听诊特点为:心律绝对不规则;第一心音强弱不等;脉率少于心率,这种现象称为脉搏短绌。心房颤动常见于二尖瓣狭窄、冠心病和甲状腺功能亢进等。

③ 心音(cardiac sound):按心音在心动周期中出现的先后次序命名为第一心音(first heart sound,S_1)、第二心音(second heart sound,S_2)、第三心音(third heart sound,S_3)和第四心音(fourth heart sound,S_4),通常只能听到第一和第二心音。第一心音主要由二尖瓣、三尖瓣关闭所产生,标志着心室收缩的开始。第二心音主要由主动脉瓣、肺动脉瓣关闭所产生,标志着心室舒张期的开始。第一心音历时较长(约占 0.1 秒),音调较低,强度较响,心尖部最清楚,与心尖搏动同时出现。第二心音历时较短(约占 0.08 秒),音调较高而脆,强度较第一心音低,心底最清楚,在心尖搏动之后出现。

④ 额外心音(extra cardiac sound):指在 S_1 和 S_2 之外闻及的附加音。

⑤ 杂音(cardiac murmurs):指除心音和额外心音以外的异常声音,其特点为持续时间长,强度、频率不同,可与心音完全分开或连续,甚至完全遮盖心音。

⑥ 心包摩擦音(pericardial friction sound):正常心包膜光滑,壁层和脏层有少量液体润滑,无摩擦音。

 情境

王某,男,78 岁,住院号 8427103,因发热、咳嗽、咳痰 6 天入院。患者 6 天前无明显诱因发热,体温 39 ℃,咳嗽,咳少量白色黏痰,咳嗽时胸痛,无寒战。

 用物

听诊器、直尺、记号笔、秒表。

 方法及步骤

(一)评估与准备

1. 自身准备

着装规范,衣帽整洁,洗手。

2. 环境准备

环境宽敞、安静,光线充足,温湿度适宜,关好窗户、拉上窗帘,用围帘遮挡床单位,保护患者隐私。

3. 患者准备

至患者床旁,核对患者床号、姓名、住院号等;解释体格检查的目的和重要性,取得患者的同意与配合。

4. 物品准备

回治疗室洗手,酌情佩戴口罩,准备并检查物品。

(二)操作过程

1. 核对

携用物至床旁,核对患者住院号、姓名、床号。

〈沟通1〉 "您好,我是您的责任护士小×,能告诉我您的名字吗?""好的,请让我看一下您的手腕带。""王大爷,您咳嗽、咳痰还伴有胸痛,所以我要给您检查一下肺部和心脏,检查过程中如果您有任何的不适请告诉我,希望您能配合我一下。""王大爷,我们把上衣解开可以吗?""您这样感觉还行吗? 冷不冷?""您这样坐着可以吗? 需不需要躺下来?""好的,那我扶您躺下来。"

2. 胸壁、胸廓的检查

视诊胸廓外形,桶状胸见于肺气肿患者;扁平胸见于慢性消耗疾病患者;佝偻病胸见于佝偻病患儿。视诊胸壁皮肤、静脉,当上、下腔静脉受阻侧支循环建立时,可引起静脉充盈甚至曲张。上腔静脉阻塞时血流方向自上而下;下腔静脉阻塞时血流方向自下而上。触诊胸壁有无压痛、皮下气肿。

3. 乳房检查

(1)视诊:观察两侧乳房是否对称,乳头是否在同一水平,有无内陷、明显隆起及漏液;乳房皮肤有无红肿,橘皮样改变或破溃。

(2)触诊:以乳头为中心,分别做一条垂直线和水平线,将乳房分为 4 个象限。用指腹或手掌平放于乳房上,轻施压力以旋转和滑动触诊,先健侧后患侧,按外上象限、外下象限、内下象限、内上象限、乳头顺序进行,最后触诊腋窝淋巴结。注意乳房的质地和弹性、有无包块及压痛,腋窝淋巴结有无肿大。

〈沟通2〉 "王大爷,现在我来检查一下您的乳房,您不要紧张,如果有不舒服请及时告诉我,谢谢!"

4. 肺部检查

(1) 视诊:视线与胸壁表面同一水平,观察呼吸运动,注意频率、节律、深浅、形态及两侧是否对称。

(2) 触诊。胸廓扩张度:患者取仰卧位,护士双手分别置于胸廓前下部对称部位,两手拇指沿两侧肋缘指向剑突,其余4指平放于胸壁两侧,嘱患者深呼吸,胸廓扩张时两手拇指随之向外移动,观察两拇指各自离开前正中线的距离是否对称,如一侧距离少,则提示该侧呼吸动度减低。一般在胸廓前下部呼吸动度最大部位检查。

〈沟通3〉 "来,王大爷,请您深呼吸一下。""非常好!"

语音震颤:患者取仰卧位,护士将两手的尺侧缘或小鱼际轻放于胸壁两侧对称部位,可伸直手掌,也可半握拳,嘱患者重复发低而长的音"yi",护士体会两手的震动感是否相同,有无增强或消失,由上而下,由内向外,先前胸后背部,左右交替,两侧对比检查。

〈沟通4〉 "王大爷,请您跟着我一起说'yi——'""哎,对了,非常好! 我们继续,'yi——'……"

胸膜摩擦感:护士将两手手掌放于胸廓的下前侧部,判断当患者呼吸时两手有无触及类似皮革相互摩擦的感觉。

(3) 叩诊:多采用间接叩诊法,患者取坐位或仰卧位,充分暴露被检部位,护士板指平放肋间隙与肋骨平行(肩胛间区板指与脊柱平行),前胸部由锁骨上窝开始,沿锁骨中线、腋前线自第1肋间从上而下逐一肋间进行叩诊,注意左右对比。叩诊侧胸部时嘱患者举起双臂,护士自腋窝开始沿腋中线、腋后线向下叩诊至肋缘。仔细听取叩诊音的变化,并做左右、上下、内外对比。叩诊时力量均匀,轻重适宜,以右手中指的指尖短而稍快的速度,重复叩诊在左手板指的第2节指骨上,每次叩击2~3下,前臂尽量固定不动,以腕关节带动手指进行叩诊。

〈沟通5〉 "王大爷,我现在叩诊一下您的肺部。""请您抬一下胳膊,谢谢!"

(4) 听诊:患者取坐位或卧位,微张口,均匀呼吸,护士将听诊器置于患者肺部,由肺尖开始,自上而下分别听取前胸、侧胸的呼吸音,听诊顺序与叩诊相同,前胸沿锁骨中线和腋前线,侧胸部沿腋中线和腋后线听诊,并注意左右两侧、上下、前后对比,必要时嘱患者深呼吸或咳嗽后再听诊。

〈沟通6〉 "王大爷,接下来我给您听诊一下肺部。听诊器有点凉,我先给您捂一下。""来,大爷,您深呼吸一下。""非常好! 现在请您咳嗽一下。"

(5) 背部检查:患者取坐位,护士将两手平放于患者背部约第10肋间水平,拇指与中线平行,并将两侧皮肤向中线轻推,嘱患者深呼吸,观察比较两手动度是否一致,以此测定后胸胸廓扩张度;其次检查后背语音震颤,护士将双手掌的尺侧缘或小鱼际轻放于后胸壁左右对称位置,自上而下,从内到外比较语音震颤的异同;然后嘱患者向前稍低头,双手交叉抱肘,尽可能使肩胛骨移向外侧方,上半身略向前倾,自肺尖开始,叩得肺尖峡部宽度后,沿肩胛线逐一肋间向下叩诊,并做左右、上下、内外的对比,注意叩诊肩胛间区时板指与肋间平行。最后同法听诊后背肺部呼吸音的变化。

〈沟通7〉 "王大爷,现在我们要检查一下背部,请您坐起来一下可以吗?""来,我扶您坐起来。""这样感觉还可以吗?""大爷,现在请您深呼吸。""我们继续。请您跟着我一起发'yi——'……""大爷,请您把腿蜷起来。""现在请您双手交叉,试试能抱住自己的膝盖吗?"

"对,就是这样。请您稍微坚持一下。""请您深呼吸,再咳嗽一下。""好了,背部检查好了。您辛苦了!我来继续给您检查心脏,您先躺下来,顺便休息下吧。"

5．心脏检查

按照视、触、叩、听的顺序进行。

(1)视诊:患者取卧位,护士视线与胸廓齐平,观察心尖搏动的位置、强弱及范围,心前区有无隆起、凹陷,特别注意胸骨上窝、主动脉瓣区、肺动脉瓣区、心尖等区域。心前区隆起见于幼年患心脏病,成人大量心包积液。

(2)触诊:验证视诊结果,特别是视诊时看不出心尖搏动的,需触诊才能确定。护士常用右手,以全手掌,手掌尺侧或食指、中指和无名指并拢触诊,检查心尖搏动、心前区震颤、心包摩擦感。心尖搏动触诊常用指腹,检查心前区有无震颤常用手掌尺侧,心包摩擦感常用全手掌。

(3)叩诊:确定心脏和大血管的大小形态及其在胸腔内的位置。采用间接叩诊,患者取仰卧位或坐位,护士先叩诊左心界,再叩诊右心界,按先左后右、由下而上、由外向内顺序进行。

① 左心界:先触及心尖搏动,在其外 2～3 cm 处开始,由外向内、自下而上沿肋间逐个叩击,当清音变为浊音时,用笔作标记,一直叩至第 2 肋间。

② 右心界:先沿右锁骨中线叩出肝上界,在肝上界上 1 肋间开始,由外向内、自下而上沿肋间逐个叩击,当清音变为浊音时,用笔做标记,一直叩至第 2 肋间。

用一硬尺平放到胸骨上,另一硬尺测量各肋间浊音标记距前正中线的距离。

(4)听诊:将听诊器置各心脏瓣膜听诊区,仔细听取心脏正常及病理的音响。

① 心率:计数患者每分钟心脏搏动次数。小于 60 次/分称窦性心动过缓;大于 100 次/分称窦性心动过速。

② 节律:判断每一次心脏搏动间隔的时间是否相同。如果出现吸气时心率增快,呼气时减慢,则为窦性心律不齐,没有临床意义。听诊所能发现的心律失常最常见的有期前收缩和心房颤动。

③ 心音:在各个瓣膜听诊区听取心音强度及性质的变化,判断有无异常。

④ 额外心音:在正常的心音之外是否能够听到病理性的附加心音,若能听见,多为病理性,大部分出现在 S_2 之后,也就是舒张期额外心音最多见,如舒张期奔马律。

⑤ 杂音:如果能够听到杂音,注意杂音最响部位、时期、性质、强度和体位、呼吸及运动的关系。心脏杂音常见于风湿性心脏病和先天性心脏病患者。

⑥ 心包摩擦音:将听诊器放在心前区听取心包摩擦音,以胸骨右缘 3、4 肋间最易闻及,坐位前倾时更明显。常见于各种感染性心包炎。

6．告知结果

护士告知患者体格检查结果,必要时进行解释和心理支持,并有针对性地进行健康教育。

〈沟通8〉 "大爷,这部分检查给您做完了,谢谢您的配合。""您肺部能听出来有痰,心跳还是有些快,其他基本都正常。您不用担心,我们会继续完善相关检查的。那您先好好休息,有事请呼叫我。我是您的责任护士小×。"

7．整理、记录

回治疗室处理用物,洗手,摘口罩,记录体格检查结果。

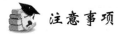 **注意事项**

(1)根据患者实际情况选择体格检查的内容,如患者需要进行完整的体格检查,则需要

从全身状态检查开始至神经系统检查结束,全部完成后再告知患者结果,整理用物、洗手、记录。

(2) 检查环境要安静、温暖,检查时充分暴露胸部,注意左右、上下,前后对比。

(3) 乳房触诊时不能用手指抓捏,应按一定顺序进行滑动触诊。

(4) 叩诊时板指紧贴皮肤,叩诊指与板指垂直,以腕关节带动手指关节进行叩诊,叩诊时力量均匀,富有节律和弹性。

(5) 听诊时注意力集中,仔细辨别声音变化,心脏听诊时不要遗漏任何听诊部位,必要时可以改变体位,或深吸气、深呼气、适当运动后听诊,以利于辨别。

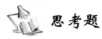 **思考题**

(1) 王某,女,28岁,住院号8512364,其外婆因乳腺癌去世,母亲罹患乳腺癌,因担心自己乳房健康来院求助,如何为她进行乳房自我检查知识的健康宣教?

(2) 张某,男,26岁,住院号2154782,大叶性肺炎患者,体检时,在其肺部可能发现哪些体征?

(3) 钱某,女,45岁,住院号6521420,二尖瓣狭窄患者,其心脏杂音可能有哪些特征?

(4) 孙某,男,67岁,住院号3685210,心房颤动患者,其心脏听诊可能有哪些特点?

附:评分标准

评分内容	实施要点		分值
评估与准备 (10分)	着装规范、洗手		2
	环境安静、私密、光线明亮、温湿度适宜		4
	核对患者、解释检查的目的,取得患者同意并配合		2
	准备物品、检查齐全		2
操作过程 (75分)	携用物至床旁,核对,协助患者取舒适体位		2
	检查患者胸壁、胸廓		3
	检查患者乳房		5
	肺部检查	视诊	5
		触诊(胸廓扩张度、语颤、胸膜摩擦感)	5
		叩诊	5
		听诊	5
		背部检查	5
	心脏检查	视诊	5
		触诊	5
		叩诊心脏相对浊音界	10
		听诊	15
	整理用物、洗手并记录		5

续表

评分内容	实施要点	分值
总体评价 （10分）	检查细致、全面，按顺序进行，过程连贯、流畅	3
	动作轻柔、准确、规范	2
	注重和患者的沟通，语言通俗易懂，不使用医学术语	2
	检查中注意保护患者隐私并为患者保暖	3
提问（5分）	正确回答1～2个问题	5
总分		100

（张凤玲）

腹部、脊柱、四肢及神经系统体格检查

 学习目标

（1）掌握腹部、脊柱、四肢及神经系统体格检查的内容、方法、顺序及正常表现。
（2）熟悉腹部、脊柱、四肢及神经系统体格检查常见体征的判断和临床意义。
（3）了解腹部、脊柱、四肢及神经系统体格检查的目的及注意事项。

 知识准备

腹部（abdomen）的范围上起横膈，下至骨盆入口，前面及侧面为腹壁，后面为脊柱及腰肌，其内为腹膜腔及腹腔脏器等。检查时为了避免触诊与叩诊施力对听诊的影响，一般按视、听、叩、触的顺序进行。

1. 腹部的体表标志

包括肋弓下缘、腹上角、脐、髂前上棘、腹直肌外缘、腹中线、腹股沟韧带和肋膈角。腹部分区有四分法和九分法。四分法是通过脐划一水平线和一竖直线将腹部分为四区，即右上腹、右下腹、左上腹和左下腹。九分法是由两条水平线和两条竖直线将腹部分为"井"字形的九区，上面的水平线为两肋弓下缘线，下面的水平线为两侧髂前上棘的连线，两条垂直线通过左右髂前上棘至腹中线连线的中点，四线相交将腹部分为左上腹部、左侧腹部、左下腹部、上腹部、中腹部、下腹部、右上腹部、右侧腹部和右下腹部（图4.18）。

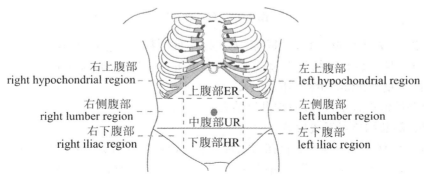

图4.18 腹部九分法示意图

2. 腹部检查

(1) 视诊:腹部外形以剑突至耻骨联合的平面为标准,以剑突至耻骨联合的平面为标准,体型匀称者前腹部常与此平面大致齐平称为腹部平坦(abdominal flat),稍高于此平面称腹部饱满(abdominal satiation),见于肥胖或小儿,稍低于此平面称为腹部低平,见于消瘦者;明显高于此平面称腹部膨隆(abdominal bulge),全腹部膨隆见于腹腔积液、巨大包块,局部膨隆见于脏器肿大、肿瘤、炎症包块;明显低于此平面称腹部凹陷(abdominal retraction),明显凹陷称舟状腹(scaphoid abdomen),多见于显著消瘦、恶液质患者等。健康成年人腹部外形对称、平坦,可饱满或低平;腹部皮肤无皮疹、紫癜、疤痕、皮纹,无静脉曲张,脐在腹部中央,与腹壁相平或稍凹陷;男性及儿童以腹式呼吸为主;腹部无搏动,较瘦者可见腹主动脉搏动;无胃肠蠕动波。

(2) 听诊。

① 肠鸣音(bowel sound):肠蠕动时肠腔内液体与气体随之流动,产生一种断断续续的咕噜声称肠鸣音。正常人肠鸣音4~5次/分。

② 振水音(succussion splash):胃内同时有气体及液体存在,摇动身体时即出现振水音。正常人空腹时无振水音出现,进食后可出现。

(3) 叩诊。

① 腹部叩诊音:正常腹部除肝、脾部位呈浊音或实音外,余为鼓音。

② 肝脏叩诊:正常肝脏上界即肝脏相对浊音界位于右锁骨中线第5肋间;肝下界平肋缘,二者之间为9~11 cm。肝区无叩击痛。

③ 移动性浊音(shifting dullness):腹水患者仰卧时,腹部两侧因腹水积聚叩诊呈浊音,腹中部因肠腔内气体在液面浮起叩诊为鼓音。侧卧时,液体因重力而移至下部,浊音也随之改变,这种因体位变换而出现浊音移动的现象称移动性浊音(图4.19)。

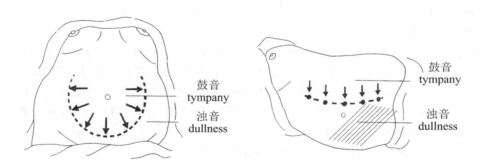

图4.19 移动性浊音

(4) 触诊:正常人腹壁柔软,无抵抗;无压痛与反跳痛;无包块;肝脏一般在肋缘下触不到,深吸气时锁骨中线右肋缘下不超过1 cm,剑突下不超过3 cm;胆囊隐存于肝之后,不能触及;脾脏位于左季肋部,肋缘下不易触及。

(5) 腹壁反射检查正常,腹股沟淋巴结无肿大。

3. 脊柱、四肢和神经系统检查

正常人脊柱有4个生理弯曲存在,颈、腰椎前突,胸、骶椎后突,通过视诊发现脊柱前弯、后伸、侧弯、旋转活动自如,无后凸、前凸和侧弯畸形。通过触诊检查脊柱无压痛,叩诊脊柱无叩击痛。视诊四肢左右对称,形态正常,活动自如。骨、关节、肌腱结构无肿大、畸形、压痛、皮下结节等。正常人肌力及肌张力正常,肌力是肌肉做主动运动时最大的收缩力,肌张力是肌肉静止时的紧张度。正常人各种深、浅反射均存在,刺激皮肤、黏膜和角膜引起的反射称为浅反射,包括角膜反射、腹壁反射和提睾反射;刺激骨膜、肌腱引起的反射为深反射,包括肱二头肌反射、肱三头肌反射、膝腱反射和跟腱反射。正常人无病理反射,无脑膜刺激征,病理反射是当椎体束受损以及休克、昏迷、麻醉时,大脑失去了对脑干和脊髓的抑制作用而出现的异常反射,又称为椎体束征,临床常见的有 Babinski 征(巴氏征)、Oppenheim 征等;脑膜刺激征是脑膜受激惹的表现,包括颈强直、Kernig 征(克氏征)和 Brudzinski 征(布氏征)。

 情境

陈某,男,52 岁,住院号 8427104,食欲不振、饭后饱胀不适半年余,近 1 个月餐后上腹部疼痛,伴乏力、体重略有减轻,偶有黑便,有烟酒嗜好。

 用物

听诊器、软尺、记号笔、叩诊锤、棉签、秒表、弯盘。

 方法及步骤

(一)评估与准备

1. 自身准备

着装规范,衣帽整洁,洗手。

2. 环境准备

环境宽敞、安静,光线充足,温湿度适宜,关好窗户、拉上窗帘,用围帘遮挡床单位,保护患者隐私。

3. 患者准备

至患者床旁,核对患者床号、姓名、住院号等;解释体格检查的目的和重要性,取得患者的同意与配合。

4. 物品准备

回治疗室洗手,酌情佩戴口罩,准备并检查物品。

(二)操作过程

1. 核对

携用物至床旁,核对患者床号、姓名、住院号。

〈沟通 1〉 "您好,我是您的责任护士小×,能告诉我您的名字吗?""好的,请让我看一下您的手腕带。""陈先生,您这次因为腹痛来看病,能告诉我具体哪里疼吗?""为了进一步了解您的病情,我需要给您检查一下腹部。检查过程中如果您有任何的不适请告诉我,希望您能配合我一下,可以吗?""陈先生,腹部检查需要您躺下,把肚子露出来,可以吗?""谢谢您的配合! 如果觉得冷或者不舒服都请您告诉我。"

2．腹部检查

（1）视诊。

① 腹部外形：护士站在患者右边，两眼视线与腹部同一平面，观察腹前壁与该平面的相对位置，受体型影响，正常成年人腹部外形可呈平坦、饱满或低平。异常可见全腹凹陷或全腹膨隆。全腹膨隆时需要测量腹围，让患者排尿后平卧，用软尺经脐绕腹部一周（后经第 4 腰椎），测得的周长即为腹围，以厘米为单位记录。

② 呼吸运动：观察腹式呼吸运动是否正常。正常人呼吸时腹壁上下起伏，吸气时上抬，呼气时下陷。腹式呼吸运动减弱或消失见于腹腔内炎症、腹肌紧张、腹内压升高致膈肌运动受限等。

③ 腹壁静脉：观察有无腹壁静脉曲张。发现腹壁静脉曲张时，应检查曲张静脉的血流方向，其方法是选择一段没有分支的腹壁静脉，护士将右手食指和中指并拢压在该段静脉上，然后用手指紧压并向外移动，挤出静脉中的血液，至一定距离放松该指，另一手仍紧压不动，观察挤空的静脉是否快速充盈，如迅速充盈，则血流方向是从放松手指端流向紧压的手指端。

④ 胃肠型和蠕动波：观察患者腹壁有无胃肠型和蠕动波，也可用手轻拍腹壁观察有无胃肠蠕动波。胃肠道梗阻时，腹部可出现胃肠型及胃肠蠕动波。

⑤ 腹壁其他情况：可进一步视诊脐部是否突出或凹陷，有无异常分泌物；腹壁皮肤颜色有无皮疹、瘢痕及异常搏动等。

（2）听诊。

① 肠鸣音：将听诊器置脐周，计数 1 分钟，特殊情况可适当延长（如肠麻痹）。肠鸣音大于 10 次/分，音调不高，为肠鸣音活跃；肠鸣音大于 10 次/分，音调高，为肠鸣音亢进；持续 3～5 分钟以上才能听到一次肠鸣音，为肠鸣音减弱；持续 3～5 分钟以上也听不到一次肠鸣音，为肠鸣音消失。

② 振水音：护士一耳凑近患者上腹部或将听诊器体件放在此处，两手摇动患者的上腹部或用弯曲的手指连续轻冲上腹部，注意有无胃内液体与气体相撞的"咣啷"声。饭后 6～8 小时仍出现振水音提示胃内液体滞留，见于幽门梗阻、胃扩张等。

〈沟通 2〉"陈先生，接下来我要给您听诊一下腹部。听诊器有点凉，我先稍微捂一下。""我需要轻轻摇晃一下您的腹部，请您放轻松。""好了，谢谢您的配合。"

（3）叩诊。

多采用间接叩诊法，自左下腹开始逆时针方向至右下腹部，再至脐部，判断腹部总体叩诊音的变化及有无异常。如明显鼓音见于胃肠高度胀气、胃肠穿孔等。

① 叩诊肝界：患者平静呼吸，护士沿右锁骨中线由肺清音区往下叩诊至出现浊音，即为肝上界，又称肝相对浊音界，肝下界最好由腹部鼓音区，沿右锁骨中线或正中线向上叩，由鼓音转为浊音处即是。肝浊音界扩大见于肝癌、肝脓肿、肝淤血等；肝浊音界缩小见于急性肝坏死、胃胀气等；消失见于急性胃肠道穿孔；肝浊音界上移见于右肺不张、肺纤维化、气腹等；肝浊音界下移见于慢性肺气肿、张力气胸等。

② 肝区叩击痛：左手放在右下胸部，右手握拳用尺侧轻轻叩击左手背，有疼痛提示肝脓肿、炎症等。

③ 叩诊移动性浊音：患者平卧，护士自患者脐部开始逐渐叩至左侧呈浊音时，板指不动，嘱患者采取右侧卧位，再次叩击板指处变成鼓音，继续由板指位置向下叩诊，如出现右侧

腹部呈浊音,即移动性浊音阳性。护士也可以自患者脐部开始逐渐向右侧叩诊至浊音时,板指不动,嘱患者左侧卧位,继续自板指处由上向下叩诊,如出现浊音变化,即为移动性浊音阳性。提示腹水多在 1000 mL 以上。

④ 膀胱叩诊:自脐部向下开始叩诊至耻骨联合,膀胱充盈时为浊音。

〈沟通3〉 "陈先生,接下来我要给您叩诊一下腹部。""我这样叩您觉得疼吗?""陈先生,现在请朝我这边躺。""好了,现在请您躺平,谢谢!"

(4)触诊。

腹部检查以触诊最为重要。腹部触诊时患者应取仰卧位,双腿屈曲,使腹部肌肉放松。

〈沟通4〉 "陈先生,现在请您双腿屈曲,放轻松。"

① 腹壁紧张度(abdominal wall tensity):护士手掌放于腹壁,一般自左下腹开始逆时针方向由浅入深触压检查,原则是先触诊健侧。按压腹壁时,阻力较大,有明显的抵抗感,即腹壁紧张度增加(腹肌紧张),多为炎性或化学性物质刺激腹膜引起的腹肌反射性痉挛。按压腹壁时,腹壁松软无力,即腹壁紧张度减低或消失。

〈沟通5〉 "您觉得疼吗?"

② 压痛与反跳痛:病变部位触诊时,加压即出现疼痛称压痛。压痛局限于一点称压痛点,压痛部位常为病变所在部位。右锁骨中线与肋缘交界处为胆囊点,压痛提示胆囊病变。脐与右髂前上棘连线中、外 1/3 交界处的麦氏(Mcburney)点压痛提示阑尾病变。护士用手触诊腹部出现压痛后,手指可于原处稍停片刻,使痛感稳定后将手指迅速抬起,观察患者反应,如此时患者感觉腹痛加重称反跳痛。压痛、反跳痛并腹肌紧张合称腹膜刺激征,常见于急性腹膜炎。

〈沟通6〉 "我这样按您觉得疼吗?"

③ 腹部包块:腹部包块多见于肿大或异位的脏器、肿瘤、囊肿、炎性组织或肿大的淋巴结。检查时注意位置、大小、形态、硬度(质地)、压痛、搏动、波动、移动度、与邻近组织脏器关系。

④ 肝脏触诊:可用单手或双手触诊,常用单手触诊,右手掌指关节伸直,中间3指并拢,与肋缘平行放在脐部右侧,与患者呼吸运动配合。患者深呼气时,腹壁松弛下陷,指端压向深处;深吸气时,腹壁隆起,触诊的手指向肋缘处迎触下移的肝脏下缘,并随腹壁缓慢向上抬起。如此反复进行,手指逐渐向肋缘方向移动,直至触及肋缘为止(图 4.20)。双手触诊时护士右手的使用同单手法,左手手掌置于患者右腰部,将肝脏向上托起,拇指张开置于右季肋部,限制右下胸扩张,以增加膈肌下移的幅度,使吸气时下移的肝脏更易被触及(图 4.21)。触及肝脏时,应注意大小、质地、表面状况及边缘改变、有无压痛。

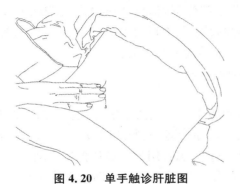

图 4.20 单手触诊肝脏图   图 4.21 双手触诊肝脏

〈沟通 7〉 "陈先生,请您深呼吸(或吸气的时候肚子鼓起来)。非常好,现在请放松。再吸气鼓肚子,很好。"

⑤ 脾脏触诊:脾脏明显肿大、位置较浅时采用浅部触诊法。肿大脾脏位置较深时,采用单手触诊法或双手触诊法。单手触诊法同肝脏触诊。双手触诊法时嘱患者仰卧,左手掌置于患者左腰部(7~10 肋处),将脾脏从后向前托起,右手掌平放于左腹部与肋弓垂直方向,以稍微弯曲的手指末端轻轻触向腹部深处,随患者腹式呼吸运动,逐渐由下而上接近左肋弓,如此位不能触及,可改用右侧卧位,患者右下肢伸直,左下肢屈髋、屈膝进行检查(图 4.22)。触及脾脏时应注意大小、质地、表面状况、有无压痛等。

〈沟通 8〉 "我们继续吸气的时候鼓肚子,很好。"

临床上多采用 3 条线来表示脾脏大小:Ⅰ(甲乙线)为左锁骨中线与左肋缘交点至脾下缘的距离,以厘米表示;Ⅱ(甲丙线)为左锁骨中线与左肋缘交点至脾脏最远点的距离;Ⅲ(丁戊线)指脾右缘至前正中线的最大距离(图 4.23)。若脾高度肿大向右超过前正中线,第Ⅲ线测量,以" + "表示;若未超过前正中线,则以" - "表示。

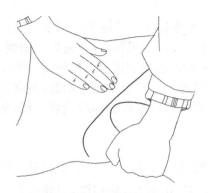

图 4.22 双手脾脏触诊

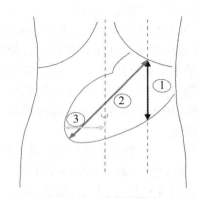

图 4.23 脾大测量法

⑥ 胆囊触诊:胆囊触痛(Murphy)征,护士以左手掌平放于患者右季肋部,将左手大拇指放在腹直肌外缘与肋弓交界处并用力勾压腹壁,嘱患者缓慢深吸气,如在吸气过程中因疼痛而突然屏气,则为阳性。

〈沟通 9〉 "陈先生,接下来要检查一下您的胆囊情况。现在请您慢慢地深吸气,疼不疼?"

(5) 检查腹壁反射。

患者仰卧,下肢稍曲以使腹壁放松,然后用细竹签按上(肋缘下)、中(脐平)、下(腹股沟上)3 个部位由外向内轻划腹壁皮肤。正常时受刺激部位可引起腹肌收缩。上部反射消失见于 7~8 胸髓病损,中部反射消失见于 9~10 胸髓病损,下部反射消失见于 11~12 胸髓病损,一侧消失见于同侧锥体束病变,全部消失见于昏迷或急腹症患者。

(6) 检查腹股沟淋巴结:手法同头颈部淋巴结检查。

3. 脊柱和四肢检查

请患者站立、行走及腰椎屈、伸、左右侧弯,观察步态及脊柱活动情况;逐一按压或轻叩脊柱脊突,了解有无疼痛。嘱患者做上、下肢各关节的屈伸运动,判断四肢关节活动是否受限,两侧对称性;检查患者的肌力与肌张力,检查肌力时嘱患者用力做肢体伸屈运动,护士分别从相反方向测试患者和阻力的对抗力量,注意两侧对比;检查肌张力时患者完全放松,护士通过触诊肌肉的硬度和关节被动运动范围判断肌张力是否正常;观察患者的骨、关节、肌腱结构有无红肿、畸形、压痛、皮下结节;注意有无杵状指、肝掌、反甲等现象。

① 肝掌(liver palms):肝硬化等患者或妊娠期女性由于雌激素水平升高,致手掌深部毛细血管扩张,使鱼际外常呈深红色红斑。

② 杵状指(acropachy):正常人指甲基底角约160°,如患者指端呈杵状肥大,指甲基底角弯曲>180°称杵状指,可能与缺氧或指端血流增多有关。

③ 反甲(koilonychia):严重缺铁性贫血时,指甲中央凹陷边缘翘起。

〈沟通10〉 "陈先生,接下来检查一下您的脊柱和四肢情况,先请您下床。现在请您弯腰,再往后弯,往左弯,往右弯。很好。请下蹲,站立。""现在请上床躺下。把您的双手给我,请用力屈肘,用力伸胳膊。很好。接下来请抬起双腿,屈膝,用力和我对抗。""接下来请您放松,我要检查您的神经反射情况。"

4. 生理反射

浅反射包括角膜反射见"眼部检查"章节、腹部反射见"腹部检查"章节和提睾反射。深反射包括:

(1)上肢深反射:嘱患者取坐位或卧位,被检查肢体完全放松。

① 肱二头肌反射(biceps reflex):护士左手握住患者屈曲90°的肘部,拇指置于肱二头肌腱上,右手持叩诊锤叩击拇指背面,患者前臂快速屈曲(图4.24)。中枢在5～6节颈髓。

② 肱三头肌反射(triceps reflex):护士左手托住患者上臂,使其肘关节屈曲,右手持叩诊锤叩击鹰嘴上方的肱三头肌腱,可使前臂稍伸展(图4.25)。中枢在6～7节颈髓。

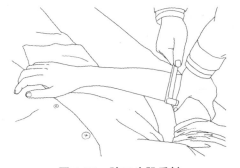

图4.24　肱二头肌反射

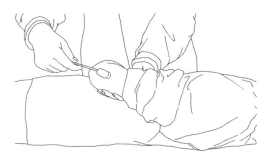

图4.25　肱三头肌反射

(2)下肢深反射。

① 膝腱反射(knee jerk reflex):患者可采取坐位或仰卧位。取坐位时,双腿自然下垂,小腿完全松弛;仰卧位时,护士用左手在患者腘窝处托起两下肢,使髋、膝关节稍屈,然后用右手持叩诊锤叩击股四头肌肌腱,可引起小腿伸展(图4.26)。中枢在2～4节腰髓。

② 跟腱反射(achilles tendon reflex):患者仰卧,下肢稍屈曲、外展,护士左手托其足掌向足背方向屈曲,使足呈过伸位,然后用叩诊锤叩击跟腱,可使腓肠肌收缩,足向跖面屈曲(图4.27)。中枢在1～2节骶髓。

5. 病理反射

主要检查巴氏(Babinski)征。用棉签棒划过足底外缘,由后向前划至小趾跟部再转向足拇趾方向。正常人无反应或足趾向跖面屈曲。如引起足拇趾上翘,其余足趾呈扇形张开,即为阳性(图4.28),多见于锥体束病损。

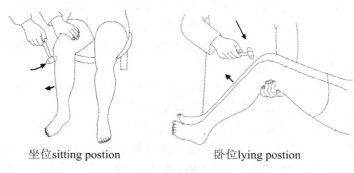

坐位sitting postion　　　　卧位lying postion

图 4.26　膝腱反射

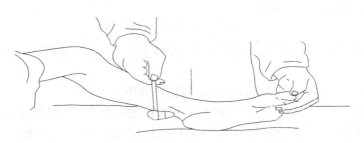

图 4.27　跟腱反射

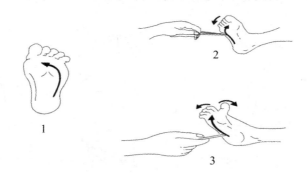

图 4.28　巴氏征

6. 脑膜刺激征

见于脑膜炎、脑出血、蛛网膜下腔出血、脑压增高等。

(1) 颈项强直(neck rigidity)：被动屈颈检查时感觉到抵抗力增加。

(2) 克氏(Kernig)征：患者仰卧，护士将其髋、膝关节呈直角，再用手逐渐上抬小腿，如膝关节上升小于135°感觉疼痛或上抬受限即为阳性。

(3) 布氏(Brudzinski)征：患者仰卧，护士一手托住患者枕部，一手置于胸前，使头前曲，如双膝、髋关节屈曲则为阳性。

7. 告知结果

护士告知患者体格检查结果，必要时进行解释和心理支持，并有针对性地进行健康教育。

〈沟通11〉 "陈先生，这部分检查给您做完了，谢谢您的配合。""您上腹部有明显压痛，其他没有不正常。您不用担心,我们会继续完善相关检查的。请您好好休息,有事请呼叫我。"

8. 整理、记录

回治疗室处理用物,洗手,摘口罩,记录体格检查结果。

 注意事项

(1)根据患者实际情况选择体格检查的内容,并按一定的顺序进行。

(2)触诊时护士手要温暖,动作轻稳,从左下腹逆时针进行,有病变时先查非病变部位。

(3)腹部检查时患者应排尿后取仰卧位,两手置于躯干两侧,两腿屈曲,腹肌放松。

(4)腹部检查时按视、听、叩、触顺序进行操作,但书写病历时仍按视、触、叩、听顺序进行记录。

(5)神经反射检查时,嘱患者放松被检查部位,以免影响结果判断。

 思考题

(1)郑某,男,35岁,住院号5210203,因急性胃穿孔而导致急性腹膜炎,体检时,其腹部会有哪些体征?

(2)林某,男,72岁,住院号3658741,肝硬化腹水患者,进行腹部检查时,能发现哪些体征?

(3)说出常见深、浅反射检查的临床意义。

(4)说出脑膜刺激征检查的内容及临床意义。

附:评分标准

评分内容	实施要点		分值
评估与准备 (10分)	着装规范、洗手		2
	环境安静、私密、光线明亮、温湿度适宜		4
	核对患者、解释检查的目的,取得患者同意并配合		2
	准备物品、检查齐全		2
操作过程 (75分)	携用物至床旁,核对,协助患者取合适体位		10
	腹部检查	视诊	5
		听诊	5
		叩诊	10
		触诊(全腹触诊、压痛和反跳痛、肝脏、脾脏和胆囊触诊)	20
		检查患者腹壁反射	2
	脊柱和四肢检查		3
	生理反射检查		10
	病理反射和脑膜刺激征检查		5
	整理用物、洗手并记录		5

续表

评分内容	实施要点	分值
总体评价 （10分）	检查细致、全面,按顺序进行,过程连贯、流畅	3
	动作轻柔、准确、规范	2
	注重和患者的沟通,语言通俗易懂,不使用医学术语	2
	检查中注意保护患者隐私并为患者保暖	3
提问（5分）	正确回答1~2个问题	5
总分		100

（张凤玲）

实验四　心电图检查

 学习目标

（1）掌握心电图导联的连接方式和位置。

（2）熟悉心电图机的基本操作方法。

（3）了解正常心电图的图谱。

 知识准备

心电图（electrocardiogram,ECG）是利用心电图机自体表记录心脏每一心动周期所产生的电活动变化的曲线图形。

1. 心电图导联

在人体不同部位放置电极,并通过导联线与心电图机电流计的正负极相连,这种记录心电图的电路连接方式称为心电图导联。常用的导联有:肢体导联,包括标准导联Ⅰ、Ⅱ、Ⅲ及加压单极肢体导联 aVR、aVL、aVF;胸导联,又称心前区导联,包括 V_1、V_2、V_3、V_4、V_5、V_6,属单极导联。

2. 心电图连接方式

肢体导联和胸导联连接方式见表4.2。

表 4.2　肢体导联的连接方法

导联名称		正极（探查电极）	负极
双极肢体导联	Ⅰ	左上肢	右上肢
	Ⅱ	左下肢	右上肢
	Ⅲ	左下肢	左上肢
加压单极肢体导联	aVR	右上肢	左上肢和左下肢
	aVL	左上肢	右上肢和左下肢
	aVF	左下肢	右上肢和左上肢

续表

导联名称		正极（探查电极）	负极
胸导联	V_1	胸骨右缘第4肋间	中心电端（心脏位置）
	V_2	胸骨左缘第4肋间	中心电端（心脏位置）
	V_3	V_2和V_4连线的中点	中心电端（心脏位置）
	V_4	左锁骨中线第5肋间	中心电端（心脏位置）
	V_5	左腋前线平V_4水平	中心电端（心脏位置）
	V_6	左腋中线平V_4水平	中心电端（心脏位置）

3．心电图的临床应用

（1）心律失常：分析与鉴别各种心律失常，对各种心律失常和传导障碍的诊断分析具有肯定价值。

（2）心肌梗死：对心肌梗死的定性、定位、分期的判断具有可靠而实用的临床价值，对于心肌病、心肌炎有辅助诊断作用。

（3）心脏形态：对心房、心室肥大有一定的辅助诊断作用，但还需结合临床才能确诊。

（4）药物影响和电解质紊乱：对电解质紊乱的诊断具有辅助功能，如血钙和血钾过低或过高，还需结合实验室检查才能确诊。客观地判断某些药物在应用中对心肌影响的程度，以及对心律失常治疗的效果，为临床用药的决策提供依据。

（5）心电图还广泛应用于手术麻醉、心导管检查、人工心脏起搏、心肺复苏以及各种危重患者的抢救。

4．心电图分析

（1）将各导联心电图浏览一遍，检查导联标记有无错误、导联有无接错、基线是否移动、定标电压是否准确、有无交流电压干扰、走纸速度是否正常稳定、有无电压倍数增减的导联或电极板接触不良等引起的伪差。

（2）根据P波出现的规律和形态确定是否为窦性心律，若无P波，注意有无其他波取代之，分析是哪一种异位心律起主导作用。通过测量P-P或R-R间期间距，计算出心房率和心室率。

（3）根据Ⅰ、Ⅲ导联QRS波群的主波方向和振幅，确定心电轴有无偏移。

（4）通过观察与测量各导联的P波、QRS波群、S-T段、T波、U波的形态、方向、时间及电压，测量P-R间期、Q-T间期，判定是否正常。

（5）根据心电图特征，结合临床其他资料如年龄、性别、症状、体征、诊断、用药情况等进行综合分析，做出心电图诊断。

情境

李某，男，67岁，住院号8627004，因胸闷气急2年，加重1个月入院。既往有高血压病史10年。入院后医生下医嘱予以心电图检查。

用物

心电图机、心电图纸、分规、生理盐水/75%酒精棉球/导电胶、治疗碗、镊子、弯盘。

方法及步骤

（一）评估与准备

1．核对

核对检查单。

2．自身准备

洗手、衣帽整洁。

3．核对患者、解释

至患者床旁，核对患者住院号、姓名、床号、检查单等；解释心电图检查的目的，取得患者的同意和配合。

4．环境准备

室温适宜（22～26 ℃），关好窗户、拉上窗帘，用围帘遮挡床单位。

5．评估患者

评估患者的病情、诊断、意识状态、合作程度、心理状况。嘱患者取下金属饰品及手表。除急诊外一般应避免饱餐、吸烟、饮酒、情绪激动时做检查。

6．物品准备

准备并检查物品是否齐全、完好。

（二）操作过程

1．核对

携用物至床旁，核对患者住院号、姓名、床号、检查单。

〈沟通1〉 "您好，我是您的责任护士小×，能告诉我您的名字吗？""好的，请让我看一下您的手腕带。""李先生，现在遵医嘱要给您做一个心电图检查，希望您配合一下，可以吗？"

2．协助患者摆体位

取平卧位，暴露电极安放部位，嘱患者保持呼吸平稳、肌肉放松，避免躯体与四肢移动或接触铁床。

〈沟通2〉 "李先生，请您把裤脚和袖子往上拉，露出脚踝和手腕，然后上床躺平。放轻松。"

3．调节心电图机

接通心电图机电源线，开启心电图机电源开关。将心电图机的定准电压调节为 1 mv、走纸速度为 25 mm/s（特殊情况下，需要调整定准电压或走纸速度，应在心电图纸上进行标记说明）。将心电图导联模式调整为 12 导联心电图。

4．皮肤处理

分别在受试者两手腕曲侧腕关节上方约 3 cm 处，左右脚内踝上部约 7 cm 处，胸前胸导联 V_1～V_6 的位置涂上导电胶或生理盐水，以消除皮肤阻力。

5．连接导联线

分别将有红（R）、黄（L）、绿（F）、黑（N）颜色标记的肢体导线与右上肢、左上肢、左下肢、右下肢连接。胸导联按 C_1～C_6 标记或将红、黄、绿、褐、黑、紫颜色标记的导线分别安置在胸

导联 $V_1 \sim V_6$ 相应部位。

6. 打印心电图

待基线稳定后,点击"打印"或"记录"(具体以心电图型号为准)按钮,记录肢体导联和胸导联的心电图。一般各导联记录 3～5 个心动周期即可。

7. 整理记录

取下电极,并将患者局部皮肤擦拭干净,帮助患者整理衣服,协助下床。取下描记好的心电图纸,在心电图纸上标明患者的姓名、性别、年龄、科别、床号、住院号、描记日期和时间。关闭心电图机,整理心电图机的导联线。正确处理用物。

〈沟通 3〉 "李先生,心电图做好了。我帮您擦干净,好了,可以起来了。谢谢您的配合。"

 注意事项

(1) 检查前应避免饱餐、吸烟、饮酒、情绪激动等,如有以上情况需要平静休息 30 分钟。

(2) 检查时嘱患者静卧,全身放松,平稳呼吸,保持安静,切勿讲话或移动体位。

(3) 放置胸导联的电极片时,应注意保暖;对于女性患者应注意保护其隐私。

(4) 对于消瘦的患者,导联吸球力度要足够,以避免电极滑脱。

(5) 描记中出现基线不稳或干扰时,应注意患者有无肢体移动、呼吸是否平稳、电极板与皮肤接触是否良好、交流电是否稳定等。

 思考题

刘某,男,39 岁。体检中心电图的检查结果如图 4.29 所示。

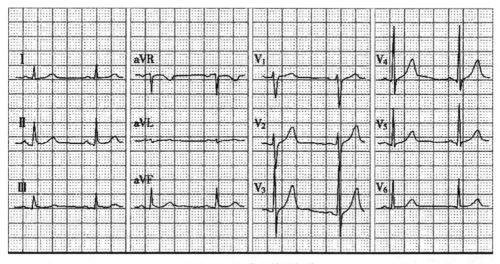

图 4.29 心电图检查报告

(1) 判断刘某是否为窦性心律,心率是多少,心电轴有无偏移。

(2) 观察与测量各导联的 P 波、QRS 波群、S-T 段、T 波、U 波的形态、方向、时间及电压,测量 P-R 间期、Q-T 间期,判断有无心律失常。

附:评分标准

评分内容	实施要点	分值
评估与准备 (15分)	洗手,核对	3
	关窗、围帘遮挡、调节室温等环境准备	4
	评估患者情况,向患者解释心电图检查的目的,取得患者同意并配合	5
	准备并检查物品是否齐全、完好	3
操作过程 (70分)	携用物至床旁,核对,协助患者摆好体位	5
	打开心电图机,调节好心电图机的定准电压和走纸速度、导联模式	15
	充分暴露电极放置位置,涂导电胶或生理盐水	10
	按正确的位置和顺序依次连接肢体导联和胸导联线	20
	打印心电图,心电图纸上注明患者姓名、性别等基本信息	10
	取下电极片,安置患者,整理床单位和心电图机	5
	处理用物,洗手,记录	5
总体评价 (10分)	态度认真、严谨,沟通良好	2
	导联连接无误,时间把握得当	3
	操作熟练、稳重,有条理、不慌乱	3
	操作中注意保护患者的隐私并为患者保暖	2
提问(5分)	正确回答1~2个问题	5
总分		100

(张凤玲)

实验五 标本采集

血液标本采集法

 学习目标

(1)掌握动脉、静脉血液标本的采集方法和注意事项。

(2)熟悉采血容器的分类和用途。

(3)了解血液标本实验室检查的临床意义。

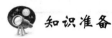 知识准备

血液由血细胞(blood corpuscle)和血浆(plasma)两部分组成。血液流经人体各个组织与器官,在生理状态下,人体各组织器官之间相互作用、相互影响,是通过神经、体液的调节及平衡来实现的,这种平衡反映在血液的生理参数等方面。但是在病理条件下,各种病理因素均会影响人体组织、器官的代谢或分泌等功能,血液流经该组织或器官时,就会受相应病

理因素的影响而引起血液成分的改变,甚至可导致血液细胞形态的改变。临床上通过血液检查,根据血液成分的变化对疾病做出诊断。

1. 血液标本(blood specimen)的分类

(1)全血标本:血液标本中加入抗凝剂,防止血液凝固,血标本中含有血细胞和血浆两种成分。静脉全血标本主要用于测定血常规、血细胞比容、红细胞沉降率等;动脉全血标本主要用于血气分析。

(2)血清标本:血液标本中不加入抗凝剂,凝固后经离心所得的上层液体主要用于临床生化检查和免疫学检查,如测定肝肾功能、血清酶、脂类、电解质、乙肝抗体等。

(3)血浆标本:血液标本中加入抗凝剂,防止血液凝固,经离心所得的上层液体与血清区别在于含有纤维蛋白原成分。主要用于化学成分测定和凝血因子检测。

2. 临床常用的真空采血管

目前标准真空采血管已普遍采用。真空采血管包括穿刺针和真空试管两部分,试管帽颜色与内含的添加剂亦有统一的规定。

(1)紫帽真空采血管:含乙二胺四乙酸二钠(EDTA)的抗凝管。乙二胺四乙酸(EDTA)及其盐是一种氨基多羧基酸,可以有效地螯合血液标本中的钙离子,适用于一般血液常规检查。

(2)红帽真空采血管:不含任何添加剂,适用于常规血清生化检查、免疫检验。

(3)黑帽真空采血管:含枸橼酸钠3.2%(相当于0.109 mol/L)的血沉试验管,抗凝剂与血液的比例为1∶4,适用于血沉检查。

(4)绿帽真空采血管:含肝素的抗凝管,适用于肝功能、肾功能、电解质、淀粉酶、心肌酶等各种酶的检查。

(5)黄帽真空采血管:含惰性分离胶和促凝剂的采血管,适用于肝炎病毒标志物、肿瘤标志物、各类自身免疫疾病抗体等的监测。

(6)蓝帽真空采血管:含枸橼酸钠的抗凝管,主要与血液中的钙结合,发挥抗凝作用,适用于凝血功能检查。

3. 采血方法

(1)静脉采血:抽取静脉血标本时多在手臂浅表静脉。采集标本时应注意尽可能减少患者的疼痛,采集血液适量,避免采血手臂下垂位,不拍打手臂,止血带结扎时间不宜超过1分钟,采血针头进入静脉的同时应立即松开止血带,否则会使血液成分的浓度增高或减低。采集抗凝血标本时尤其应注意血液与抗凝剂的比例要适当,采集结束应立即轻轻颠倒混匀。

(2)动脉采血:常用于血气分析。多经股动脉,也可经桡动脉或肱动脉采血。采集的血液标本必须与空气隔绝,立即送检。

4. 采血时间

通常情况下采血时间以上午 7:00～9:00 时较为适宜。不同的血液测定项目对血液标本的采集时间有不同的要求。

(1)空腹采血:空腹血是指清晨进餐前,距前一餐 8～12 小时所抽取的静脉血。进食可使血液某些化学成分改变,影响检测结果。空腹采血主要用于血液生化检测,如肝功能、肾功能、血糖等。

(2)定时采血:即在规定的时间段内采集标本,如葡萄糖耐量实验。

情境

赵某,女,22 岁,住院号 8627018,乳腺癌术后行第二次化疗入院。医嘱:血常规、肝功能、肾功能检查。

 用物

静脉采血:真空采血针和采血管(红帽、黑帽、黄帽、蓝帽、绿帽、紫帽等);动脉采血:微量血气采血针(含肝素抗凝剂)、消毒物品(碘伏消毒液、无菌棉签)、一次性垫巾、弯盘、锐器盒、试管架、扫码试管标贴(条形码)、无菌手套。

 方法及步骤

(一)评估与准备

1. 核对

核对化验单。

2. 自身准备

衣帽整洁,洗手、戴口罩。

3. 核对患者、解释

至患者床旁,核对患者的姓名、采血执行单(标签条码)及检查项目;解释采集血液标本的目的,取得患者同意和配合。

〈沟通 1〉 "您好,我是你的责任护士小×,能告诉我您的名字吗?""好的,请让我看一下您的手腕带。""赵女士,为了完善您的各项检查,您今晚十点以后就不要吃东西了,明早我们需要空腹抽血,检查您的血常规和肝肾功能。"

4. 环境准备

环境宽敞明亮、温度适宜,注意保护隐私。

5. 评估患者

评估患者病情、意识状态、肢体活动能力、合作程度、心理状况及生活自理能力等;评估穿刺部位的皮肤情况、静脉充盈度和管壁弹性。

6. 物品准备

检查物品是否齐全、完好,是否在有效期内。

(二)操作过程

1. 静脉血液标本采集

(1)核对:携用物至患者床旁,核对患者床号、姓名、住院号、采血执行单(标签条码)、检查项目和采血容器。

〈沟通 2〉 "您好,请问您叫什么名字?""好的,请让我看一下您的手腕带。""赵女士,您早上没有吃东西吧?"

(2)协助患者摆体位:协助患者采取坐位或卧位,充分暴露穿刺部位。

〈沟通 3〉 "那我们准备抽血了。请您把胳膊露出来。"

（3）选择静脉：选择粗直、弹性好、易于固定的静脉，避开关节和静脉瓣。

（4）消毒皮肤、待干：洗手，戴无菌手套，以穿刺点为中心进行环形消毒，消毒范围达5 cm以上。

（5）系止血带：在穿刺部位上方（近心端）6～8 cm处扎紧止血带。

（6）二次核对：核对患者床号、姓名、住院号、采血执行单（标签条码）、检查项目和采血容器。

〈沟通4〉　"我要抽血了。再核对下您的姓名，请问您叫什么名字？"

（7）穿刺采血：嘱患者握拳，以左手拇指绷紧静脉下端皮肤。右手持注射器，食指固定针栓，针头斜面向上与皮肤呈15°～30°角，自静脉上方或侧方刺入皮下，沿静脉走向滑行刺入静脉，见回血，再顺静脉进针少许。将真空采血针的瓶塞穿刺针插入真空采血管中，抽取血液至所需量。抗凝血标本，在血液抽吸结束后轻轻上下颠倒采血管数次。

〈沟通5〉　"请握拳。"

（8）拔针、按压：抽血完毕，嘱患者松拳，松止血带。拔出针头，按压局部5分钟以上。

〈沟通6〉　"现在松拳。""请再多按压一会儿，直到不出血，不能揉。"

（9）整理：协助患者取舒适卧位，整理床单位并清理用物。

（10）三次核对、送检：核对患者住院号、姓名、床号、采血执行单（标签条码）、检查项目和采血容器。将标签条码贴在采血容器上，及时送到检验科检查。洗手并记录。

〈沟通7〉　"请再告诉一下您的名字。血抽好了，谢谢您的配合。"

2. 动脉血标本采集

（1）核对：携用物至床旁，核对患者床号、姓名、住院号、采血执行单（标签条码）、检查项目和采血容器。

〈沟通1〉　"您好，我是您的责任护士小×，能告诉我您的名字吗？""好的，请让我看一下您的手腕带。""赵女士，我接下来遵医嘱要为您抽动脉血，做血气分析。抽血过程中会有点疼，请您配合一下，可以吗？"

（2）协助患者摆体位：协助患者采取坐位或卧位，充分暴露穿刺部位。

〈沟通2〉　"您这样躺着还舒服吧？""我帮您把床帘拉上。""抽动脉血我们一般选择比较粗大的动脉，比如股动脉，现在请您把裤子往下脱一点，把大腿根部露出来。"

（3）选择动脉：多经股动脉穿刺采血，也可经桡动脉或肱动脉。食指和中指触摸穿刺动脉搏动最明显处作为穿刺部位。

（4）消毒皮肤、待干：洗手，戴无菌手套，以穿刺点为中心进行环形消毒，消毒范围达5 cm以上。

（5）二次核对：核对患者住院号、姓名、床号、采血执行单（标签条码）、检查项目和采血容器。

〈沟通3〉　"请问您叫什么名字？""我要帮您抽动脉血了，稍微疼一下。请忍耐一下，保持不动。"

（6）穿刺采血：护士左手的食指和中指在动脉搏动最明显处固定动脉，右手持注射器，在两指间与皮肤垂直（股动脉）或与皮肤呈40°角（桡动脉）刺入动脉。见有鲜红色血液涌进注射器，即以右手固定穿刺针的方向和深度，左手抽取血液至所需量（采用动脉采血针采血，先将采血针活塞拉至所需刻度量，血气针筒自动形成相应的负压。然后按照上述方法进行穿刺，穿刺成功后，只需固定采血针，无需抽吸，血液自动抽取至所需量）。

（7）拔针、按压：拔针后，注射器不能回吸，稍稍外推，排出针尖空气。用橡皮塞封住针头，隔绝空气。手握注射器来回揉搓5～15秒混匀血液和抗凝剂。按压局部5～10分钟。

〈沟通4〉"我们稍微多按压一会儿，至少要5分钟。"

（8）整理：协助患者取舒适卧位，整理床单位并清理用物。

（9）三次核对、送检：核对患者住院号、姓名、床号、采血执行单（标签条码）、检查项目和采血容器。将标签条码贴在采血容器上，及时送到检验科检查。洗手并记录。

〈沟通5〉"请再告诉我一下您的名字。动脉血抽好了，您好好休息一下。有什么需要请按呼叫铃叫我，谢谢您的配合。"

 注意事项

（1）严格执行查对制度和无菌操作原则。

（2）采集标本的方法、量和时间要准确。

（3）严禁在输液、输血的针头处抽取血标本。

（4）血培养标本应注入无菌容器内。

（5）采集血标本需要戴无菌手套。

（6）新生儿采动脉血标本宜选择桡动脉穿刺，拔针后局部用无菌纱布或砂袋加压止血。

 思考题

方某，女，78岁，住院号8627008，因烧伤入院。烧伤面积85%（Ⅲ度占60%），并有严重呼吸道烧伤。入院时神志清楚，表情淡漠，呼吸困难、面色苍白、口唇及甲床发绀。医嘱：血气分析。

（1）怎样为患者采取血液标本？

（2）血气分析采血量为多少？抽取血标本应注意什么？

附：评分标准

评分内容	实施要点	分值
评估与准备 （15分）	洗手，核对、评估患者	3
	环境宽敞明亮、温度适宜，必要时用围帘遮挡	3
	向患者解释血液标本采集目的，取得患者同意和配合	4
	准备并检查物品是否齐全、完好、在有效期内	5
操作过程 （70分）	携用物至床旁，核对，协助患者摆好体位	5
	选择血管	15
	戴无菌手套，消毒皮肤，二次核对	10
	进针、抽血、拔针	20
	处理血标本，三次核对	15
	处理用物，洗手，记录	5

评分内容	实施要点	分值
总体评价 （10分）	态度认真、严谨,沟通良好	2
	操作熟练、稳重,有条理、不慌乱,有无菌观念	5
	正确处理血标本并及时送检	3
提问(5分)	正确回答 1～2 个问题	5
总分		100

（张凤玲）

尿液标本采集法

 学习目标

（1）掌握尿液标本采集的方法和注意事项。

（2）熟悉尿液标本采集的目的。

（3）了解尿液标本实验室检查的临床意义。

 知识准备

尿液是通过肾小球滤过、肾小管和集合管重吸收及排泄产生的终末代谢产物。尿液分析不仅可以直接了解泌尿系统的生理功能和病理变化,也可间接反映全身多脏器和多系统的功能,是临床常用的检查项目之一。

1.尿标本(urine specimen)分类

（1）常规尿标本:用于检查尿液的颜色、透明度,测定尿比重检查有无细胞和管型,并做尿蛋白和尿糖定性检测等。

（2）尿培养标本:用于细菌培养或细菌敏感试验,以了解病情,协助临床诊断和治疗。

（3）12 小时或 24 小时尿标本:用于各种尿特殊化学检查,如钠、钾、氯、17-羟类固醇、肌酐、肌酸及尿糖定量、尿浓缩查结核杆菌等检查。

2.常用的防腐剂

（1）甲醛:防腐和固定尿中有机成分。常用于做尿爱迪计数（12 小时尿细胞计数）等,每30 mL 尿液加 40%甲醛溶液 1 滴。

（2）浓盐酸:保持尿液在酸性环境中,防止尿中激素被氧化。常用于内分泌系统的检验,如 17-酮类固醇、17-羟类固醇等,一般 24 小时尿中加 5～10 mL。

（3）甲苯:保持尿液中的化学成分不变。常用作尿蛋白定量、尿糖定量检查,第一次尿液倒入后,每 100 mL 尿液加 0.5%～1%甲苯 2 mL,使之形成薄膜覆盖于尿液表面,防止细菌污染。如果测定尿中钠、钾、氯、肌酐、肌酸等则需加 10 mL。

 情境

赵某,男,57 岁,住院号 8627011,颜面及双下肢水肿半年,加重 1 周入院。为进一步明确诊断,医嘱:查 24 小时尿蛋白含量。

用物

1. 尿常规标本

清洁、干燥、一次性使用的广口容器,扫码试管标贴(条形码)。

2. 尿培养标本

无菌试管、无菌手套、一次性手套、无菌棉签、消毒液、长柄试管夹、便器、火柴、酒精灯、导尿包(必要时)、扫码试管标贴(条形码)。

 方法及步骤

(一)评估与准备

1. 核对

核对化验单。

2. 自身准备

衣帽整洁、洗手、戴口罩。

3. 核对患者、解释

至患者床旁,核对患者住院号、姓名、床号、化验单、检查项目和采集容器等;解释尿标本采集的目的,取得患者的同意并配合。

4. 环境准备

必要时关好窗户、拉上窗帘,用围帘遮挡床单位。

5. 评估患者

评估病情、合作程度、心理状况及生活自理能力等。根据患者自理能力帮助患者清洗会阴部或嘱患者/家属清洗。

6. 物品准备

准备并检查物品是否齐全、完好。

(二)操作过程

1. 核对

核对化验单,并将标有患者科别、病室、床号、姓名、住院号等信息的化验单贴在标本容器外。携用物至患者床旁,核对患者住院号、姓名、床号、化验单、检查项目和采集容器。

〈沟通1〉 "您好,我是您的责任护士小×,能告诉我您的名字吗?""好的,请让我看一下您的手腕带。""赵先生,遵医嘱需要给您留取尿液标本,需要您配合一下。"

2. 采集尿标本

(1)常规尿标本:能自理的患者,给予标本容器,嘱其将晨起第一次尿留于容器内,除测定尿比重须留取 100 mL 以外,其余检验留取 30~50 mL。行动不便的患者,协助在床上使用便盆或尿壶,收集尿液于标本容器中。留置导尿的患者,打开集尿袋下方引流孔处收集尿液。

〈沟通2〉 "请您把小便尿到这个容器里,上面有刻度,需要 30~50 mL。"

(2)尿培养标本:中段尿留取法——围帘遮挡并协助患者取适宜的卧位,放好便器,按导尿术清洁、消毒外阴。点燃酒精灯,用燃烧法消毒试管口。嘱患者排尿,弃去前段尿,接取中段尿5~10 mL。再次用燃烧法消毒试管口和盖子,立即盖紧试管。清洁外阴,协助患者穿好裤子,整理床单位,清理用物。导尿术留取法——按照导尿术插入导尿管将尿液引出,弃去前段尿,留取中段尿。

〈沟通3〉 "我们遵医嘱要给您做尿培养,需要给您消毒一下下身,请您协助我把右侧的裤腿脱下来可以吗?""好了,我们把裤子穿上。谢谢您的配合。"

(3) 12小时或24小时尿标本:将检验单附联贴于集尿瓶上,注明留取尿液的起止时间,按要求加入防腐剂。12小时尿标本:嘱患者于19点排空膀胱后开始留取尿液,至次日7点留取最后一次尿液;24小时尿标本:嘱患者于7点排空膀胱后,开始留取尿液,至次日7点留取最后一次尿液。留取最后一次尿液后,将12小时或24小时的全部尿液盛于集尿瓶内,测总量。

〈沟通4〉 "我们遵医嘱要给您留12小时(或24小时)尿标本,您今晚7点(或今天早上7点)上完厕所以后到明早7点如果还想上厕所,就把小便都尿到这个瓶子里。如果记不住,您看瓶子上也写了时间。如果还有什么不明白的,请告诉我。"

3. 送检、用物处理

用物消毒处理,标本及时送检,洗手、记录。

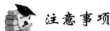 **注意事项**

(1) 常规尿液检查、早孕诊断应留取晨尿。

(2) 留取尿培养标本时,执行无菌操作原则。

(3) 留取12小时或24小时尿标本时,应加防腐剂。

(4) 女性患者会阴部分泌物过多时,应先清洁或冲洗再收集。在月经期不宜留取尿标本。

 思考题

方某,女,48岁,住院号8627018,脑出血后遗症,卧床3个多月。既往有糖尿病病史5年。2周前,无明显诱因下出现发热,体温达39 ℃左右。血常规检查:WBC $12.3 \times 10^9/L$,考虑尿路感染。医嘱:尿培养及药敏试验。

(1) 应为患者留取哪种类型尿标本?

(2) 留取尿标本过程中应注意什么?

附:评分标准

评分内容	实施要点	分值
评估与准备 (15分)	洗手,核对、评估患者	3
	必要时关窗、围帘遮挡等环境准备	3
	向患者解释留取尿标本的目的,取得患者的同意和配合	4
	洗手、戴口罩,准备并检查物品(根据检验目的,选择适当容器,附联贴于容器上)	5

续表

评分内容	实施要点		分值
操作过程 (70 分)	携用物至床旁,核对		5
	常规尿标本 (60 分)	正确发放尿液标本采集容器	10
		生活自理者,自行留取;行动不便者,指导使用便盆留取;留置导尿者,集尿袋收取	30
		留取晨尿	10
		尿量满足检验要求	10
	尿培养标本 (60 分)	协助摆好体位	5
		消毒外阴(导尿术留取法时,能够正确实施导尿术)	20
		消毒试管口	5
		弃去前段,留取中段尿,尿量 5～10 mL	20
		再次消毒试管口,立即盖紧盖子	10
	12 小时/24 小时 尿标本 (60 分)	标明留取尿液的起止时间,加入防腐剂	15
		12 h 尿标本:7 pm 排空膀胱开始留取至次日 7 am 24 h 尿标本:7 am 排空膀胱开始留取至次日 7 am	30
		收集全部尿量,测总量	15
	处理用物,标本及时送检,洗手记录		5
总体评价 (10 分)	态度认真、严谨,沟通良好		2
	操作熟练、稳重,有条理、不慌乱(留取尿培养标本时,有无菌观念)		3
	注意保护患者的隐私并为患者保暖		3
	时间把握得当		2
提问(5 分)	正确回答 1～2 个问题		5
总分			100

(张凤玲)

粪便标本采集法

 学习目标

(1) 掌握粪便标本采集的方法和注意事项。
(2) 熟悉粪便标本采集的目的。
(3) 了解粪便标本实验室检查的临床意义。

 知识准备

粪便由食物残渣、消化道分泌物、大量细菌和水分组成。粪便检查的主要目的是了解消化系统有无炎症、出血、寄生虫感染及恶性肿瘤等疾患;可间接了解消化道、胰腺、肝胆的功能以及肠道菌群是否合理、有无致病菌、协助诊断肠道传染病。

粪便标本的种类和适用范围：

（1）常规标本：用于检查粪便的颜色、性状、细胞等。

（2）细菌培养标本：用于检查粪便中的致病菌。

（3）隐血标本：用于检查粪便中肉眼不可见的微量血液。

（4）寄生虫及虫卵标本：用于检查粪便中的寄生虫、幼虫及虫卵计数检查。

 情境

张某，男，57岁，住院号8627012，呕出咖啡色样胃内物、黑便2天，门诊拟"上消化道出血"收住入院。既往有十二指肠溃疡病史10年。为进一步明确诊断，医嘱：大便常规＋大便隐血试验。

 用物

检验单、一次性手套、根据检验目的不同另备：

（1）常规标本及隐血标本：检便盒（内附棉签或检便匙）、清洁便盆。

（2）培养标本：无菌培养瓶、无菌棉签、消毒便盆。

（3）寄生虫及虫卵标本：检便盒（内附棉签或检便匙）、透明胶带及载玻片（查找蛲虫）、清洁便盆。

 方法及步骤

（一）评估与准备

1．核对

核对化验单。

2．自身准备

衣帽整洁、洗手、戴口罩。

3．核对患者、解释

至患者床旁，核对患者住院号、姓名、床号、化验单、检查项目和采集容器等；解释粪便标本采集的目的，取得患者的同意和配合。

4．环境准备

必要时关好窗户，用围帘遮挡床单位。

5．评估患者

评估病情、合作程度、心理状况及生活自理能力等。

6．物品准备

准备并检查物品是否齐全、完好。

（二）操作过程

1．核对

核对化验单，并将标有患者科别、病室、床号、姓名、住院号等信息的化验单贴在检便盒

(培养瓶)上。携用物至患者床旁,核对患者住院号、姓名、床号、化验单、检查项目和采集容器。

〈沟通1〉 "您好,我是您的责任护士小×,能告诉我您的名字吗?""好的,请让我看一下您的手腕带。""张先生,因为这两天您排了黑便,遵医嘱需要给您查个粪便。"

2. 排空膀胱

围帘遮挡,请患者排空膀胱。

3. 采集粪便标本

(1) 常规标本:嘱患者排便于清洁便盆内,用检便匙取多部位或黏液、脓液、水样便、血液粪便部分 5～10 g 置于检便盒内送检。

〈沟通2〉 "张先生,今天排完便以后,请用这个检便匙取一部分黑色的粪便放进检便盒里。"

(2) 培养标本:嘱患者排便于消毒便盆内,用无菌棉签取多部位或黏液、脓液、水样便、血液粪便部分 2～5 g 置于无菌容器内,塞紧瓶塞送检。

〈沟通3〉 "张先生,您现在要大便吗? 请您便到这个便盆里,谢谢配合! 我在外面等您,好了可以叫我。"

(3) 隐血标本:按常规标本留取。

(4) 寄生虫及虫卵标本。检查寄生虫卵:嘱患者排便于便盆内,全部粪便送检。检查蛲虫:嘱患者睡觉前或清晨未起床前,将透明胶带贴在肛门周围处。取下并将已粘有虫卵的透明胶带面贴在载玻片上或将透明胶带对合,立即送检验科做显微镜检查。检查阿米巴原虫:将便盆加热至接近人体的体温,排便后标本连同便盆立即送检。

〈沟通4〉 "张先生,我们需要检查一下您粪便里有没有寄生虫。请您睡觉前或清晨未起床前把这个胶带贴在肛门周围,贴好了请按铃叫我,谢谢您的配合。"

4. 整理

用物按常规消毒处理,病室开窗通风。洗手,记录。

 注意事项

(1) 灌肠或服用油类泻剂时,粪便因过稀且混有油滴等,不适于做检查标本;水样便使用容器送检。

(2) 粪便标本应避免被尿液、消毒剂及污水等污染,以免破坏有形成分。

(3) 隐血检查应于试验前 3 日起禁食肉类、动物血和绿叶蔬菜,禁服维生素 C、铁剂、铋剂等药物,并连续检查 3 日。

(4) 服用驱虫药或做血吸虫孵化,要留取全部粪便。

(5) 检查阿米巴原虫者,在采集标本前几天禁用钡剂、油质或含金属的泻剂。

 思考题

方某,女,3 岁,住院号 8627001,腹泻 1 周入院。为进一步明确诊断,医嘱:粪便常规检查。

(1) 如何收集粪便标本?

(2) 收集粪便标本应注意什么?

附:评分标准

评分内容	实施要点		分值
评估与准备 (15分)	洗手,核对、评估患者		3
	必要时关窗、围帘遮挡等环境准备		3
	向患者解释留取粪便标本的目的,取得患者的同意和配合		4
	洗手、戴口罩,准备并检查物品(根据检验目的,选择适当容器,附联贴于容器上)		5
操作过程 (70分)	携用物至床旁,核对		5
	常规粪便标本 或隐血标本 (60分)	发放清洁干燥便器	10
		多部位留取粪便(尤其有脓、血、黏液粪便)	30
		粪便量满足检验要求,检便盒送检	20
	培养标本 (60分)	消毒便盆	10
		消毒棉签多部位留取粪便(尤其有脓、血、黏液粪便)	30
		粪便量满足检验要求	10
		无菌容器内送检	10
	寄生虫及 虫卵标本 (60分)	标明粪便检查项目	10
		寄生虫卵:全部粪便 蛲虫:透明胶带贴在肛周,取下后贴在载玻片上 阿米巴原虫:便盆加温,标本与便盆一起送检	50
	处理用物,开窗通风,洗手、记录		5
总体评价 (10分)	态度认真、严谨,沟通良好		2
	操作熟练、稳重,有条理、不慌乱(留取粪便培养标本时有无菌观念)		3
	操作中注意保护患者的隐私并保暖		3
	时间把握得当		2
提问(5分)	正确回答1~2个问题		5
总分			100

(张凤玲)

第五章 住院期间护理

第一节 清 洁 护 理

实验一 口腔护理

 学习目标

（1）掌握口腔护理技术的操作方法及步骤。
（2）熟悉口腔护理技术的目的。
（3）了解口腔护理患者的护理。

 知识准备

由于口腔的温度、湿度以及食物残渣非常适宜微生物的生长繁殖，因此口腔中存在大量病原微生物。健康个体可通过进食、饮水、刷牙及漱口等方式清洁口腔，以减少和清除致病菌。当处于疾病状态时，机体抵抗能力下降，若伴有进食和饮水障碍及口腔清洁能力受损，就会出现口腔疾患。因此，护士应该学会口腔卫生状况的正确评估方法，掌握特殊口腔护理操作技术，进而帮助患者维持良好的口腔卫生状况。

1. 口腔护理的目的

（1）保持口腔清洁、湿润，去除各种致病微生物。
（2）去除牙垢，增进食欲，提高患者的舒适度。
（3）观察口腔内的变化。

2. 口腔护理的适用对象

主要用于危重、高热、昏迷、禁食、鼻饲、口腔疾患、术后、生活不能自理的患者，一般每日2～3次。如病情需要，酌情增加次数。

 情境

胡某，女，35岁，住院号2854752，因"慢性支气管炎急性发作"入院。查体体温39.2 ℃，精神差，口唇干裂，食欲不振。

用物

一次性口腔护理包、口腔护理溶液（表 5.1）、棉签、漱口杯、手电筒，必要时备石蜡油、西瓜霜、口腔溃疡膏、锡类散等外用药、开口器及舌钳、免洗速干手消毒液。

表 5.1　口腔护理常用的溶液

溶液名称	浓　度	作　　用
生理盐水		清洁口腔，预防感染
过氧化氢溶液	1%～3%	防腐、防臭，适用于口腔感染有溃烂、坏死组织者
碳酸氢钠溶液	1%～4%	属碱性溶液，适用于真菌感染
呋喃西林溶液	0.02%	清洁口腔，广谱抗菌
醋酸溶液	0.1%	适用于绿脓杆菌感染
硼酸溶液	2%～3%	酸性防腐溶液，有抑制细菌的作用
甲硝唑溶液	0.08%	适用于厌氧菌感染

 方法及步骤

（一）评估与准备

1．核对

核对治疗单及医嘱。

2．自身准备

衣帽整洁、洗手、戴口罩。

3．核对患者、解释

至患者床旁，核对患者信息；解释口腔护理的目的，取得患者的同意并配合。

〈沟通 1〉　"您好，我是您的责任护士××，能告诉我您的名字吗？""您好，请让我看一下您的手腕带。""胡女士，您现在感觉怎么样？因为您现在发热，为保持您口腔清洁，促进舒适，等会儿我要遵医嘱要给您进行口腔护理。口腔护理就是用湿棉球把您的口腔擦洗干净。希望能得到您的配合。"

4．评估患者

评估病情、合作程度、心理状况及生活自理能力等；检查口腔卫生状况。

〈沟通 2〉　"现在我来检查一下您的口腔情况，请慢慢张口。""您口腔黏膜完好，没有义齿，可以进行口腔护理。""您先休息一下，我去准备用物，一会来给您做口腔护理。"

5．环境准备

光线明亮，适合操作。

6．物品准备

洗手，准备并检查物品。检查口腔护理包并打开，取出包内物品并按操作顺序排列，浸湿棉球并清点棉球数。

（二）操作过程

1．核对

携用物至床旁，核对患者信息。

〈沟通3〉 "您好，请问您叫什么名字？""请让我看一下您的手腕带。""胡女士，用物已经准备好了，现在给您做口腔护理，我动作会很轻稳。"

2．协助患者摆体位

协助患者侧卧或平卧，将头偏向一侧。

〈沟通4〉 "胡女士，我现在帮您把头偏向我这一侧吧。"

3．铺治疗巾、润唇、漱口、观察

铺治疗巾于颌下，置弯盘于口角旁，润湿口唇，协助患者漱口，观察口腔情况。

〈沟通5〉 "我给您垫上治疗巾。""现在请您吸口水，漱漱口。""请您慢慢张口，我再看一下您的口腔情况。"

4．口腔擦洗

再次核对患者信息。嘱患者咬合上下齿，用压舌板轻轻撑开对侧颊部，由内至外纵向擦洗至门齿，同法擦洗另一侧。嘱患者张口，擦洗对侧牙齿上内侧面、上咬合面、下内侧面、下咬合面，以弧形擦洗同侧颊部。同法擦洗另一侧。擦洗硬腭、舌面及舌下。清点棉球数。

〈沟通6〉 "请再说下您的名字。""请把上下牙齿咬合。""您做得很好，现在感觉怎么样？""现在请张口我把牙齿内侧和咬合面擦干净。"

5．漱口、观察、涂药

协助漱口、擦净口唇；再次观察口腔情况，根据病情用药。

〈沟通7〉 "现在请张口我再看看口腔的情况。""胡女士，您的嘴唇有点干，我给您涂点润唇膏。"

6．整理、核对

撤去弯盘及治疗巾；协助患者取舒适体位；整理床单位。核对患者信息。

7．健康教育

向患者及其家属解释口腔护理的重要性，进行口腔卫生指导，使患者能够有效清洁口腔，保持口腔卫生，预防各种并发症的发生。

〈沟通8〉 "胡女士，口腔擦洗好了，您感觉怎么样？您配合得很好，谢谢！请您多喝水，吃些清淡有营养的食物，这样可以提高您的抵抗力。平时您可以多漱口，对您的口腔卫生有好处。您还有其他需要吗？请好好休息！如果需要帮助请按呼叫器，我们也会经常过来看您的。"

8．操作后处理

回治疗室按要求处理用物，洗手、记录。

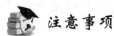 注意事项

（1）对长期使用抗生素和激素的患者，应注意观察其口腔内有无真菌感染。

（2）昏迷患者禁忌漱口，使用开口器时，应从臼齿处放入，牙关紧闭者不可使用暴力使其张口，以免造成损伤。

（3）擦拭时动作要轻，棉球应完全包住止血钳端，特别是凝血功能障碍的患者，避免损

伤黏膜及牙龈。

（4）擦拭时棉球不能过湿,防止造成误吸。

（5）擦拭舌面和硬腭时勿过深,以免引起恶心。

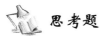 **思考题**

李某,男,39 岁,住院号 8467001,诊断:败血症。高热昏迷 3 天,给予大量抗生素治疗,近日发现患者右侧颊部口腔黏膜破溃,创面附着白色膜状物,用棉签拭去附着物,可见创面轻微出血。

（1）为该患者施行口腔护理应选择什么溶液？为什么？

（2）为该患者做口腔护理时应注意什么？

附:评分标准

评分内容	实施要点	分值
评估与准备 （15分）	洗手,核对、评估患者	3
	了解患者情况	3
	向患者解释口腔护理的目的,取得患者的同意并配合	4
	洗手、戴口罩,准备并检查物品,清点棉球数	5
操作过程 （70分）	携用物至床旁,核对,协助患者摆好体位	5
	按正确的顺序摆放用物	5
	按正确的顺序及方法协助患者润唇、漱口及观察口腔情况	15
	按正确的顺序和方法进行口腔擦洗	20
	协助患者漱口、观察及正确涂药	10
	安置患者,整理床单位,洗手	5
	向患者及其家属实施相关健康教育	5
	处理用物,洗手,记录	5
总体评价 （10分）	态度认真、严谨,沟通良好	2
	操作熟练、稳重,有条理、不慌乱,有无菌观念	3
	操作中注意观察患者的病情	3
	时间把握得当	2
提问（5分）	正确回答 1～2 个问题	5
总分		100

（刘　彦）

实验二　床上洗头

 学习目标

（1）掌握床上洗头的操作方法及步骤。
（2）熟悉床上洗头的目的。
（3）了解床上洗头的注意事项。

 知识准备

人的头皮会分泌油脂、汗液，易与灰尘黏附于头发，形成污垢，长期不清洁头发会导致头皮瘙痒、头皮屑增多和散发难闻气味，同时也会影响患者心情；因此，长期卧床的患者，应每周洗发一次，遇有头虱的患者须经过灭虱处理后再将头发洗净；临床上为患者床上洗头一般使用洗头盆或用洗头车法。

床上洗头的目的：

（1）去除头皮屑及污垢，清洁头发，减少感染机会。
（2）按摩头皮，促进头部血液循环以及头发的生长和代谢。
（3）促进患者舒适，增进身心健康，建立良好的护患关系。

 情境

赵某，女，57岁，住院号8541052，因股骨骨折牵引一周，患者头发油腻、头皮屑较多，自述头皮瘙痒。

 用物

（1）洗头盆法（图5.1）：洗头盆、大橡胶单、小橡胶单、浴巾、毛巾、眼罩或纱布、不脱脂棉球、夹子、洗发液、梳子、量杯、水壶（内盛40～45℃热水或按患者习惯调节）、面盆或污水桶、电吹风、免洗速干手消毒液。

（2）洗头车法（图5.2）：洗头车、毛巾、眼罩或纱布、不脱脂棉球、夹子、洗发液、梳子、电吹风、免洗速干手消毒液。

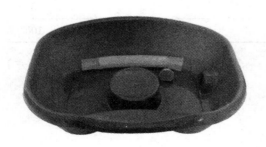

图5.1　洗头盆法

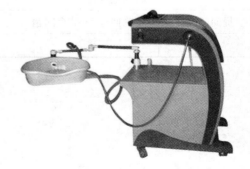

图5.2　洗头车法

方法及步骤

（一）评估与准备

1. 核对

核对治疗单及医嘱。

2. 自身准备

衣帽整洁、修剪指甲、洗手、戴口罩。

3. 核对患者、解释

至患者床旁，核对患者；解释床上洗头的目的，取得患者同意并配合。

〈沟通1〉 "您好，我是您的责任护士××，能告诉我您的名字吗？""请让我看一下您的手腕带。""赵阿姨，您现在感觉怎样？您有一段时间没洗头发了，目前病情比较稳定，等一下为您进行床上洗头好吗？"

4. 评估患者

评估病情、治疗情况、合作程度及生活自理能力等；观察头发与头皮状况，如头发的分布、浓密程度、长度、卫生状况、有无光泽、发质是否粗糙、尾端有无分叉；头皮有无瘙痒、抓痕；有无头皮屑、擦伤等情况；患者及家属对有关头发清洁护理知识的了解程度。

〈沟通2〉 "现在我来检查一下您的头发和头皮的情况。""您头部皮肤完好，可以进行床上洗头。""由于洗发需要一段时间，您现在是否需要便器？""请您先休息一下，我去准备用物，一会儿来给您洗头。"

5. 环境准备

关好门窗，调节室温为 22～26 ℃。

6. 物品准备

洗手。准备并检查物品。

（二）操作过程

1. 核对

携用物至床旁，核对患者姓名、床号、住院号。

〈沟通3〉 "您好，请问您叫什么名字？""请让我看一下您的手腕带。""赵阿姨，用物已经准备好了，我现在要给您洗头。"

2. 协助患者准备

（1）协助患者移向床边取仰卧位。

（2）松开衣领并向内反折，将干毛巾边缘塞入衣领内并围于颈部，用夹子夹好。

（3）将小橡胶单和浴巾按顺序铺于枕上并一起移到患者肩下。

（4）洗头盆洗发：将洗头盆置于患者头下，将患者枕部放置于水槽中央，排水管下端置于污水桶中。

（5）洗头车法：将洗头车推到床旁，头部放置于洗头车的头托上。

（6）用不脱脂棉球塞住两侧耳朵，再用纱布或眼罩盖上眼睛，防止水进入耳内和眼睛。

〈沟通4〉 "赵阿姨，洗发前的准备工作都做好了，下面要开始洗头发了，洗发过程中有什么不舒服请告诉我。"

3．洗发

（1）松开头发，试水温，确定水温合适后，冲湿头发。

（2）在头发上均匀涂上洗发液；由发际至脑后反复揉搓，清洗脑后时，一手抬起头部，另一手清洗脑后头发，同时用指腹轻轻地按摩头皮。

（3）将洗发液冲洗干净。

〈沟通5〉 "赵阿姨，您感觉水温合适吗？"

4．操作后处理

（1）解下颈部毛巾，擦干面部和头发，再包好头发，并取下耳内不脱脂棉球和遮盖眼睛的眼罩或纱布。

（2）撤去洗头盆或洗头车。

（3）协助患者躺好，将包裹小橡胶单及浴巾的枕头从患者肩下移到患者头部。

（4）解下包头的毛巾，再用垫于枕头上的浴巾擦干头发。

（5）用梳子梳理整齐，脱落的头发扔到垃圾桶中，再用电吹风吹干头发，梳理成型。

（6）撤掉浴巾和小橡胶单。

〈沟通5〉 "赵阿姨，头发已经洗好了，也吹干了，再帮您梳理整齐，现在感觉舒服多了吧。"

5．健康教育

（1）告知患者经常清洁头发并保持头发卫生的重要性。

（2）指导家属掌握为卧床患者洗头的知识和技能。

6．整理

协助患者取舒适体位、整理床单位，开窗通风；清洁、整理用物；洗手、记录。

〈沟通6〉 "赵阿姨，您现在这种卧位感觉舒适吗？ 在床上要经常活动肢体，这样才有利于康复，不会出现压力性损伤和其他并发症。""您还有什么其他需要吗？""有什么问题，请按床头呼叫器，我们也会经常过来看您的，您好好休息。"

 注意事项

（1）水温合适，洗发液应冲洗干净，防止刺激头皮；不可用力抓，避免损伤头皮。

（2）冲洗时，避免水进入眼睛和耳内。

（3）保护床单位、衣服不被沾湿。

（4）及时擦干头发，注意保暖，避免患者着凉感冒。

（5）洗头过程中，应注意观察患者的呼吸、脉搏、面色等，如有异常，应立即停止操作。

（6）护士为患者洗头时，身体尽量靠近床边，注意节力。

（7）极度衰弱患者、颅脑损伤患者不宜洗发。

 思考题

李某，女，60岁，住院号6593214，因摔跤致股骨骨折入院，现对患者进行骨牵引治疗已一周，患者无法下床活动。为去除头皮屑及污物，促进患者舒适，给予患者床上洗头。

（1）床上洗头的目的有哪些？

(2) 目前临床上有哪些床上洗头法?

(3) 床上洗头的注意事项有哪些?

附:评分标准

评分内容	实施要点	分值
评估与准备 (15 分)	洗手,核对、评估患者	3
	关门窗、调节室温等环境准备,了解患者情况	3
	向患者解释床上洗头的目的,取得患者的同意并配合	4
	洗手,准备并检查物品	5
操作过程 (70 分)	携用物至床旁,核对	5
	协助患者准备	15
	洗发	20
	操作后处理	15
	向患者及其家属实施相关健康教育	10
	处理用物,洗手	5
总体评价 (10 分)	态度认真、严谨,沟通良好	2
	操作熟练、稳重,有条理、不慌乱	3
	操作中注意保暖	3
	时间把握得当	2
提问(5 分)	正确回答 1~2 个问题	5
总分		100

(刘　彦)

实验三　床上擦浴

 学习目标

(1) 掌握床上擦浴的操作方法及步骤。

(2) 熟悉床上擦浴的目的、背部按摩的方法和注意事项。

(3) 了解床上擦浴的适用范围。

 知识准备

床上擦浴(bath in bed)主要用于需要石膏固定、牵引、长期卧床、活动受限及无法生活自理的患者。

床上擦浴的目的:

(1) 去除皮肤污垢,保持皮肤清洁,使患者舒适,满足其身心需要。

(2) 促进血液循环,增强皮肤的排泄功能,预防感染和压力性损伤等并发症的发生。

（3）促进患者肌肉放松,增加患者活动机会及皮肤对外界的敏感性。

（4）为护理人员提供观察患者病情并与其建立良好护患关系的机会。

（5）帮助患者活动肢体,防止肌肉挛缩和关节僵硬等并发症。

 情境

李某,男,64 岁,住院号 8627001,因脑梗死,右侧肢体偏瘫一周而入院。入院时患者神志清醒、大小便失禁,护士查房时,发现该患者衣服潮湿且汗味较大。

 用物

脸盆 3 个、水桶 2 个(其中一个盛有 50～52 ℃热水,并按年龄、季节和生活习惯增减水温;另一个盛污水)、毛巾 3 条、浴巾、浴皂、梳子、爽身粉、润肤剂、指甲剪、清洁衣裤、根据需要备清洁被单、被套、毛巾被、便盆及便盆巾、免洗速干手消毒液。

 方法及步骤

（一）评估与准备

1. 核对

核对治疗单及医嘱。

2. 自身准备

衣帽整洁、修剪指甲、洗手、戴口罩。

3. 核对患者、解释

至患者床旁,核对患者住院号、姓名、床号等;询问患者有无特殊的用物需求;询问是否需要大小便,有需要的话协助患者完成;解释床上擦浴的目的,取得患者同意并配合。

〈沟通 1〉 "您好,我是您的责任护士××,能告诉我您的名字吗?""请让我看一下您的手腕带。""李先生您好,您现在感觉怎么样? 由于您卧床有一段时间了,为了保持您皮肤清洁,感觉舒适,并防止皮肤出现压力性损伤,现在需要为您擦洗全身,希望能得到您的配合。"

4. 环境准备

关好门窗,用围帘遮挡床单位;调节室温为 22～26 ℃。

5. 评估患者

（1）皮肤颜色:如有无苍白、发绀、发红、黄疸、色素沉着等。

（2）皮肤温度:一般用手的背部触摸患者皮肤来评估皮肤温度,如局部有炎症或全身发热时,血循环量增多,则局部皮温可增高;休克时,末梢循环差,皮温可降低;皮肤的温度还会受室温影响,出现皮肤颜色的变化。

（3）皮肤柔软性和厚度:可受身体部位、年龄及性别影响。

（4）弹性:检查皮肤弹性时可从前臂内侧提起一点皮肤,在放松时如果皮肤很快复原,表明皮肤的弹性良好。

（5）完整性和损伤:检查皮肤有无破损、斑点、丘疹、水泡和硬结,若有损伤,评估损伤的程度。

（6）感觉:通过触摸评估患者皮肤的感觉功能,触摸的同时询问患者,让患者描述对你手指温度的感受。

（7）清洁度：通过嗅到患者身体的气味和观察患者皮肤的湿润、污垢和油脂情况来评估皮肤的清洁度。

（8）评估患者病情、意识状态、自理能力、合作程度，术后患者应注意各种引流管情况。

〈沟通2〉　"现在我来检查一下您的皮肤情况。""您皮肤完好，可以进行擦浴。""因为床上擦浴需要一段时间，您现在是否需要便器？""我去准备用物，请您先休息一会儿。"

6. 物品准备

洗手、戴口罩，准备并检查物品。

（二）操作过程

1. 核对

携用物至床旁放置于易取、稳妥处，核对患者住院号、姓名、床号。

〈沟通3〉　"您好，请问您叫什么名字？""请让我看一下您的手腕带。""李先生，用物已经准备好了，我现在给您擦浴。"

2. 协助患者摆体位

协助患者的身体移向床缘，尽量靠近护士，根据病情放平床头及床尾，松开床尾盖被，有引流管的患者应妥善处理好各种引流管，防止折叠、牵拉及扭曲等。

3. 清洁面部

解开衣领内折，以浴巾围在颈下，将毛巾叠成手套状（图5.3），包在手上，擦洗顺序为内眦、外眦、额部、鼻翼、面部、耳后、颏下、颈部，注意清洗皱褶部位，然后用较干的毛巾依次擦洗一遍。

〈沟通4〉　"李先生，现在要为您洗脸，洗脸前先把衣领解开内折，以免洗脸时弄湿衣服。"

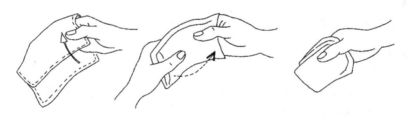

图5.3　包毛巾法

4. 擦上身

（1）上肢：脱下患者上衣，一般按照先脱近侧，后脱对侧的原则，若有外伤，应先脱健侧，后脱患侧；露出擦洗部位，将大浴巾垫在下面，防止擦洗过程中弄湿盖被；擦洗时，先将毛巾浸湿，涂上浴皂，按顺序擦洗，再用湿毛巾擦净皂液，清洗毛巾后拧干再擦洗，最后用大浴巾擦干；先擦对侧再擦近侧，注意腋下及双肩部；将盆放于床近侧，使患者双手浸泡在水中，洗手时注意洗净指缝及指甲。

（2）胸腹部：换水，同法擦洗胸部及腹部。

（3）背部：协助患者侧卧，背向护士，同法依次擦洗后颈、背、臀部。

〈沟通5〉　"李先生，现在开始擦洗背部了，擦洗过程中要是感觉不舒服请您告诉我。"

"现在擦您的手臂,需要在下面垫上浴巾。""这样的水温合适吗? 擦洗的力度可以吗?""现在要帮您翻身侧卧后擦洗背部,这种体位舒适吗?""李先生背部擦洗完了,下面要为您做背部按摩。"

5. 替患者换上清洁上衣

穿衣服一般先穿对侧,后穿近侧,有外伤时,先穿患侧后穿健侧。

6. 擦下肢

更换盆、热水和毛巾,协助患者平卧,脱下裤子,遮盖会阴,垫大毛巾,从腹股沟至踝部分前、后、内、外依次擦洗,依同法擦洗另一侧;嘱患者屈膝,用盖被遮住大腿及会阴部,移盆于脚下,盆下垫浴巾,防止弄湿床单,将双脚泡在盆中,清洗干净并擦干。

〈沟通 6〉 "李先生,现在开始擦洗下肢了,您感觉怎么样?""现在请您把双腿屈起来,我帮您泡泡脚。"

7. 擦会阴部

换盆,用热水和毛巾洗净并擦干会阴部。

8. 换上清洁的裤子

必要时剪指趾甲、涂爽身粉或润肤剂;按需更换清洁被单、被套等。

9. 核对,健康教育

(1)告知患者及家属床上擦浴的意义、如何进行床上擦浴及应注意的事项。

(2)对于长期卧床的患者,应告知患者及家属如何观察皮肤,预防感染和压力性损伤等并发症的发生。

〈沟通 7〉 "请再说一下您的名字。""我再看一下您的手腕带。""李先生,帮您全身擦洗完了,现在是否感觉舒服多了?""您尽量多活动活动左侧的肢体,这样可以促进血液循环,以免发生压力性损伤等并发症。""您现在还有什么其他需要吗?""有什么问题,请按床头呼叫器,我们也会经常过来看您的,您好好休息。"

10. 整理

拉开围帘,开窗通风,撤去脏单;回治疗室处理用物,洗手、记录。

 注意事项

(1)操作过程中,注意观察患者有无出现寒战、面色苍白、脉速等征象,若有异常应立即停止擦浴,并给予适当处理。

(2)一般擦洗应在 15～30 分钟内完成,防止患者受凉。

(3)操作过程中注意清洁面部,根据肢体有无受伤调整穿、脱衣服的顺序。

(4)护士在操作时,应符合人体力学原理,注意省时节力。

(5)擦洗时动作要轻柔、注意遮挡患者,保护患者的隐私和为患者保暖。

(6)操作时,观察皮肤有无异常,在患者耐受的情况下,以擦洗干净为主,同时注意指缝、颈部、腋窝、腹股沟等皮肤皱褶处的清洁,若有胶布等污迹可用松节油擦拭。

 思考题

方某,女,78 岁,住院号 8627001,因高血压突发脑出血入院,患者右侧肢体活动障碍,大小便失禁。

（1）为该患者进行床上擦浴时，更换上衣的合理步骤是什么？

（2）为该患者进行床上擦浴时，擦洗的正确顺序是什么？

（3）为该患者进行床上擦浴时，如何进行背部按摩？

附：评分标准

评分内容	实施要点	分值
评估与准备 （15分）	洗手，核对、评估患者	3
	关门窗、围帘遮挡、调节室温等环境准备	3
	向患者解释床上擦浴的目的，取得患者同意并配合	4
	洗手，准备并检查物品	5
操作过程 （70分）	携用物至床旁，核对，协助患者摆好体位，遮挡患者	5
	清洁面部	10
	擦上肢、胸腹部、背部	10
	背部按摩	10
	替患者换上清洁上衣	5
	擦下肢、会阴部	10
	换上清洁的裤子	5
	向患者及其家属实施相关健康教育	10
	处理用物，洗手，记录	5
总体评价 （10分）	态度认真、严谨、沟通良好	2
	操作熟练，擦洗有序、按摩手法、穿脱衣服顺序正确	3
	操作中注意保护患者的隐私并保暖	3
	时间把握得当	2
提问（5分）	正确回答1～2个问题	5
总分		100

（刘　彦）

实验四　压力性损伤的护理

 学习目标

（1）掌握压力性损伤的预防及处理方法。

（2）熟悉预防压力性损伤的目的。

（3）了解压力性损伤的病理分期。

 知识准备

压力性损伤又称压力性溃疡，是由于身体局部组织长期受压，血液循环障碍，局部持续缺血、缺氧、营养缺乏,致使皮肤失去正常功能而引起的组织破损和坏死,是临床常见的并发症之一。

1. 压力性损伤发生的原因

(1) 力学因素:造成压力性损伤发生最主要的原因是物理力(即压力、摩擦力和剪切力)的作用。

(2) 排泄物或分泌物加重皮肤损伤。

(3) 营养状况:是压力性损伤的重要因素。当全身营养摄入不足、过度肥胖、脱水、水肿及贫血时,易引起压力性损伤的发生。

(4) 体温升高:体温升高时,机体新陈代谢增加,使已有的组织缺氧加重,压力性损伤易发。

(5) 年龄:老年人因老化过程会导致皮肤易损性增加。

(6) 矫形器械使用不当。

(7) 感受能力下降。

2. 压力性损伤的好发部位

压力性损伤好发于受压部位和缺乏脂肪组织保护、无肌肉组织包裹或肌层较薄的骨隆突处。其中以骶尾部最为常见,且与卧位有着密切的关系。

仰卧位:枕骨粗隆、肩胛部、肘、骶尾部、足跟。

侧卧位:耳廓、肩峰、肘、髋部、膝关节内外侧、踝关节内外侧。

俯卧位:额头、下颌、肩部、乳房、肋缘、髂嵴、膝、脚趾。

坐位:坐骨结节。

3. 压力性损伤的病理分期

(1) 1期压力性损伤:局部皮肤完好,出现压之不变白的红斑。

(2) 2期压力性损伤:部分皮层缺失伴随真皮层暴露,伤口床有活性,呈粉色或红色、湿润,也可表现为完整的或破损的浆液性水疱,但脂肪及深部组织未暴露。

(3) 3期压力性损伤:皮肤全层受损,常常可见脂肪、肉芽组织和伤口边缘内卷,可见腐肉和(或)焦痂。

(4) 4期压力性损伤:全层皮肤和组织缺失,伴有溃疡面暴露,可见或可直接触及筋膜、肌肉、肌腱、韧带、软骨或骨头,可见腐肉和(或)焦痂。

(5) 不可分期压力性损伤:全层皮肤组织缺失,溃疡的创面床完全被坏死组织或(和)焦痂(黄色、灰色、黑色、灰绿色或棕褐色)所覆盖。

(6) 深部组织压力性损伤:完整或破损的局部皮肤出现持续的指压不变白的深红色、栗色或紫色,或表皮分离呈现黑色的伤口床或充血水疱。

 情境

吴某,男,56岁,住院号3068552,因"脑干出血"入院,处于深昏迷状态,生命体征平稳。该患者身高165 cm,体重78 kg,入院后发现于骶尾部有一处 4 cm×5 cm 的破溃,并有脓液渗出。

 用物

无菌盘(无菌治疗碗2个、镊子2个、干棉球数个、敷料、生理盐水棉球数个、无菌剪刀)、溃疡贴(或清创胶、溃疡糊、溃疡粉)、减压贴、弯盘、消毒用物1套(碘伏消毒液、无菌棉签)、无菌注射器、一次性治疗巾、免洗速干手消毒液。

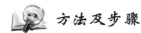 **方法及步骤**

(一)评估与准备

1. 核对

核对治疗单及医嘱。

2. 自身准备

衣帽整洁、洗手、戴口罩。

3. 核对患者、解释

至患者床旁,核对患者信息;解释操作目的及配合方法,取得患者及家属的同意。

〈沟通1〉 "您好,我是您父亲的责任护士×,能告诉我您父亲的名字吗?""好的,请让我看一下您父亲的手腕带。""您父亲骶尾部有一处皮肤破溃,等会儿我来为您父亲将破溃处进行护理。"

4. 环境准备

关好窗户、拉上窗帘,用围帘遮挡床单位,调节室温。

5. 评估患者

评估患者的病情、合作程度、心理状况及生活自理能力等;检查患者肢体活动度、全身皮肤情况。

〈沟通2〉 "现在我来检查一下您父亲的皮肤情况。""我去准备一下用物,一会来给您父亲做护理。"

6. 物品准备

洗手,准备并检查物品。

(二)操作过程

1. 核对

携用物至床旁,核对患者信息。

〈沟通3〉 "您好,请问您父亲叫什么名字?""好的,请让我看一下手腕带。""用物已经准备好了,我现在给您父亲做护理。"

2. 协助患者摆体位

拉起对侧护栏,根据患者病情协助其取侧卧位,暴露骶尾部。

3. 压力性损伤的护理

(1)1期压力性损伤的护理:测量受压部位大小,将减压贴的保护纸撕掉,使无泡沫的范围比受压部位略大 1~2 cm,盖住受压部位,去掉微孔粘胶上的保护纸,贴好。当减压贴减至自身厚度一半时更换。

(2)水疱的护理:面积大于 0.5 cm×0.5 cm 的较大水疱,用碘伏棉签消毒水疱区 2 遍,消毒面积大于水疱边缘 2~3 cm,用无菌注射器由水疱最低位抽吸,再以棉签轻挤出疱内液体,无菌敷料覆盖,胶布固定。

(3)溃疡面的护理:铺无菌盘,戴手套,用无菌生理盐水由外向内擦拭创面及周围皮肤,伤口较深时可用 20 mL 注射器抽取生理盐水冲洗创口,用无菌敷料或干棉球擦干创面,根据创面不同时期选择清创胶、溃疡糊、溃疡粉及相应的水胶体处理。操作过程中应注意保暖。

4. 护理完毕

协助病人穿好衣服,并取舒适卧位,整理床单位,必要时更换被服,放下护栏。

〈沟通4〉"请再告诉我一下您父亲的名字。""好的,我再看一下手腕带,谢谢。"

5. 健康教育

向患者及其家属解释导致压力性损伤发生的原因及防护方法。

〈沟通5〉"压力性损伤是由于身体组织受压时间长,导致血液循环障碍,引起的皮肤组织破溃。按摩和翻身可以起到很好地预防作用,创面加强换药会促进愈合。2小时后我会来帮您父亲翻身。""有什么问题,请按床头呼叫器,我们也会经常过来看您父亲的。"

6. 整理、记录

拉开围帘,开窗通风;回治疗室处理用物,洗手,记录。

 注意事项

(1) 操作时注意给患者保暖,避免着凉。

(2) 操作过程中,注意患者的意识和反应,如有异常应立即停止操作。

(3) 按摩力度适中,避免造成患者的不适或皮肤损伤。

(4) 护士在操作时,应遵循人体力学原则,注意节力。

 思考题

杜某,女,75岁,住院号3924507,诊断:胆囊坏疽、感染性休克,入院后予对症治疗。入院3日后发现臀裂靠左侧5 cm处有一处1.5 cm×2 cm的水疱。

(1) 该患者可能发生何种并发症?

(2) 该患者处于此并发症的哪一期?

(3) 该并发症应如何护理?

附:评分标准

评分内容	实施要点	分值
评估与准备 (15分)	洗手,核对、评估患者	3
	关窗、围帘遮挡等环境准备,了解患者情况	3
	向患者解释压力性损伤护理目的,取得患者的同意并配合	4
	洗手、戴口罩,准备并检查物品	5
操作过程 (70分)	携用物至床旁,核对,协助患者摆好体位,遮挡患者	5
	按正确的方法进行皮肤的清洁	10
	按正确的方法进行皮肤的按摩	10
	疮面处理正确	30
	操作结束时用物及环境处理得当	5
	向患者及其家属实施相关健康教育	5
	处理用物,洗手,记录	5

续表

评分内容	实施要点	分值
总体评价 （10分）	态度认真、严谨,沟通良好	2
	操作熟练、稳重,有条理、不慌乱,有无菌观念	3
	操作中注意保护患者的隐私并为患者保暖	3
	时间把握得当	2
提问(5分)	正确回答1~2个问题	5
总分		100

（刘　彦）

第二节　安　全　护　理

实验一　卧位的应用

 学习目标

（1）掌握常见卧位变换的操作方法及步骤。

（2）熟悉常用卧位的摆放。

（3）了解常用卧位的适用范围和作用。

 知识准备

卧位（patient position）是指患者休息和适应诊疗、护理需要时所采用的卧床姿势。临床工作中需根据患者的病情和治疗为其调整卧位。变换卧位可以增进患者舒适,预防压力性损伤、坠积性肺炎等并发症,适应治疗、护理及各种检查的需要。

1. 舒适卧位的基本要求

（1）卧床姿势:应尽量符合人体力学的要求,降低重心,扩大支撑面,体重平均分布于身体的各个部位,关节维持于功能位。

（2）身体活动:无禁忌证的情况下,患者每天均应活动身体各个部位,并进行全范围关节运动练习,防止脊柱及关节挛缩、变形等。

（3）受压部位:至少每2小时更换一次卧位,改善局部受压组织的血液循环,加强皮肤护理,预防压力性损伤的发生。

（4）保护隐私:护理人员对患者实施体位变换、治疗以及各项护理操作时,均应注意保护患者隐私,根据需要关门窗、拉围帘并适当地遮盖患者身体。

2. 卧位的分类

根据卧位的平衡性,可将卧位分为稳定性卧位和不稳定性卧位;根据卧位时身体姿势,可分为仰卧位、侧卧位、半坐卧位、端坐位、头低足高位、头高足低位、膝胸卧位和截石位。根据卧位的自主性可分为主动卧位、被动卧位和被迫卧位。

（1）主动卧位（active lying position）：患者自己采取的最舒适、最随意的卧位，如轻症患者，身体活动自如，可随意改变体位。多见于轻症患者、术前及恢复期患者。

（2）被动卧位（passive lying position）：患者自身没有能力变换体位，躺在被他人安置的卧位，如昏迷、瘫痪、极度衰弱的患者。

（3）被迫卧位（compelled lying position）：患者意识清楚，有能力变换自己的卧位，但为了减轻疾病所致的痛苦或因治疗所需而被迫采取某种卧位。如急性腹膜炎的患者，为减轻腹痛而采取屈膝仰卧位；胃镜检查时采用左侧卧位。

 情境

程某，男，67 岁，住院号 5417001，因突然语言不清 3 小时入院，既往有高血压病史 10 年，入院诊断：脑梗死。患者神志清楚，生命体征平稳，双侧瞳孔等大等圆，对光反应灵敏。右侧肢体肌力 4 级，左侧肢体肌力 5 级。目前，患者已保持仰卧位 2 小时，请帮助患者变换体位。

 用物

免洗速干手消毒液，必要时备软枕、床挡。

 方法及步骤

（一）评估与准备

1. 核对医嘱
了解患者病情。

2. 自身准备
衣帽整洁，洗手、戴口罩。

3. 核对患者、解释
至患者床旁，核对患者住院号、姓名、床号等；解释变换卧位的目的，取得患者的同意并配合。

〈沟通 1〉 "您好，您是程先生吗？我是您的责任护士小×，能告诉我您的名字吗？""好的，请让我看一下您的手腕带。""程先生，您已经平躺了 2 小时，现在需要给您翻身，这样可以避免局部组织长期受压引起压力性损伤，您也会感到舒服。过会给您翻身时，希望能得到您的配合。"

4. 环境准备
关好窗户、拉上窗帘，必要时用围帘遮挡床单位。

5. 评估患者
患者的年龄、体重、意识状态、病情、治疗情况；患者的理解合作程度、心理状况；患者有无约束、固定、牵引及各种置管。根据评估结果确定翻身方法和用物。

〈沟通 2〉 "程先生，您现在感觉如何？""您现在刚好没有输液，身上也没有管路、约束和伤口敷料。您先休息一下,我去准备用物,一会来给您翻身。"

6. 物品准备

洗手,准备并检查物品。

(二)操作过程

1. 核对

携用物至床旁,核对患者住院号、姓名、床号。

〈沟通3〉　"先生,您好,请问您叫什么名字?""好的,请让我看一下您的手腕带。""程先生,您准备好了吗,我现在需要帮您移向床头,如果有任何不舒服请告诉我。"

2. 移动患者前的准备

固定床脚轮,妥当安置各种导管及输液装置,必要时拉起对侧床栏,将盖被折叠至床尾或一侧。视病情放平床头支架或靠背架,将枕头横立于床头。

3. 协助患者移向床头

根据病情选择两人移动法:患者仰卧屈膝,护士分别站在床的两侧,交叉托住患者颈、肩部和臀部,两人一起移动,协调地将患者抬起移向床头;两人同侧时,一人托住颈、肩及腰部,另一人托住臀部及腘窝,同时抬起病人移向床头,如有骨折或牵引的患者应注意保护患处及相应肢体。

〈沟通4〉　"程先生,请您把双手放在腹部,两腿屈膝,我们帮您移向床头。"

体重或病情较轻的,选择一人移动法:患者仰卧屈膝,双手握住床头栏杆,双脚蹬床面,护士用手稳住患者双脚,同时在臀部提供助力,使患者向上移(图5.4、图5.5)。

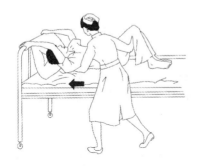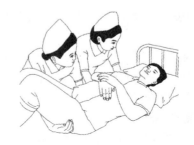

图 5.4　一人协助移向床头　　　　图 5.5　两人协助移向床头

〈沟通5〉　"程先生,请您双腿屈膝,双手握住床头栏杆,双脚蹬床面,我把您往床头抬的时候请一起用力向床头移动,好吗?""1、2、3,程先生,您配合得很好。"

4. 协助患者翻身侧卧

患者仰卧,先将枕头移向对侧,双手放于腹部,双腿双膝。根据病情选择两人协助翻身法:两人站在床的同一侧,一人托住患者颈肩部和腰部,另一人托住患者臀部和腘窝部,两人同时将患者移向近侧。然后分别托扶患者的肩、腰、臀和膝部(体重或病情较轻的,选择一人协助翻身法:将患者肩部、臀部移向护士侧床沿,一手伸入肩部,并用手臂扶托颈项部,另一手移至对侧肩背部,用合力抬起患者上身移至近侧,再将双下肢移近,一手托肩,一手托膝),轻轻将患者转向对侧,使患者背对护士。在患者背部、胸前及两膝间垫上软枕(图5.6、图5.7)。

〈沟通6〉　"程先生,请您把双手放在腹部,两腿屈膝,我要帮您翻身了。"

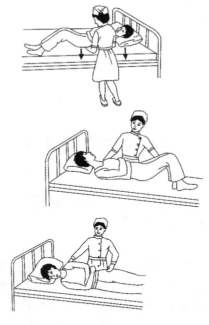

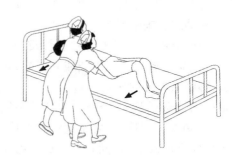

图 5.6　一人协助翻身侧卧　　　　　图 5.7　两人协助翻身侧卧

5．安置整理

根据病情协助患者取舒适卧位,各关节处于功能位;妥善处理各种导管及输液装置,必要时拉起床挡,整理床单位。

6．健康教育

告知患者及家属体位变换后的注意事项,如有其他需要或问题按床头铃,护士会尽快来处理。

〈沟通 7〉　"程先生,我已经帮您更换好体位了,现在感觉舒服吗? 如果您有需要请按床头铃,我会尽快来处理,床头铃给您放在枕头边了,还有其他需要吗?""好的,您好好休息,我会经常来看您的。"

7．整理、记录

拉开围帘,开窗通风,回治疗室处理用物。洗手,记录翻身时间、皮肤情况、患者反应等,做好交班工作。

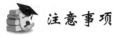 **注意事项**

(1) 告知患者,做好准备。移动前要评估患者的病情、肢体活动能力、年龄、体重,有无约束、伤口、引流管、骨折和牵引等。

(2) 遵循节力、安全原则,注意及时固定床脚刹车。对有各种导管或输液装置者,应先将导管安置妥当并仔细检查,保持导管通畅。

(3) 避免拖拉,保护局部皮肤,密切观察病情变化,有异常及时通知医师并处理。酌情确定翻身间隔时间,做好交接班。

(4) 手术后患者:翻身时应先检查敷料是否干燥、有无脱落,如分泌物浸湿敷料,应先更换敷料并固定妥当后再翻身,翻身后注意伤口不可受压。

（5）颅脑手术者：头部不可剧烈翻动，应取健侧卧位或平卧位，在翻身时要注意，以免引起脑疝，压迫脑干，导致患者死亡。

（6）颈椎或颅骨牵引者：翻身时应使头、颈、躯干保持在同一水平位翻动，不可放松牵引，翻身后需确保牵引力、牵引方向及位置无误。

（7）石膏固定者：翻身后应注意患处位置及局部肢体的血运情况，防止受压。

 思考题

章某，男，57岁，住院号8666301，肝癌介入术（TACE）后12小时，右侧股动脉穿刺处敷料干燥无渗血，右手背有输液管路一组。术后需绝对卧床休息24小时，请协助患者变换舒适卧位（注：术侧下肢必须保持伸直）。

（1）为患者变换体位前，需要评估哪些内容？

（2）应为患者选择何种卧位？

（3）变换体位过程中，有哪些注意事项？

（朱白鹭）

实验二　轴线翻身

 学习目标

（1）掌握轴线翻身的操作方法及步骤。

（2）熟悉轴线翻身的目的。

（3）了解轴线翻身患者的注意事项。

 知识准备

轴线翻身法（axis turnover method）的目的是协助颅骨牵引、脊椎损伤、脊椎手术、髋关节术后不能自行移动的患者更换卧位，减轻局部组织的压力和卧床并发症的发生，保持患者舒适。

1. 轴线翻身法的目的

（1）协助颅骨牵引、脊椎损伤、脊椎手术、髋关节术后的患者在床上翻身。

（2）预防脊椎再损伤及关节脱位。

（3）预防压力性损伤，增加患者舒适感。

2. 轴线翻身中的护理

（1）管道和伤口敷料处置：对有各种导管或输液装置者，应先将导管安置妥当并仔细检查，保持导管通畅。手术后患者翻身时，应先检查敷料是否干燥、有无脱落，如分泌物浸湿敷料，应先更换敷料并固定妥当后再翻身，翻身后注意伤口不可受压。

（2）颅脑手术患者的护理：颅脑手术者头部不可剧烈翻动，应取健侧卧位或平卧位，在翻身时要注意，以免引起脑疝，压迫脑干，导致患者死亡。

（3）牵引患者的护理：颈椎或颅骨牵引者，翻身时不可放松牵引，应使头、颈、躯干保持在同一水平位翻动。侧卧时应注意枕头高度，使脊柱保持同一水平，对侧和背部必须有良好的支撑。同时,翻身后注意牵引方向、位置以及牵引力是否正确。

(4)一般每2小时帮助患者更换一次体位,以减少受压部位压力性损伤的发生率,每次翻身都要检查受压部位皮肤情况,如有石膏固定者,为防止受压,翻身后应注意患处位置及局部肢体的血运情况。

 情境

郑某,男,57岁,住院号6982001,20个小时前因车祸致颈椎粉碎性骨折入院,并立即行颅骨牵引术,现患者仰卧于病床,神志清楚,伤口敷料干燥固定,留置导尿管一根。专科检查:双手手指刺痛减退,其余肢体皮肤浅感觉正常,肌群肌力3～4级。协助患者右侧卧位。

 用物

三角枕或软枕、翻身卡、免洗手消毒液、笔。

 方法及步骤

(一)评估与准备

1. 核对

核对治疗单。

2. 自身准备

衣帽整洁,洗手、戴口罩。

3. 核对患者、解释

至患者床旁,核对患者住院号、姓名、床号等;解释轴线翻身的目的,取得患者同意并配合。

〈沟通1〉 "先生您好,我是您的责任护士小×,请问您叫什么名字?""好的,请让我看一下您的手腕带。""郑先生,由于您的颈椎损伤,自行翻身有些困难,我现在需要帮您翻个身,这样可以避免局部皮肤长期受压引起损伤,方便我们观察局部皮肤和护理,您也会感到舒服。过会给您翻向右侧好吗? 翻身时我们会保护您的颈椎,希望您不要担心。"

4. 环境准备

关好窗户、拉上窗帘,必要时用围帘遮挡床单位。

5. 评估患者

评估病情、心理状况、合作程度,观察肢体活动能力、肌力、牵引、管道、伤口及敷料情况等。

〈沟通2〉 "郑先生,您现在感觉如何?""您现在没有输液和约束,伤口敷料干燥,不需要换药,身上有一根尿管。您先休息一下,我去准备用物,一会过来给您翻身。"

6. 物品准备

洗手,准备并检查物品。

(二)操作过程

1. 核对

携用物至床旁,核对患者住院号、姓名、床号。

〈沟通3〉　"先生,您好,请问您叫什么名字?""好的,请让我看一下您的手腕带。""郑先生,您准备好了吗,现在需要给您翻身了,在翻身的过程中我们3人会保护您的颈椎和胸椎,如果有任何不舒服请告诉我。"

2. 翻身前准备

移开床旁桌椅,固定床脚轮,拉起对侧护栏,松开被尾,妥善安置管道。患者仰卧、两臂交叉于胸前。

3. 将患者沿轴线翻转至侧卧位

根据损伤部位选择护士人数(颈椎损伤3人操作,腰椎损伤2人操作,对于较重的患者可以3～5人使用翻身单协助操作),一名护士固定患者头部,沿纵轴向上略加牵引,第二名护士将双手分别置于肩部、背部,第三名护士将双手分别置于腰部、臀部,使头、颈、肩、腰、髋保持在同一水平线上,固定头部的护士发令,3人同时用力将患者移至同侧床边,再沿纵轴线翻转至侧卧位(使头、颈随躯干一起缓慢移动)(图5.8、图5.9)。

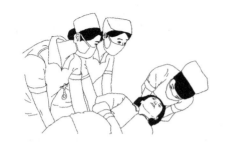

图5.8　三人轴线翻身法

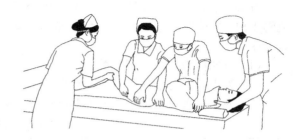

图5.9　四人轴线翻身法

4. 体位和管道的处置

观察伤口渗血、渗液情况及局部皮肤有无发红、水疱、破损等,必要时更换中单。将一软枕垫于颈背部,一软枕垫于患者背部支持身体,另一软枕放于两膝之间并使双膝呈自然弯曲状,避免躯干扭曲。检查安置患者关节呈功能位,保持头部牵引,妥善安置管道。

5. 整理床单位

帮助患者盖好被子,拉起护栏,装好床头,调整牵引绳位置,床归原位,固定。

6. 再次核对

再次查对患者的床号、姓名、住院号。

〈沟通4〉　"先生,请问您叫什么名字?""好的,请让我看一下您的手腕带。"

7. 健康教育

向患者及其家属解释轴线翻身的护理方法,医护人员不在场的情况下勿擅自放松牵引和挪动患者;有引流管的注意保持引流通畅,避免因导尿管受压、扭曲、堵塞等导致感染;如患者感觉不舒适请按床头铃通知护士。

〈沟通5〉　"郑先生,我们已经给您更换了体位,现在感觉如何? 请不要擅自放松牵引、调节牵引绳位置,如感觉不适请按床头铃,我会尽快赶来为您处理的,您现在还有其他需要吗?""好的,请您好好休息,两小时后我再来为您翻身,谢谢您的合作。"

8. 整理、记录

拉开围帘,开窗通风;回治疗室处理用物,洗手,记录轴线翻身的时间、背部皮肤情况及患者的反应等。

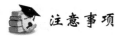 **注意事项**

（1）翻转患者时，应注意保持脊椎平直，以维持脊柱的正确生理弯度，避免由于躯干扭曲，加重脊柱骨折、脊髓损伤和关节脱位。翻身角度不可超过60°角，避免由于脊柱负重增大而引起关节突骨折。

（2）患者有颈椎损伤时，勿扭曲或旋转患者的头部，以免加重神经损伤引起呼吸肌麻痹导致死亡。

（3）翻身时注意为患者保暖并防止坠床。

（4）准确记录翻身时间。

（5）注意轴线翻身时运用节力原则，配合默契，时刻注意患者意识、呼吸等病情变化。

 思考题

方某，女，58岁，住院号8563301，椎前路手术后1天。颈部伤口敷料干燥固定，伤口引流管1根，颈围外固定中，患者右侧手指痛觉减弱，右手握力3级，其余肌群肌力4～5级，留置导尿。

（1）应如何为该患者摆侧卧位？

（2）为患者进行轴线翻身时，有哪些注意事项？

（3）为该患者更换体位的间隔时间应如何确定？

附：评分标准

评分内容	实施要点	分值
评估与准备 （15分）	洗手，核对，评估患者情况	3
	环境准备，保护病人隐私	2
	向患者及家属解释轴线翻身目的，取得患者的同意并配合	5
	洗手、戴口罩，准备并检查物品	5
操作过程 （70分）	携用物至床旁，核对患者	5
	移开床旁桌、椅，床单位准备	5
	管道安置及患者翻身前姿势准备正确	15
	轴线翻身步骤及体位摆放正确	20
	管道处置得当，整理床单位	10
	做好患者及家属健康教育工作，再次核对	10
	用物处置，洗手，记录	5
总体评价 （10分）	遵循节力、安全原则	2
	能够较好地与患者及家属沟通	3
	操作熟练、配合良好	3
	时间把握得当	2
提问（5分）	正确回答1～2个问题	5
总分		100

（朱白鹭）

实验三　患者约束

 学习目标

（1）掌握约束法的操作方法及步骤。

（2）熟悉约束法的目的。

（3）了解约束法可能造成的并发症。

 知识准备

约束法（restraint methods）是为保证患者安全及治疗顺利进行，根据患者病情及治疗的需要，使用各种约束用具将患者身体的某个或某几个部位固定制动的方法。临床常见有腕部、踝部、肩部、膝部、全身约束法等。约束法适用于没有自控能力、没有相应的理解力以及不合作的患者，某些意识障碍者，有跌倒坠床高风险者（高热、谵妄、昏迷、躁动、危重患者等），对治疗护理不合作的患者，严重行为紊乱、兴奋躁动、自伤伤人的精神病患者。

1. 约束法的目的

（1）控制情绪失控和精神障碍患者，防止自伤和伤人。

（2）保护意识障碍患者和跌倒坠床高风险者，防止损伤。

（3）对不合作的患者，保证治疗和护理顺利进行。

2. 约束法使用的护理

（1）护士遵医嘱在采取约束患者行为前，要向患者或家属说明约束患者的必要性、约束患者的方法、开始时间和可能持续的时间、约束患者后可能出现的意外情况、拒绝约束患者可能造成的后果、家属如何配合等，并征得患者及家属的同意，签署知情同意书。患者及家属拒绝使用约束法者，需在病历上注明，必要时需患者家属签字。

（2）在使用约束法过程中，医护之间要及时相互沟通，若限制患者行为的持续时间超过24 小时，医生必须对限制患者行为的必要性进行评估，并记录在病程记录中。

（3）约束后密切观察患者病情，如呼吸、面色等。护士要每隔 15～30 分钟巡视病房，每2 小时松解一次，观察患者约束部位皮肤的完整性；肢端血液循环情况，出现皮肤苍白、冰冷肿胀、自感麻木、刺痛时立即解除约束。随时了解约束患者的生活需求并予以协助等。

3. 约束法可能造成的并发症

（1）患者及家属焦虑、紧张、恐惧。

（2）皮肤擦伤。

（3）关节脱位或骨折。

（4）肢体血液回流障碍。

（5）压力性损伤。

（6）疼痛。

情境

王某,男,57岁,住院号8623211,因胃窦癌入院,行胃癌根治术后第二天患者出现躁动,强行坐起,24小时伤口引流液350 mL,颜色鲜红。请护士遵医嘱约束患者。

 用物

肩部约束带、膝部约束带、尼龙搭扣约束带、大单、纱布垫(图5.10至图5.13),免洗速干手消毒液。

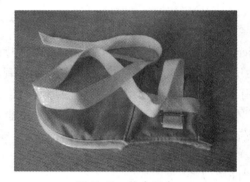

图5.10 约束手套

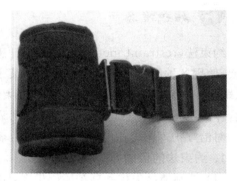

图5.11 肢体约束带

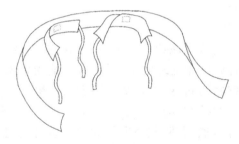

图5.12 膝部约束带

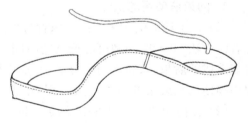

图5.13 肩部约束带

 方法及步骤

(一)评估与准备

1. 自身准备

衣帽整洁,洗手、戴口罩。

2. 核对患者、解释

至患者床旁,核对患者住院号、姓名、床号等;解释约束法的目的,取得患者或家属的同意并配合,签订知情同意书。

〈沟通1〉 "您好,我是王×的责任护士小×,您是他的家属吗?""王先生在手术后出现躁动,导致伤口活动性出血,不利于康复。现在我要遵医嘱用约束带,也就是用带海绵的布条将王先生的四肢约束起来,防止他剧烈活动。如果你们同意使用约束带,请在知情同意书上签字。""我理解你们的担忧,在约束期间我们会随时观察约束部位的情况,并定时放松约束带,只要王先生安静下来,我们会及时撤除约束的,不必过分担心。"

3．环境准备

保持环境宽敞、安静、舒适。

4．评估患者

(1)全身情况:年龄、生命体征、目前病情、意识状态、治疗情况,有无骨质疏松或引起骨质疏松的危险因素,身上是否有首饰等硬物。心理状态:感知觉是否正常、有无焦虑恐惧感、患者及家属的合作程度等。健康知识:患者和家属对疾病的认识程度及是否理解实行约束的目的和必要性。

(2)局部情况:被约束肢体的活动情况,有无骨折、外伤或皮肤感染。约束部位皮肤的色泽、温度,完整性及局部血运情况等。

〈沟通2〉　"王先生的四肢活动度良好,无外伤和皮肤感染,约束部位皮肤颜色、温度正常,我准备好用物就过来。"

5．物品准备

洗手、戴口罩,准备并检查物品。

(二)操作过程

1．核对

携用物至床旁,核对患者住院号、姓名、床号。

〈沟通3〉　"您好,您是哪位患者的家属?""我核对一下他的腕带,现在要给王先生绑约束带了。"

2．解释

再次向患者或家属解释使用约束带的目的。指导患者或家属配合的方法,协助患者取合适的体位,根据患者病情选择合适的约束法。

〈沟通4〉　"约束是为了保护王先生,防止他伤口大出血。这些约束带均有柔软的海绵,绑约束带的时候我也会留有必要的活动空间,不会给他造成伤害的,请你们放心。"

3．肢体约束法

暴露患者的腕部、踝部,用约束带上的海绵体部分包裹腕部、踝部,松紧适宜,长宽带系于床边。宽绷带法:手腕部或踝部先用棉垫包裹,宽绷带打成双套结套在棉垫外面,稍拉紧,确保肢体不脱出,松紧以不影响血液循环为宜,将绷带系于床缘(图5.14、图5.15)。将患者的肢体摆放于功能位,保持适当的活动度。

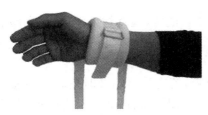

图5.14　肢体约束法

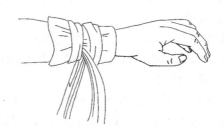

图5.15　肢体约束法(绷带)

4．肩部约束法

暴露患者双肩,将袖筒套于患者双侧肩部,腋下垫棉垫。两袖筒上的细带在胸前打结固定,松紧适宜,将两条较宽的长带系于床头,保持适当的活动度,必要时将枕头横立于床头。亦可将大单斜折成长条,完成肩部约束(图5.16、图5.17)。

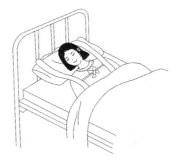

图 5.16　肩部约束法

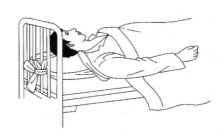

图 5.17　肩部约束法(大单法)

5. 膝部约束法

两膝之间放一棉垫,将约束带横放于两膝上,两头带各缚住一侧膝关节,松紧适宜,系宽带两端于床缘,将患者的肢体摆放于功能位,保持适当的活动度。亦可用大单进行固定(图5.18、图5.19)。

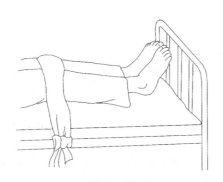

图 5.18　膝部约束法

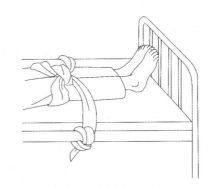

图 5.19　膝部约束法(大单法)

6. 全身约束法

此法多用于患儿,将大单折成自患儿肩部至踝部的长度,将患儿放于中间;用靠近护士一侧的大单紧紧包裹同侧患儿的手足至对侧,自患儿腋窝下掖于身下,再将对侧大单包裹患儿对侧手臂及身体后,紧掖于靠护士一侧身下;如患儿过分活动,可用绷带系好。成人患者需进行全身约束时,须联合使用四肢、肩部、膝部等多部位的约束带。

7. 观察

操作后查对,患者取舒适卧位,保持肢体和关节处于功能位,检查约束效果,观察局部皮肤的颜色、温度、约束肢体末梢循环状况,整理床单位。

8. 健康教育

告之患者及家属约束后不要用力撕扯或松解约束带,若有异常请及时按床头铃通知医护人员。医护人员会随时观察患者病情和约束局部皮肤情况,如有无疼痛,皮肤损伤,皮肤颜色、温度,约束肢体末梢循环情况等,定时松解。如有异常立即通知医生并配合进行处理。指导患者和家属在约束期间保证肢体处于功能位,保持适当的活动度。

〈沟通5〉 "我已经给王先生绑好约束带了,请不要用力撕扯或松解约束带。在约束期间,我会随时观察王先生的病情和约束局部皮肤情况,你们也可以经常帮他按摩手和脚以促进血液循环,让他的肢体放松地摆放在身旁,若有异常情况请按床头铃,我会尽快过来处理的。"

9. 整理、记录

回治疗室处理用物,洗手,记录约束带使用的时间及观察情况等。

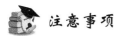 **注意事项**

(1) 严格掌握使用约束带的适应证,维护患者的自尊。

(2) 约束时均用活结,约束后将患者肢体处于功能位,约束带松紧适宜,以能伸进 1～2 根手指为原则。约束带不要系在护栏上。

(3) 常规每 15～30 分钟观察一次约束部位的末梢循环情况并做好记录与交班。

(4) 约束使用时间不宜过长,需较长时间约束者,每 2 小时松解约束一次并活动肢体,按需协助患者翻身,建立翻身卡,至少每小时评价约束带的使用情况。

(5) 准确记录并交接班,包括约束的原因、时间、约束带的数目、约束的部位、约束部位的皮肤状况、解除约束的时间等。

 思考题

孙某,女,2 岁,住院号 2217001,因支气管肺炎入院,体温 39.4 ℃、脉搏 98 次/分,呼吸 25 次/分,血压 100/68 mmHg,患者烦躁不安,几次拔输液头皮针未果,遵医嘱给予约束。

(1) 应为患者实施哪种约束法?

(2) 使用约束法的过程中需要注意哪些事项?

(3) 如何评价约束带的使用情况?

附:评分标准

评分内容	实施要点	分值
评估与准备 (15 分)	洗手,核对医嘱	3
	环境准备,评估患者	3
	解释约束的目的,取得患者家属的同意并配合	4
	洗手,戴口罩,准备并检查物品	5
操作过程 (70 分)	携用物至床旁,核对解释	5
	根据病情选择约束方法和部位	5
	棉垫保护受约束肢体,妥善固定,松紧适宜,保持功能位	20
	检查肢体、调整约束带	10
	向患者及其家属实施相关健康教育	10
	处理用物,洗手	5
	记录约束部位、时间、皮肤、效果等	5
	按要求观察约束效果、肢体、呼吸面色、并发症等	10

续表

评分内容	实施要点	分值
总体评价 （10分）	态度认真、严谨，沟通良好	2
	操作熟练、稳重，有条理	3
	正确指导患者及家属	3
	时间把握得当	2
提问（5分）	正确回答1～2个问题	5
总分		100

（朱白鹭）

实验四　无菌技术

 学习目标

（1）掌握无菌技术的操作方法及步骤。

（2）熟悉无菌技术的目的和原则。

 知识准备

1．无菌技术目的

（1）在进行医疗、护理操作时确保无菌效果。

（2）保护患者和医护人员免受感染。

2．无菌技术的相关概念

（1）无菌技术（aseptic technique）：指在医疗、护理操作过程中，防止一切微生物侵入人体和防止无菌物品、无菌区域被污染的操作技术。对医护人员而言，掌握无菌技术的相关理论知识并正确运用无菌技术及相关规程对预防、控制感染十分重要。无菌技术及操作规程是根据科学原则制定的，每位医务人员都必须熟练掌握并严格遵守。

（2）无菌物品（aseptic supplies）：指通过物理或化学方法灭菌后保持无菌状态的物品。

（3）无菌区（aseptic area）：指经灭菌处理且未被污染的区域。

（4）非无菌区（non-aseptic area）：指未经灭菌处理或虽经灭菌处理但又被污染的区域。

3．无菌技术原则

（1）操作环境符合要求。保持操作环境清洁、宽敞，定期消毒。在进行无菌技术操作前30分钟，应停止清扫工作并减少走动，以防止尘埃飞扬导致污染。

（2）工作人员着装符合规范。进行无菌操作前应着装整齐，戴好口罩、帽子，并修剪指甲、洗手。必要时穿无菌衣、戴无菌手套。

（3）无菌物品合理放置。

① 无菌物品与非无菌物品分开放置，无菌物品必须存放在无菌容器或无菌包内，一经取出，尽管未经使用，亦不可再放回无菌容器或无菌包内。

② 无菌包外须标明包内物品名称、灭菌日期，并按失效期先后顺序摆放。

③ 无菌包的保存期与储存环境的温度、湿度及包装材料有关,一般为 7～14 天,过期或受潮应重新灭菌。

(4) 严格执行操作规范。

① 取用无菌物品须使用无菌持物钳或无菌持物镊。

② 未经消毒的用物、手、手臂不可触及无菌物品或跨越无菌区。

③ 无菌操作时,操作者身体应与无菌区保持一定的距离,手、前臂应保持在肩以下、腰部或操作台面以上的视野范围内。

④ 一切无菌操作均应使用无菌物品,禁用未经灭菌或疑有污染的物品。

⑤ 一套无菌物品仅供一位患者使用一次。

 情境

王先生,32 岁,住院号 20230276,3 小时前因热水致右上肢烫伤,急诊就诊时查体见:创面分布于右上肢,表皮部分撕烂,散在大水泡,创面基底红润,弹性良好,触痛明显,烫伤面积约为其身体表面积的 2%。要求:请根据该患者的情况进行换药前的准备工作并给患者换药。

 用物

无菌持物钳、无菌罐、无菌包、换药包、洗必泰、免洗速干手消毒液、棉签、治疗盘、弯盘、笔、记录纸、启瓶器、无菌手套。

 方法及步骤

(一)评估与准备

1. 核对

双人核对医嘱,转抄医嘱到治疗单,双人核对治疗单。

2. 自身准备

洗手、衣帽整洁。

3. 核对患者、解释

至患者床旁,核对患者姓名、床号、住院号等;解释换药目的,取得患者的同意与配合。

〈沟通 1〉 "您好,我是您的责任护士××,请问您叫什么名字?""请让我看一下您的手腕带。""王先生,因为您的手臂被烫伤,为防止伤口感染,促进伤口及时愈合,遵医嘱要给您换药,希望能得到您的配合。"

4. 环境准备

环境清洁、宽敞,定期消毒。进行无菌技术操作前 30 分钟应停止清扫工作并减少走动。操作台清洁、干燥、平坦,擦操作台、治疗盘、治疗车。

5. 评估患者

评估、检查患者伤口感染情况、合作程度等,根据评估结果为患者选择正确的消毒液。

〈沟通 2〉 "现在我来检查一下您的手臂烫伤情况。""您的手臂需要换下药,您先休息一下,我去准备用物,一会来给您换药。"

6．物品准备

洗手、戴口罩,准备并检查所需用物。

(二)操作过程

1．物品准备与检查

准备并检查物品是否齐全、是否可以使用,物品放置应合理。

2．打开无菌包

查无菌包名称、化学指示胶带、有效期、责任人,无菌包应干燥完整,开包解带,依次揭外、左、右、内角,取物用无菌钳(镊),不可跨越无菌区,若需回包,按原折痕依次包内、右、左、外角,"一"字结扎好,注明开包日期、时间并签名(图5.20)。

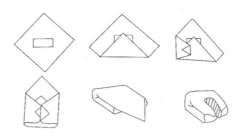

图5.20　无菌包包扎法

3．铺无菌盘

无菌巾折法见图5.21和图5.22。确认治疗盘清洁、干燥后,双手捏无菌巾一边外面两角,轻轻抖开(图5.23),双折铺于治疗盘上,将上层折成扇形边缘向外(图5.24)。

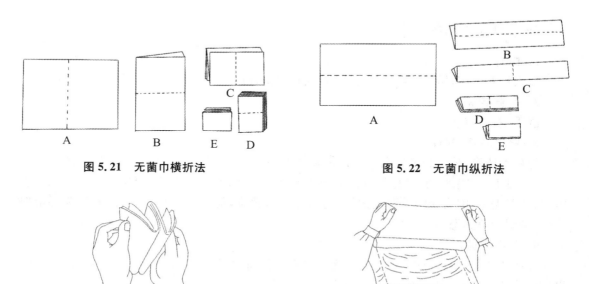

图5.21　无菌巾横折法　　　　　　　　**图5.22　无菌巾纵折法**

图5.23　打开无菌巾　　　　　　　　**图5.24　单层底铺巾**

4．打开换药包

按取用无菌巾方法,打开换药包,并取出治疗碗和镊子放入无菌盘内。

5. 从无菌罐内取无菌物品

检查无菌罐的标签、灭菌日期，打开容器，盖内面朝上放稳妥(图5.25、图5.26)，用无菌持物钳从无菌罐内夹取棉球、纱布等所需的无菌用品，用毕即盖严。

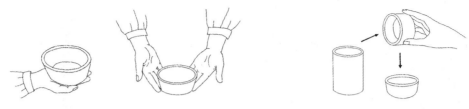

图 5.25　手持无菌容器　　　　　　　　图 5.26　打开无菌容器

6. 倒取洗必泰

检查核对瓶签上的名称、浓度、有效日期，拧开盖子，手掌紧贴瓶贴倒出少量溶液冲洗瓶口，再由原处倒出溶液至无菌容器中，如液体未用完，应在瓶签上注明此瓶溶液的启用日期、时间并签名，放回原处。

7. 盖无菌盘

用双手分别捏住无菌巾两角边缘外面，拉开扇形折叠层遮盖于物品上，上下层边缘对齐，将开口处向上折两次，两侧边缘分别向下折一次，露出治疗盘边缘。

8. 携无菌盘至床旁

检查伤口，揭去污染敷料，暴露伤口，打开无菌盘上层无菌巾。

〈沟通3〉 "您好，请问您叫什么名字？""请让我看一下您的手腕带。""王先生，现在用物已经准备好了，我来为您换药。"

9. 戴无菌手套

核对手套尺码及灭菌日期，检查包装有无破损，手套袋平放于清洁、干燥的桌面上，打开外包装袋，将手套内包装袋完全打开，一手捏住一只手套的反折部分(手套内面)取出手套，对准五指戴上；未戴手套的手捏住另一只手套的反折部分(手套内面)取出手套，再用戴好手套的手指插入另一手套的反折内面(手套外面)戴上手套，双手调整手套位置，将手套翻边扣套在工作衣袖外面(图5.27)。

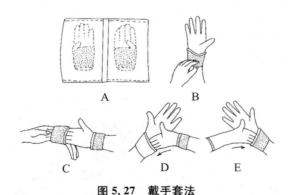

图 5.27　戴手套法

10. 换药

取无菌棉球擦去手套上的滑石粉，按无菌原则清洁伤口，更换无菌敷料。

〈沟通4〉 "请再告诉我一下您的名字。""我现在要给您换药了，请您放松。""现在感觉怎么样?""王先生,现在已经为您换过药了,请再说一下您的名字。""我再看一下您的手腕带,谢谢。"

11．脱无菌手套

一手捏住另一手套腕部外面,翻转脱下,再用脱手套的手插入另一手套内,将其往下翻转脱下。

〈沟通5〉 "王先生,已为您换过药了,请注意伤口的清洁、干燥,有什么问题请按床头呼叫器,我们也会经常过来看您的,您好好休息。"

12．整理、记录

整理床单位,协助患者取舒适卧位,拉开围帘,开窗通风;回治疗室处理用物,按医院感染管理要求做好垃圾分类处理,洗手,记录换药的时间、患者的反应等。

 注意事项

（1）严格遵循无菌操作的原则。

（2）无菌持物钳取放时钳端闭合,并始终保持向下;无菌持物钳不得在空气中暴露过久,不能用于夹取油纱布或换药。

（3）取放无菌容器内物品时,无菌持物钳及无菌物品不可触及容器边缘及液面以上的容器内壁,手指也不可触及无菌容器盖的内面及边缘。

（4）打开无菌包时手只能接触包布四角的外面,不可触及包布内面,不可跨越无菌区;打开过的无菌包限24小时内使用。

（5）铺无菌盘的区域须清洁干燥;无菌巾避免潮湿、污染;铺好的无菌盘应尽早使用,有效期不超过4小时。

（6）戴无菌手套时注意修剪指甲,选择合适的手套尺码;未戴手套的手不可触及手套外面,戴手套的手不可触及手套内面;脱手套时应翻转脱下,避免强拉。

（7）定期消毒灭菌,如用物超过有效期、疑有污染或已被污染,应予更换并重新灭菌。

 思考题

方先生,37岁,住院号20210379,因外伤致左小腿受伤,入院治疗一段时间,今日查房见伤口处有黄色脓液,有甜臭味,进一步化验查出有金黄色葡萄球菌感染。

（1）应该为患者选择何种消毒液?

（2）操作结束后用物如何处理?

附图:临床常用物品（图5.28）。

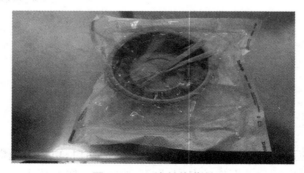

图5.28　一次性换药包

附：评分标准

评分内容	实施要点	分值
评估与准备 （15分）	操作台清洁、干燥、平坦,擦操作台、治疗盘	3
	规范戴口罩、帽子	3
	准备和检查物品是否齐全、完好,物品放置合理	4
	解释换药的目的;安抚、取得病人配合	5
操作过程 （65分）	打开无菌包,正确取用无菌巾	10
	铺无菌盘	6
	正确取用放置治疗碗、镊子、棉签、纱布等无菌物品	10
	倒取洗必泰	7
	盖无菌盘	5
	记录洗必泰启用时间	2
	携无菌盘至床旁,揭去污染敷料,打开上层无菌巾	5
	戴无菌手套,正确擦洗伤口、换药	12
	脱无菌手套,整理床单位和用物,做好垃圾分类处理	8
总体评价 （15分）	操作熟练,注重人文关怀	5
	正确应用无菌原则	6
	物品复原整理	2
	正确选择换药所需溶液	2
提问(5分)	正确回答 1~2 个问题	5
总分		100

（马少勇）

实验五　穿脱防护服

 学习目标

（1）掌握穿脱防护服的方法及步骤。
（2）熟悉穿脱防护服的目的和注意事项。
（3）了解医务人员的分级防护。

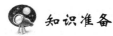 **知识准备**

　　护士在从事诊疗、护理活动中,可能会因为接触有毒、有害物质或病原微生物,以及受到心理社会等因素的影响而损害健康或危及生命。护理职业防护(occupational protection of nursing)是指在护理工作中针对各种职业性有害因素采取的有效措施,以保护护士免受职业性有害因素的危害,或将危害降至最低程度。

穿脱防护服是护士职业防护的重要措施之一。护士在遇到以下情形时应穿防护服：① 接触甲类或按甲类管理的传染病患者时；② 接触经空气传播或飞沫传播的传染病患者，可能受到患者血液、体液、分泌物、排泄物喷溅时。

（一）穿脱防护服的目的

保护医务人员和患者，防止感染和交叉感染。

（二）医务人员的分级防护

根据《医院感染管理办法》和《医院隔离预防制度》等法律法规，医务人员在工作时接触疑似传染病患者或临床确诊传染病患者时，必须在标准预防的基础上，按照导致感染的危险性程度采取分级防护。

1. 标准预防

标准预防（standard precaution）是基于患者的血液、体液、分泌物（不包括汗液）、非完整皮肤和黏膜均可能含有感染性因子的原则，针对医院所有患者和医务人员采取的一组预防感染措施，具体措施包括手卫生、正确使用个人防护用品、呼吸道卫生和咳嗽礼仪、诊疗设备及环境清洁消毒、患者安置、安全注射、医用织物洗涤和医疗废物管理等。医院内所有区域应当采取标准预防，其特点是：① 强调双向防护，既要预防疾病从患者传至医务人员，又要防止疾病从医务人员传给患者。② 既要防止血源性疾病的传播，又要防止非血源性疾病的传播。③ 所有的患者均被视为具有潜在感染性患者，即认为患者的血液、体液、分泌物、排泄物均具有传染性，必须进行隔离，无论是否有明显的血液或是否接触非完整的皮肤与黏膜，接触上述物质者，必须采取防护措施。

2. 分级防护

医务人员在诊疗活动中，应对不同服务场所的暴露风险因素进行充分评估，并酌情采取相应的分级防护措施。

（1）一级防护：适用于普通门（急）诊、普通病房、重症监护病房；隔离病区的潜在污染区、发热门诊、隔离病区外的安保、保洁、医疗废物转运等工作人员。

具体要求：① 严格遵守标准预防的原则。② 严格遵守消毒、隔离的各项规章制度。③ 工作时应穿工作服、戴一次性工作帽和医用外科口罩，必要时戴一次性乳胶手套、穿一次性医用隔离衣。④ 严格执行手卫生。⑤ 工作结束时进行个人卫生处置，并注意呼吸道与黏膜的防护。

（2）二级防护：适用于发热门（急）诊、进入传染病隔离病区（病房）、为疑似及确诊患者进行影像学检查及实验室检验的医务人员；密切接触者医学观察区、医学观察区的医务人员；接触从患者身上采集的标本、处理其分泌物、排泄物、使用过的物品和死亡患者尸体的工作人员；转运患者的医务人员和司机。

具体要求：① 严格遵守标准预防的原则。② 严格遵守消毒、隔离的各项规章制度。③ 进入隔离病房、隔离病区的医务人员必须穿工作服、戴一次性工作帽和医用防护口罩（N95 及以上），一次性医用防护服、一次性鞋套。④ 接触可疑的体液、分泌物、排泄物等物质时应戴一次性乳胶手套。⑤ 进行可能产生喷溅的操作时，应戴护目镜或防护面罩。⑥ 严格按照清洁区、潜在污染区和污染区的划分，正确穿戴和脱摘防护用品，并注意呼吸道、口腔、鼻腔黏膜和眼睛的卫生与保护。

（3）三级防护：适用于为患者实施可引发气溶胶操作、手术、核酸检测、尸体解剖的医务人员。可引发气溶胶的操作包括气管内插管、雾化治疗、诱发痰液的检查、支气管镜检查、呼吸道吸痰、气管切口的护理、胸腔物理治疗、面罩正压通气（如 BiPAP 和 CPAP）、高频震荡通气、复苏操作等。

具体要求：在二级防护的基础上，加戴面罩，或将医用防护口罩、护目镜或防护面罩换为全面具或戴电动送风过滤式呼吸器。

 情境

孙某，男，42 岁，住院号 2023523，新型冠状病毒感染患者，入院接受治疗，护士现需要进入隔离病房为其进行体格检查。

 用物

一次性帽子、一次性手套、一次性鞋套、医用防护服、N95 口罩、防护眼镜、免洗速干手消毒液，酌情备防护面罩或全面型呼吸防护器。以上物品均需符合国家相关标准、且在有效期内。

 方法及步骤

（一）评估与准备

1．自身准备
洗手、着装整洁，取下手表，头发盘起，穿洗手衣。

2．评估患者
熟悉病情和护理方案，了解隔离种类。

3．环境准备
环境清洁、宽敞，区域划分明确。

4．物品准备
根据治疗护理需要，准备并检查相关用物及防护用品。

（二）操作过程

1．穿防护服过程
（1）戴帽子：将帽子由额前向脑后罩于头部，注意不要让头发外露。
（2）戴 N95 口罩：① 佩戴。左手穿过两带托住口罩，检查口罩系带是否牢固，罩住口、鼻及下巴，鼻夹部向上紧贴面部，右手将下方系带拉过头顶，放在颈后，再将上方系带拉至头顶中部，戴好后调整系带。② 塑造鼻夹。将双手指尖放在金属鼻夹上，从中间位置开始，用双手向内按压鼻夹，并分别向两侧移动和按压，根据鼻梁形状塑造鼻夹（必须使用双手）。③ 密合性检查。双手完全盖住口罩，快速呼气 2 次，检查口罩密合性。如空气从口罩边缘溢出，即佩戴不当，须再次调整口罩位置、头带及鼻夹（图 5.29）。
（3）戴内层手套。
（4）穿一次性鞋套。

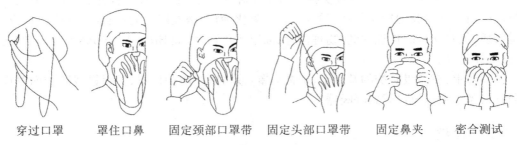

| 穿过口罩 | 罩住口鼻 | 固定颈部口罩带 | 固定头部口罩带 | 固定鼻夹 | 密合测试 |

图 5.29　戴 N95 口罩(佩戴)

(5) 穿防护服:① 检查防护服的有效期及完整性,选择合适型号。② 打开防护服,将拉链拉至合适位置,左右手握住左右袖口,抓住防护服腰部。③ 先穿下肢,后穿上肢,套上连体帽(防护服帽子要完全盖住一次性帽子)。④ 将拉链拉上,密封拉链罩。⑤ 检查防护服,做下蹲试验。

(6) 戴外层手套:手套反折部分完全压住防护服袖口。

(7) 戴护目镜:检查护目镜有无破损、松懈,将护目镜置于眼部合适部位,调节舒适度。要求头带压在连体帽之外,并使眼镜下缘与口罩尽量结合紧密。根据需要选择防护面屏。

(8) 穿鞋套:穿好外层长鞋套或胶鞋,注意将防护服裤口塞入外层鞋套内或胶鞋内。

(9) 检查:全面认真检查全套防护装备,与队友相互检查,确保穿戴符合规范要求。

2. 脱防护服过程

(1) 进一脱间(出污染区进潜在污染区):

① 手卫生。

② 摘护目镜/防护面屏:a. 抓住护目镜/防护面屏一侧的外边缘,将护目镜/防护面屏轻轻摘下,放入黄色医疗垃圾桶内;b. 注意双手不要触碰护目镜镜面或面屏屏面;c. 手卫生。

③ 脱防护服:a. 揭开密封胶条,将防护服拉链拉到底,双手向上提拉连体帽,使帽子脱离头部;b. 双手抓住防护服两侧肩部,将防护服褪至肩部以下;c. 从上到下,将防护服内面朝外,边脱边卷至脚踝处,将防护服连同外层手套、靴套一起脱掉;d. 将防护服等内面朝外卷,弃入黄色医疗垃圾桶中。注意脱掉外层手套的手不可触及防护服外面;e. 手卫生。

(2) 进二脱间:

① 脱内层鞋套:依次脱下双脚内层鞋套,里面朝外,放入黄色医疗垃圾桶中。手卫生。

② 脱内层手套:先用左手捏住右手手套污染面(外面)的边缘将手套(里面朝外)脱下,并握在手中。然后右手进入左手手套内面,将手套脱下(里面朝外)。手卫生。

③ 脱一次性帽子。双手伸进帽子耳后双方的内侧边缘,闭眼,将帽子内面朝外轻轻取下,放入黄色医疗垃圾桶中。手卫生。

④ 摘口罩。从后向前,先取下双耳下面的系带,再取下头顶上面的系带。用手仅捏住口罩的系带,将口罩放入黄色医疗垃圾桶中。注意摘除过程中手避免触碰口罩前面,避免口罩触碰身体。手卫生。

⑤ 流动水洗手,进入缓冲区沐浴,更换干净衣服。戴医用外科口罩,进入清洁区。

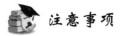 **注意事项**

(1) 严格遵守标准预防的原则,严格遵守消毒、隔离的各项规章制度,严格执行洗手与

手消毒制度。

（2）防护服只能在规定区域内穿脱,穿前应检查是否在有效期内,有无潮湿、破损,大小是否合适等。

（3）防护服如有破损、潮湿或被患者血液、体液、污物污染时,应及时更换。

（4）接触多个同类传染病患者时,防护服可以连续使用;接触疑似患者时,防护服应每次更换。

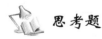 **思考题**

张某,男,48 岁,住院号 2021624,海外公差回国后酒店隔离第 14 天,医嘱 COVID-19 核酸检测,请执行医嘱。

（1）穿脱防护服有哪些注意事项?

（2）分级防护的适用范围和主要防护措施分别有哪些?

附:评分标准

评分内容	实施要点	分值
评估与准备 （10 分）	洗手,着装整洁,头发盘起	3
	评估病人,了解病情,了解隔离种类	2
	环境清洁、宽敞	2
	根据治疗目的准备相关用物及防护用品	3
操作过程 （75 分）	穿防护服流程	
	戴帽子,戴 N95 口罩	7
	戴内层手套,穿一次性鞋套	3
	穿防护服	12
	戴外层手套,戴护目镜,穿靴套	6
	脱防护服流程	
	进一脱间,手卫生	2
	摘护目镜,手卫生	4
	脱防护服、外层手套、靴套,手卫生	25
	进二脱间,脱一次性鞋套,手卫生	2
	脱内层手套,手卫生	2
	脱 N95 口罩,手卫生	6
	脱一次性帽子,手卫生	4
	洗手,戴外科口罩,进入清洁区	2

续表

评分内容	实施要点	分值
总体评价 （10分）	操作熟练、穿戴完毕整洁无暴露	2
	脱防护服轻柔、熟练，全程无暴露	3
	严格执行消毒隔离制度	3
	正确处理用物，废物销毁、丢弃到正确位置	2
提问（5分）	正确回答1～2个问题	5
总分		100

（汪　苗）

第三节　治疗护理

实验一　鼻　饲

 学习目标

（1）掌握鼻饲法的操作方法及步骤。

（2）熟悉鼻饲法的目的。

（3）了解鼻饲置管患者的护理。

 知识准备

鼻饲法（nasogastric gavage）是将导管经鼻腔插入胃内，从管内灌注流质食物、水分和药物，以维持患者营养和治疗需要的技术。

适应人群：

（1）不能经口进食患者，如昏迷、口腔疾患、口腔手术后、有吞咽和咀嚼困难的患者；不能张口的患者，如破伤风患者。

（2）早产儿及病情危重的患者。

（3）拒绝进食的患者。

 情境

王某，男，67岁，住院号8415168，脑梗死后遗症，不能吞咽，无法进食。医嘱：鼻饲。

 用物

无菌鼻饲包（内备：治疗碗、镊子、止血钳、压舌板、纱布、胃管、50 mL注射器、治疗巾）、液体石蜡、棉签、胶布、别针、夹子或橡皮圈、手电筒、听诊器、弯盘、鼻饲流食、温开水适量、按需准备漱口或口腔护理用物及松节油、免洗速干手消毒液。

 方法及步骤

（一）评估与准备

1．核对

核对治疗单及医嘱。

2．自身准备

洗手、戴口罩、衣帽整洁。

3．核对患者、解释

至患者床旁，核对患者床号、姓名、住院号等；解释鼻饲法的目的，进行精神安慰与鼓励，消除患者的紧张恐惧情绪，使患者能积极主动配合操作。

〈沟通1〉 "您好，我是您的责任护士小×，能告诉我您的名字吗？""好的，请让我看一下您的手腕带。""您现在感觉怎样？ 您现在不能经口腔进食，为了保证您的营养摄入，需要给您下鼻饲管进食，您看可以吗？"

4．环境准备

病房环境整洁、安静。

5．评估患者

评估病情、合作程度、心理状况等；检查患者两侧鼻黏膜情况、鼻腔的通畅性。

〈沟通2〉 "王先生，因为胃管要从鼻腔插入，让我看一下您的鼻腔情况。鼻腔情况良好（鼻腔黏膜无充血、鼻中隔无弯曲、无鼻息肉）。""您希望从右侧插入，还是左侧？ 您的胃肠道曾经有生过病或做过手术吗？""在下胃管时，您要做吞咽动作，不要紧张，很快就会好的。""您需要去卫生间吗？ 您先休息，我去准备物品，一会儿见。"

6．物品准备

洗手，准备并检查物品。

（二）操作过程

1．核对

携用物至床旁，核对患者床号、姓名、住院号。

〈沟通3〉 "您好，请问您叫什么名字？""好的，请让我看一下您的手腕带。""王先生，现在用物已经准备好了，我现在要给您下胃管了，请您听好我的口令，如果有什么不舒服，请及时告诉我。"

2．协助患者准备

协助患者采取半坐卧位或坐位，将治疗巾围于患者颌下，弯盘放于便取用处，观察鼻腔通畅的一侧，用棉签清洁其鼻腔。

〈沟通4〉 "我扶您坐起来可以吗？""请再告诉我一下您的名字""好的，我现在要给您下胃管，您放轻松，做深呼吸，往下咽，好，您配合得很好！"

3．插胃管

测量胃管长度，测量方法是从患者鼻尖至耳垂再至剑突的长度（或发际至剑突的长度）

（图5.30），成人为45～55 cm，做好标记，将液状石蜡油倒少许于纱布上，润滑胃管前段，一手持纱布托住胃管，另一手持镊子夹住胃管前端，沿选定侧鼻孔先稍向上平行再向后下缓慢轻轻插入，插入至咽喉部嘱患者做吞咽动作，当患者吞咽时顺势将胃管向前推进，直至预定长度（如为昏迷患者插管：插管前先协助患者去枕，头向后仰，当胃管插至15 cm（会厌部）时，左手托起病人头部，使下颌贴近胸骨柄，将胃管缓缓插入至预定长度（图5.31））。

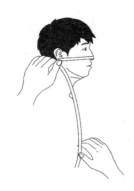
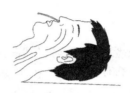
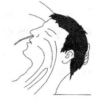

图5.30　测量胃管插入长度　　　　　　图5.31　昏迷患者插管方法

4. 固定鼻翼

用胶布粘贴法固定胃管于鼻翼。

5. 检查胃管是否在胃内

方法有3种：① 连接注射器于胃管后回抽，有胃液抽出。② 置听诊器于胃部，用注射器快速将10 mL空气从胃管注入，能听到气过水声。③ 将胃管末端放入盛水碗中，无气泡逸出（任意选择一种即可）（图5.32）。

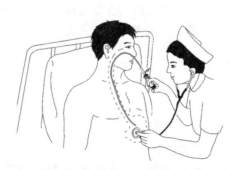

图5.32　验证胃管插入胃内方法之一

6. 固定于颊部

用胶布粘贴法固定胃管于颊部。

7. 注入鼻饲液

注射器连接胃管末端，先回抽，见有胃液抽出，再注入少量温开水，缓慢灌注鼻饲液或药液（每次抽吸鼻饲液时，应将胃管末端塞住），鼻饲完毕后，再次注入少量温开水以冲洗胃管，将胃管末端塞住，用纱布包好，用调节夹或橡皮圈系紧。

8. 固定于枕旁或患者衣领处

用安全别针固定于枕旁或患者衣领处，防止脱落。

〈沟通5〉　"王先生,请再说一下您的名字。""好的,我再看一下您的手腕带,谢谢!""您要躺20～30分钟,不要急于活动,免得呕吐。""鼻饲管已经给您固定好了,但请您活动时还要多加小心,防止管子滑出,胃部及鼻子不舒服时要及时按呼叫器,我也会随时来看您的。我们日间每4小时为您进行一次鼻饲,您还有问题吗?""您先休息吧,谢谢您的配合!"

9. 观察记录

记录插管时间、患者反应、鼻饲液的种类及量等。

10. 拔胃管

说明拔管原因,置弯盘于患者颌下,将胃管末端塞住放于弯盘内,揭去固定的胶布,用纱布包裹近鼻孔处的胃管,嘱患者深呼吸,在呼气时,边拔管边用纱布擦拭胃管,至咽喉处迅速拔出,胃管置于弯盘中,移出患者的视线,清洁患者口鼻、面部,擦去胶布痕迹,协助患者漱口,取舒适卧位,整理床单位,清理用物,洗手,记录拔管时间和患者反应。

〈沟通6〉　"王先生,经过这一段时间的恢复,您可以经口进食了,现在我来为您拔管,在拔管的过程中,有什么不适,请及时告诉我,谢谢您的配合!"

 注意事项

1. 插管

(1) 插胃管前应取下义齿防止脱落造成误咽。

(2) 用液状石蜡润滑胃管前端,以减轻置管时的摩擦阻力。

(3) 插管动作应轻稳,特别是在通过食管三个狭窄处时(环状软骨水平处,平气管分叉处,食管通过膈肌处),以免损伤食道黏膜。

2. 鼻饲

(1) 每次鼻饲前应证实胃管在胃内且通畅。

(2) 药片应碾碎溶解后注入。

(3) 新鲜果汁应与奶液分别注入,以防凝块。

(4) 避免鼻饲速度过快、鼻饲液过冷或过热。鼻饲液温度为38～40℃,一次鼻饲量不超过200 mL,每次鼻饲间隔时间不得少于2小时,以确保胃的排空,防止胃潴留。

3. 禁忌

患有食道胃底静脉曲张的患者禁忌插胃管,以防血管破裂造成出血。

4. 其他注意事项

长期鼻饲者,应每天进行口腔护理2次,普通胃管应每周更换(晚上拔出),翌晨再由另一鼻孔插入。硅胶胃管每月更换一次。

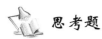 **思考题**

王某,女,75岁,住院号8627123,因高血压突发脑出血入院,患者处于浅昏迷状态。为增强患者营养,给予患者鼻饲。

(1) 为昏迷患者鼻饲时,有哪些注意事项?

(2) 插胃管时,如何证明胃管在胃内?

附:评分标准

评分内容	实施要点	分值
评估与准备 (15分)	洗手,核对	2
	评估患者,取得患者同意并配合	5
	洗手、戴口罩,准备并检查物品	8
操作过程 (70分)	携用物至床旁,核对,协助患者摆好体位	10
	插胃管	15
	固定于鼻翼	5
	检查胃管是否在胃内	10
	固定于颊部	5
	注入鼻饲液	5
	固定于枕旁或衣领处	5
	观察记录	5
	拔胃管	10
总体评价 (10分)	操作熟练、无菌观念	4
	有爱伤观念、仪表端庄、态度温和	3
	物品复原整理	3
提问(5分)	正确回答1~2个问题	5
总分		100

(朱　薇)

实验二　大量不保留灌肠

 学习目标

(1) 掌握大量不保留灌肠法的操作方法及步骤。
(2) 熟悉大量不保留灌肠法的目的。
(3) 了解大量不保留灌肠患者的护理。

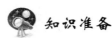 知识准备

灌肠法(enema)是将一定量的液体由肛门经直肠灌入结肠,以帮助患者清洁肠道、排便、排气或由肠道供给药物,达到确定诊断和治疗目的的技术。根据灌肠的目的分为保留灌肠和不保留灌肠。根据灌入的液体量不同,又可将不保留灌肠分为大量不保留灌肠和小量不保留灌肠。而反复使用大量不保留灌肠,则为清洁灌肠。

(1) 大量不保留灌肠法的目的。

① 软化并清除粪便、解除肠胀气。

② 清洁肠道,为肠道手术、检查或分娩做准备。

③ 稀释并清除肠道内的有害物质,减轻中毒。

④ 为高热患者降温。

(2) 大量不保留灌肠法常用的溶液:生理盐水、0.1%～0.2%肥皂水。

(3) 大量不保留灌肠法常用的禁忌证:妊娠、急腹症、消化道出血患者。

 情境

李某,女,57 岁,住院号 3570243,因车祸致右侧股骨骨折入院,4 日未排便,自诉腹痛、腹胀。医嘱:大量不保留灌肠法。

 用物

一次性无菌灌肠袋、一次性治疗巾、弯盘、石蜡油、棉签、卫生纸、水温计、热水、便盆、便盆巾、输液架、免洗速干手消毒液。

 方法及步骤

(一)评估与准备

1. 核对

核对治疗单及医嘱。

2. 自身准备

衣帽整洁、洗手、戴口罩。

3. 核对患者、解释

至患者床旁,核对患者信息;解释大量不保留灌肠的目的,取得患者的同意并配合,嘱患者排尿。

〈沟通 1〉 "您好,我是您的责任护士小×,能告诉我您的名字吗?""好的,请让我看一下您的手腕带。""李女士,因为您 4 日未排便,遵医嘱要给您进行大量不保留灌肠。灌肠就是要用一根肛管从肛门灌入一些液体,帮助您排便,希望能得到您的配合,您现在需要解小便吗?"

4. 环境准备

关好窗户、拉上窗帘,用围帘遮挡。

5. 评估患者

评估病情、合作程度、心理状况及生活自理能力等;检查肛周皮肤情况。

〈沟通 2〉 "请问您近期肛门有没有受过外伤或做过手术? 您可以自行排便吧?""您先休息,我去准备一下用物,一会儿见。"

6. 物品准备

洗手,准备并检查物品。

(二)操作过程

1. 核对

携用物至床旁,核对患者住院号、姓名、床号。

〈沟通3〉 "您好,请问您叫什么名字?""好的,请让我看一下您的手腕带。""李女士,现在用物已经准备好了,我现在要给您灌肠了。"

2. 协助患者准备

褪裤到膝部,臀部移近床沿,协助患者取左侧卧位;将治疗巾垫于臀下;置弯盘、卫生纸于臀边;盖好被子,暴露臀部。

3. 准备灌肠

取出灌肠袋,关闭调节器,将肥皂液全部挤入袋内,并倒入 39～41 ℃热水 1000 mL,充分混匀,挂灌肠袋于输液架上,液面距肛门 40～60 cm。

4. 灌肠

操作者戴手套,润滑肛管前端,松开调节器,排尽肛管内气体。关闭调节器。左手持卫生纸分开臀裂,显露肛门。再次核对患者信息,嘱患者深呼吸,右手持肛管轻轻插入直肠 7～10 cm,左手固定肛管。右手松开调节器,使溶液缓缓流入,密切观察液面下降情况及患者情况(图 5.33)。

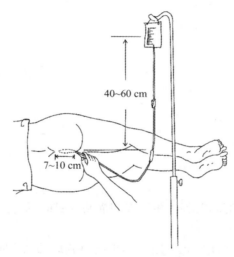

图 5.33 大量不保留灌肠法

〈沟通3〉 "请再告诉我一下您的名字。""好的,我现在要给您灌肠了,请您放轻松,做深呼吸,或者可以张口呼气。"

〈沟通4〉 "请问您现在感觉怎么样? 如果不舒服,请及时告诉我。"

5. 灌肠完毕

待灌肠液即将流尽时关闭调节器,用卫生纸包住肛管轻轻拔出,将灌肠袋取下放入黄色垃圾袋中,擦净肛门。摘下手套。撤去治疗巾及弯盘,协助患者穿裤并取舒适体位。核对患者信息。将便器、卫生纸、呼叫器放于易取处。

〈沟通5〉 "李女士,现在灌肠已经做完了,我帮您把裤子穿好。""请再说一下您的名字。""好的,我再看一下您的手腕带,谢谢。"

6. 健康教育

嘱患者尽量保留 5～10 分钟后再排便。如有便意可做深呼吸进行缓解。

〈沟通6〉 "李女士,请尽量 5～10 分钟后再排便,让灌肠液在体内保留几分钟效果会更好,以后饮食中要多加入膳食纤维摄入,有空做下腹部按摩。""您好好休息,如有需要请按床头铃,我会马上过来,谢谢您的配合!"

7. 整理、记录

拉开围帘,开窗通风;回治疗室处理用物,洗手并记录。

 注意事项

（1）掌握溶液的温度（39～41 ℃）、浓度（0.1%～0.2% 肥皂液）、流速（使液体缓缓流入）、压力（液面距肛门 40～60 cm）和溶液的量（成人每次用量为 500～1000 mL,小儿为 200～500 mL）。遇伤寒患者灌肠时,溶液不得超过 500 mL,压力要低（液面不得超过肛门 30 cm）。

（2）灌肠中随时观察病情,发现脉速、面色苍白、出冷汗、剧烈腹痛、心慌气急时,应立即停止灌肠,并通知医生。

（3）灌肠时患者如有便意或腹胀时,应嘱患者做深呼吸,以减轻不适。

（4）如为降温灌肠,可用 28～32 ℃生理盐水;中暑时用 4 ℃生理盐水,保留 30 分钟后再排出,排便后隔 30 分钟再测量体温并做好记录。

（5）肝昏迷患者禁用肥皂水灌肠,以减少氨的产生和吸收。充血性心力衰竭和水钠潴留患者禁用生理盐水灌肠。

 思考题

王某,男,49 岁,住院号为 6854692,自诉一周未排便,腹胀腹痛,食欲不佳。患者平日活动少,喜食肉类,很少进食蔬菜水果。

（1）为患者做大量不保留灌肠时,应取何种体位? 为什么?

（2）灌肠时如果液面下降过慢或停止,应如何处理?

（3）行大量不保留灌肠时,患者可能会出现哪些不适? 应如何观察及处理?

附:评分标准

评分内容	实施要点	分值
评估与准备 （15 分）	洗手,核对、评估患者	3
	关窗、围帘遮挡等环境准备,了解患者情况	3
	向患者解释灌肠目的,取得患者的同意并配合	4
	洗手、戴口罩,准备并检查物品	5
操作过程 （70 分）	携用物至床旁,核对,协助患者摆好体位	5
	按正确方法准备灌肠溶液	5
	按正确的方法润滑、排气,灌入液体	20
	遇液面下降速度过快或过慢时处理方法正确	10
	操作过程中能够正确观察患者,遇特殊情况处理正确	10
	灌肠完毕操作顺序正确	10
	向患者及其家属实施相关健康教育	5
	处理用物,洗手,记录	5

续表

评分内容	实施要点	分值
总体评价 （10 分）	态度认真、严谨、沟通良好	2
	操作熟练、稳重，有条理、不慌乱，有无菌观念	3
	操作中注意保护患者的隐私并为患者保暖	3
	时间把握得当	2
提问（5 分）	正确回答 1～2 个问题	5
总分		100

（朱　薇）

实验三　留置导尿

 学习目标

（1）掌握留置导尿术的操作方法及步骤。

（2）熟悉留置导尿术的目的。

（3）了解留置导尿管患者的护理。

 知识准备

导尿术（catheterization）是指在严格无菌操作下，用导尿管经尿道插入膀胱引流尿液的方法。根据尿管是否留置在膀胱内可分为留置导尿和非留置导尿。留置导尿术（retention catheterization）是在导尿后，将导尿管保留在膀胱内，引流尿液的方法。

1. 留置导尿术的目的

（1）为尿潴留患者引流尿液，以减轻患者痛苦。

（2）协助临床诊断，如留取尿标本行细菌培养；测量膀胱压力、容量及残余尿液；行尿道或膀胱造影等。

（3）为膀胱肿瘤患者进行膀胱内化疗。

（4）抢救危重、休克患者时正确记录每小时尿量、测量尿比重，以密切观察患者的病情变化。

（5）为盆腔手术患者排空膀胱，保持膀胱空虚状态，避免术中误伤。

（6）为某些泌尿系统疾病手术后的患者留置导尿管，便于引流和冲洗，并减轻手术切口的张力，促进切口的愈合。

（7）为尿失禁或会阴部有伤口的患者引流尿液，保持会阴部的清洁干燥。

（8）为尿失禁患者行膀胱功能训练。

2. 留置导尿管患者的护理

（1）防止泌尿系统逆行感染：女患者用消毒棉球擦拭外阴及尿道口，男患者用消毒棉球擦拭尿道口、龟头及包皮，每天 1～2 次，排便后及时清洗肛门及会阴部皮肤，以保持尿道口清洁；注意观察并及时排空集尿袋内尿液，并记录尿量，每周更换集尿袋 1～2 次，若有尿液性状、颜色改变,须及时更换;定期更换导尿管,尿管的更换频率通常根据导尿管的材质决定,一般 1～4 周更换一次。

(2) 留置尿管期间,如病情允许应鼓励患者每日摄入水分 2000 mL 以上(包括口服、静脉输液等),达到冲洗尿道的目的。

(3) 训练膀胱反射功能,可采用间歇性夹管方式。夹闭导尿管,每 3～4 小时开放一次,使膀胱定时充盈和排空,促进膀胱功能的恢复。

(4) 注意患者的主诉并观察尿液情况,发现尿液混浊、有沉淀或结晶时,应及时处理,每周检查尿常规 1 次。

 情境

王某,女,37 岁,住院号 5337583,一周前行宫颈癌根治术,拔除尿管后患者小腹憋胀难受,小便无法自行排出。查体:耻骨上膨隆,扪及囊性包块,叩诊呈浊音,有压痛。

 用物

一次性无菌导尿包、导尿管标识贴、无菌持物钳、医用胶布、治疗巾、浴巾、弯盘、免洗速干手消毒液。

 方法及步骤

(一)评估与准备

1. 核对

核对医嘱及治疗单。

2. 自身准备

衣帽整洁、洗手、戴口罩。

3. 核对患者、解释

至患者床旁,核对患者床号、姓名、住院号等;解释留置导尿的目的,取得患者的同意并配合。

〈沟通1〉　"您好,我是您的责任护士××,能告诉我您的名字吗?""好的,请让我看一下您的手腕带。""王女士,因为您现在小便排出困难,遵医嘱要给您进行留置导尿。导尿就是插一根导管到您的膀胱内引流出尿液,这样会缓解您小便憋胀的症状,这根导管要留在您身上一段时间,希望能得到您的配合。"

4. 环境准备

关好门窗,用围帘遮挡床单位。

5. 评估患者

评估病情、合作程度、心理状况及生活自理能力等;检查患者膀胱充盈情况及会阴部皮肤黏膜情况,根据患者自理能力协助患者清洗会阴部或嘱患者/家属清洗。

〈沟通2〉　"现在我来检查一下您的会阴部皮肤情况。""好的,您会阴部皮肤完好,可以进行导尿。现在协助您清洁一下会阴部。""您先休息一下,我去准备一下用物,一会来给您导尿。"

6. 物品准备

洗手,准备并检查物品。

(二)操作过程

1. 核对

携用物至床旁,核对患者床号、姓名、住院号。

〈沟通3〉 "您好,请问您叫什么名字?""好的,请让我看一下您的手腕带。""王女士,现在用物已经准备好了,我现在要给您导尿了。"

2. 协助患者摆体位

松床尾盖被,脱患者对侧裤腿,盖于近侧腿上并盖浴巾,对侧腿上盖上盖被;协助患者采取屈膝仰卧位,两腿分开,垫治疗巾于患者臀下。

〈沟通4〉 "王女士,我帮您把一侧裤腿脱下来。""现在请将两腿分开一些,以方便接下来的操作。请稍抬一下臀部,我给您垫上治疗巾。"

3. 会阴部初次消毒

置弯盘于患者会阴处,打开导尿包,用无菌持物钳取出初次消毒物品;左手戴上无菌手套,右手持镊子夹取消毒棉球,对女患者依次消毒阴阜、对侧大阴唇、近侧大阴唇,戴手套的手分开小阴唇,消毒对侧小阴唇、近侧小阴唇、尿道口(对男患者消毒阴阜、自根部向尿道口擦拭阴茎、消毒阴囊,用无菌纱布裹住阴茎将包皮向后推暴露尿道口,自尿道口向外向后旋转擦拭尿道口、龟头及冠状沟);置污棉球于弯盘内,脱去手套,撤去消毒用物。

4. 导尿包内物品准备

洗手,取出内层导尿包,在患者两腿间打开,用无菌持物钳取出无菌手套并戴好;铺洞巾,按操作顺序排列用物,弯盘置于患者会阴处,检查导尿管并润滑,检查集尿袋并与导尿管连接好。

5. 会阴部再次消毒

左手分开并固定小阴唇,右手持镊子夹取消毒棉球,对女患者分别消毒尿道口、对侧小阴唇、近侧小阴唇、尿道口(对男患者用无菌纱布裹住阴茎将包皮向后推暴露尿道口,分别消毒尿道口、龟头及冠状沟);弯盘后撤,治疗盘前移。

6. 导尿管插入与固定

核对患者,嘱患者张口呼吸,用镊子夹持导尿管对准尿道口,对女患者将导尿管轻轻插入尿道 $4 \sim 6$ cm(对男患者用无菌纱布固定阴茎并提起,使之与腹壁成 $60°$ 角,轻轻插入尿道 $20 \sim 22$ cm),见尿液后再插入 $7 \sim 10$ cm(图5.34、图5.35);夹住导尿管尾端,将生理盐水注入气囊内,轻拉导尿管有阻力感,证实导尿管固定于膀胱内(图5.36);连接集尿袋,将尿管和集尿袋从洞巾穿出,脱去手套,尿管和集尿袋从患者近侧腿下穿出,集尿袋固定于床沿(图5.37);撤去导尿用物,协助患者穿好裤子,再次核对患者,整理床单位,洗手。

〈沟通5〉 "请再告诉我一下您的名字?""好的,我现在要给您插导尿管了,请您放松,并张口深呼吸。""您做得很好,现在感觉怎么样?""好的,请尽量保持不动。""王女士,现在导尿已经做完了,我给您把这侧裤腿穿上。""请再说一下您的名字?""好的,我再看一下您的手腕带,谢谢。"

7. 健康教育

向患者及其家属解释留置导尿管的护理方法,并鼓励其主动参与护理;说明摄取足够的水分和进行适当地活动对预防泌尿道感染的重要性,每天尿量应维持在 2000 mL 以上,达到自然冲洗尿道的作用,以减少尿道感染的机会,同时也可以预防尿路结石的形成;注意保持引流通畅,避免因导尿管受压、扭曲、堵塞等导致泌尿系统的感染;在离床活动时,应用胶布将导尿管远端固定在腿上,以防导尿管脱出;集尿袋不得超过膀胱高度并避免挤压,防止尿液反流,导致感染的发生。

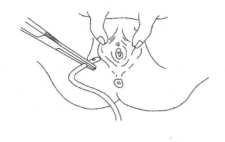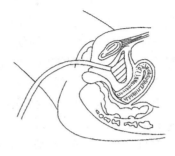

图 5.34　为女患者插入导尿管法

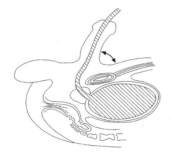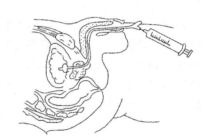

图 5.35　为男患者插入导尿管法　　　　图 5.36　留置导尿管固定法

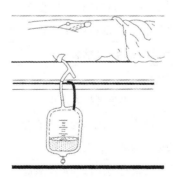

图 5.37　集尿袋固定法

〈沟通 6〉"王女士,现在我和您说一下尿管留置期间的注意事项。尽量多饮水;您翻身的时候,注意不要压到导尿管,要保持引流的通畅,尿袋里尿液满了要及时倒掉;下床活动的时候,尿袋不要高过下腹部,以免尿液反流而引起感染。这些您都清楚了吗?""好的,您现在还有什么其他需要吗?""有什么问题,请按床头呼叫器,我们也会经常过来看您的,您好好休息。"

8．整理、记录

拉开围帘，开窗通风；回治疗室处理用物，洗手，记录留置导尿的时间、患者的反应等。

 注意事项

（1）严格执行查对制度和无菌操作技术原则。

（2）插入导尿管时，动作要轻柔，勿用力过重，以免损伤尿道黏膜。

（3）气囊导尿管固定时要注意不能过度牵拉导尿管，以防膨胀的气囊卡在尿道内口，压迫膀胱壁或尿道，导致黏膜组织的损伤。

（4）在操作过程中注意保护患者的隐私，并采取适当的保暖措施防止患者着凉。

（5）对膀胱高度膨胀且又极度虚弱的患者，第一次放尿量不得超过1000 mL。因大量放尿可使腹腔内压急剧下降，血液大量滞留于腹腔内，导致血压下降，出现虚脱，亦可因膀胱内压突然降低，导致膀胱黏膜急剧充血而引发血尿。

（6）老年女性尿道口回缩，插管时应仔细观察、辨认，避免误入阴道。

（7）为女患者插导尿管时，如误入阴道，应更换无菌导尿管重新插入。

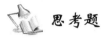 思考题

方某，女，78岁，住院号8627001，因高血压突发脑出血入院，患者右侧肢体活动障碍，尿失禁。为预防压力性损伤，给予患者留置导尿。

（1）为患者进行留置导尿时，有哪些注意事项？

（2）留置尿管期间，如何训练患者的膀胱功能？

（3）防止留置尿管患者泌尿系统逆行感染的措施有哪些？

附：评分标准

评分内容	实施要点	分值
评估与准备 （15分）	核对治疗单及医嘱，洗手、戴口罩，核对患者	3
	向患者解释留置导尿目的，取得患者的同意并配合	3
	关窗、围帘遮挡等环境准备，评估患者	4
	洗手，准备并检查物品	5
操作过程 （70分）	携用物至床旁，核对，协助患者摆好体位	5
	按正确的顺序和方法进行会阴部的初次消毒	10
	按要求准备导尿包内物品	5
	按正确的顺序和方法进行会阴部的再次消毒	10
	嘱患者张口呼吸，准确插入导尿管并固定	20
	连接好集尿袋，安置患者，整理床单位，洗手	5
	向患者及其家属实施相关健康教育	10
	处理用物，洗手，记录	5

续表

评分内容	实施要点	分值
总体评价 （10分）	态度认真、严谨,沟通良好	2
	操作熟练、稳重,有条理、不慌乱,有无菌观念	3
	操作中注意保护患者的隐私并为其保暖	3
	时间把握得当	2
提问(5分)	正确回答1～2个问题	5
总分		100

（芮　蓓）

实验四　氧气吸入

 学习目标

（1）掌握氧气吸入术的操作方法、注意事项及副作用的预防。

（2）熟悉氧疗监护内容。

（3）了解供氧装置。

 知识准备

氧气吸入术（oxygen inhalation）是指通过给患者吸入高于空气中氧浓度的氧气,提高动脉血氧分压、氧饱和度及氧含量以纠正低氧血症（hypoxemia）,确保对组织的氧供应,达到缓解组织缺氧的目的。

1. 氧气吸入术的目的

（1）通过氧气吸入,提高肺泡内氧分压,纠正各种原因造成的缺氧状态。

（2）减轻呼吸急促引起的疲劳。

（3）减少心肌与血管系统的负荷,例如失血性休克时心肺的代偿作用。

2. 氧气吸入术的监护内容

给患者用氧时应重点监护的内容有:缺氧症状;实验室检查结果;氧气装置;氧疗的副作用（呼吸道分泌物干燥、呼吸抑制、吸收性肺不张、晶状体后纤维组织增生、氧中毒）。

 情境

齐某,男,67岁,住院号1053041,无明显诱因出现活动后气促、胸闷,伴胸痛、心悸、持续约30分钟,伴夜间阵发性呼吸困难,受凉后加重。请遵医嘱给予氧疗。

 用物

治疗车上层:氧气供应装置（氧气瓶、流量表、湿化瓶及通气管）,扳手、一次性鼻导管或面罩、无菌蒸馏水或冷开水、75%酒精、治疗碗、小药杯、无菌纱布、无菌棉签、手电筒、弯盘、用氧记录单、笔、医用胶布、免洗速干手消毒液。

治疗车下层：生活垃圾桶、医用垃圾桶。

 方法及步骤

(一)评估与准备

1. 核对

核对治疗单及医嘱。

2. 自身准备

着装整洁，洗手、戴口罩。

3. 核对患者、解释

携治疗单及手电筒至患者床旁，核对患者住院号、姓名、床号等；介绍氧疗的目的及注意事项，取得患者的同意并配合。

〈沟通1〉 "您好，我是您的责任护士小×，能告诉我您的名字吗？""好的，请让我看一下您的手腕带。""齐先生，因为您现在胸闷、呼吸困难，遵医嘱要给您进行氧气吸入术。氧气吸入术就是通过给您吸入氧气，提高动脉血氧分压、氧饱和度及氧含量以纠正低氧血症，确保对组织的氧供应，达到缓解组织缺氧的目的，希望得到您的配合。""为了缓解您的缺氧情况，我先给您将床头抬高一点。"

4. 评估患者

评估患者年龄、病情、意识、呼吸、缺氧程度、鼻腔情况、心理状态及合作程度。

〈沟通2〉 "请问您之前有做过鼻腔手术吗？""让我来看一下您的鼻腔情况。""鼻腔无炎症、无出血、鼻中隔无弯曲，那等会就用一次性鼻导管通过鼻腔来给您吸氧。""您先休息一下，我去准备一下用物，一会来给您吸氧。"

5. 环境准备

病室整洁、安静、安全无火源。

6. 物品准备

洗手，准备并检查物品。

(二)操作过程

1. 安装流量表、湿化瓶

(1) 氧气筒吸氧法：将氧气筒置于氧气架上，开总开关使小量气体从气门处流出，吹去灰尘，随即关上；将流量表稍向后倾并置于氧气筒气门上，用手初步旋紧，再用扳手拧紧，使流量表直立于氧气筒旁；接通气管；接湿化瓶，根据病情选择湿化液，量为湿化瓶容量的1/3～1/2；打开流量表开关，检查氧气流出是否通畅，有无漏气，关紧流量表开关。即：一吹（尘）、二上（表）、三紧（拧紧）、四查（检查）（图5.38）。

(2) 中心供氧装置吸氧法：接通气管及备有湿化液的湿化瓶于流量表上，关紧流量表开关；一手压下中心供氧装置设备带上环形按钮，一手持流量表连接卡槽；打开流量表检查有无氧气、是否漏气（图5.39）。

2. 核对

携用物至床旁，核对患者住院号、姓名、床号。

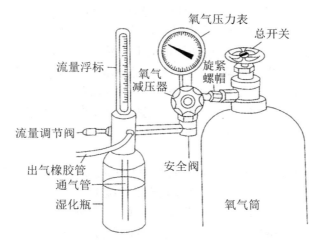

图 5.38　氧气筒供氧装置

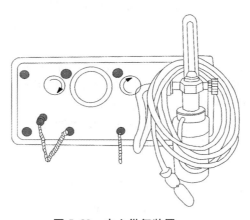

图 5.39　中心供氧装置

〈沟通3〉　"您好,请问您叫什么名字?""请让我看一下您的手腕带。""齐先生,用物已经准备好了,我现在要给您吸氧。吸氧前让我先清洁一下您的鼻腔。"

3. 清洁

用棉签蘸取小药杯内无菌蒸馏水或冷开水,清洁鼻腔。

4. 连接

根据患者病情正确选择一次性鼻导管或面罩,连接于流量表;开流量开关并根据医嘱调节氧流量;吸氧管末端放入小药杯中湿润,并检查氧气流出是否通畅。

5. 固定

将鼻导管轻轻插入患者鼻孔,绕于耳后固定于颌下(图 5.40)。

〈沟通4〉　"齐先生,鼻导管松紧度可以吗?"

6. 记录

记录氧流量、吸氧时间、签全名;向患者交代注意事项;向患者及家属解释氧气吸入术的护理方法,做好"四防",即防震、防火、防热、防油。周围严禁烟火及易燃品,至少距明火 5 m,距暖气 1 m,以免引起燃烧爆炸。患者以及家属不能随意调节氧流

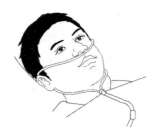

图 5.40　氧气管固定方法

量,避免鼻导管受压弯曲。协助患者取舒适体位,整理床单位。

〈沟通5〉 "齐先生,氧气现在已经给您吸上了,氧气是易燃易爆气体,病室严禁吸烟、明火和任何易燃易爆品,您和您家人手上有油的话请不要触碰氧气瓶和氧气表,也不要搬动氧气瓶。氧流量是根据您的病情进行调节的,请不要随意取下鼻氧管,不要自行调节氧流量,以免给您造成损伤。在床上翻身活动时避免鼻导管受压弯曲。吸氧的过程中有任何不适一定要及时按呼叫器通知我们,我们也会经常来巡视病房的,请您不要担心。""请再告诉我一下您的名字。""我再看一下您的手腕带,感谢您的配合。"

7. 观察

密切观察患者,并根据病情、缺氧症状改善程度及医嘱及时正确调节氧流量或停氧。调节氧流量时应先分离鼻导管与湿化瓶,调节好氧流量再接上。

〈沟通6〉 "您好,请问您叫什么名字?""请让我看一下您的手腕带。""齐先生,现在感觉怎么样? 呼吸困难的情况稍微好些了吗""您的动脉血氧分压、氧饱和度及氧含量已经上升了一些,面色、口唇、甲床等颜色逐渐恢复,缺氧症状有所缓解,遵医嘱需要将您的氧流量调低一点了。""这个卧位可以吗?""请再告诉我一下您的名字。""我再看一下您的手腕带,谢谢。"

8. 停氧

根据医嘱及患者病情停止吸氧时,应核对患者并解释,取得配合。取下吸氧管,擦净鼻腔;协患者取舒适体位。取下湿化瓶及流量表:① 氧气筒吸氧法:一关(关闭总开关,放出余气后关闭流量开关)、二扶(流量表)、三松(氧气筒气门与流量表连接处)、四卸(流量表);戴防尘帽;对未用完或已用尽的氧气筒应分别悬挂"有氧""无氧"的标志。② 中心供氧装置吸氧法:关闭流量表开关,从中心供氧装置中将流量表拔出。记录停氧时间及氧流量,签全名;整理床单位。

〈沟通7〉 "您好,请问您叫什么名字?""请让我看一下您的手腕带。""齐先生,现在感觉怎么样?""您的动脉血氧分压、氧饱和度及氧含量已经恢复正常,面色、口唇、甲床等已由发绀转为红润,缺氧症状已经缓解,遵医嘱需要给您停氧了。""这个卧位可以吗?""请再告诉我一下您的名字。""我再看一下您的手腕带,谢谢。"

9. 健康教育

向患者及家属解释氧气吸入法的护理方法,指导患者及家属根据呼吸困难的类型和程度采取适当的体位,并鼓励其主动参与护理。

〈沟通8〉 "齐先生,若出现呼吸困难的表现时注意休息减少活动量,卧床休息时抬高床头。饮食要清淡,多吃高热量、高蛋白、高维生素的食物,也要注意防寒保暖。""您现在还有其他需要吗?""有需要的话,请按床头呼叫器,我们也会经常过来看您的,您好好休息,感谢您的配合。"

10. 整理、记录

回治疗室分类处理用物,洗手,脱口罩。记录用氧、调氧、停氧时间,缺氧症状改善情况以及患者的反应等。

注意事项

(1) 严格遵守操作规程,注意用氧安全,切实做好"五防",即:防火、防油、防热、防震、防静电。氧气瓶搬运时要避免倾倒撞击;氧气筒应放阴凉处,周围严禁烟火及易燃品。

（2）用氧前检查氧气装置是否通畅，有无漏气。

（3）筒装氧气装置摆放位置要妥当，便于操作和患者及家属的活动。

（4）使用氧气时，应先调节氧流量后使用。停用氧气时，应先拔出导管再关闭氧气开关。中途改变氧流量，先分离鼻导管与流量表，调节氧流量再接上，以免一旦开关出错，大量氧气进入呼吸道而损伤肺部组织。

（5）急性肺水肿患者用 20%～30% 乙醇湿化液给氧，可降低肺泡内泡沫的表面张力，减轻缺氧症状。

（6）氧气筒内氧气勿用尽，压力表至少保留 0.5 mPa（5 kg/cm²），以免灰尘进入筒内，再次充氧时引起爆炸。

（7）对未用完或已用尽的氧气筒，应分别挂"有氧"或"无氧"标志，便于及时调换，也便于急用时搬运，提高抢救效率。

（8）用氧过程中加强观察，注意安全。

 思考题

王某，男，65 岁，住院号 1011800，因反复咳嗽，咳痰，气促 7 年，加重 4～5 天入院。影像学检查：两肺感染，肺气肿。实验室检查：$PaCO_2$ 75.0 mmHg、PaO_2 54.0 mmHg、SaO_2 82.0%。诊断：左侧自发性气胸，慢性阻塞性肺病急性加重，Ⅱ型呼吸衰竭。请遵医嘱给予氧疗。

（1）应给予何种氧流量氧疗？

（2）氧疗的监护内容及注意事项有哪些？

（3）氧疗时的副作用及预防措施有哪些？

附：评分标准

评分内容	实施要点	分值
操作前准备 （10分）	核对、评估患者并解释、取得合作、检查鼻腔情况	3
	用物齐全、完好	4
	病室整洁、安静、安全无火源	2
	洗手、戴口罩	1
操作过程 （75分）	安装流量表及湿化瓶，并检查是否通畅、有无漏气	18
	核对、取体位	3
	清洁鼻腔	3
	连接鼻氧管到湿化瓶	5
	根据医嘱调节氧流量	6
	湿润鼻氧管，并检查是否通畅	3
	将鼻氧管轻轻插入患者鼻孔，固定	3
	记录氧流量、吸氧时间、签全名；交代注意事项	5
	协患者取舒适体位，整理床单位	3
	密切观察患者，及时正确调节氧流量或停氧	8

续表

评分内容	实施要点	分值
	停氧核对、解释;取出吸氧管,擦净鼻孔;协患者取舒适体位;取下湿化瓶及流量表;记录;整理床单位	15
	整理用物,洗手、记录	3
总体评价 (10分)	操作正确、熟练,动作轻柔	2
	密切观察患者,及时评估,确保用氧安全	4
	沟通亲切、自然、有效	2
	用物处理符合要求	2
提问(5分)	正确回答1~2个问题	5
总分		100

（王　乐）

实验五　吸　　痰

 学习目标

(1) 掌握吸痰术的操作步骤和注意事项。

(2) 熟悉吸痰术的目的及适应证。

(3) 了解超声波雾化吸入器的结构、电动吸引器的构造及原理。

 知识准备

吸痰术(sputum suctioning)是指利用负压作用,用导管经口、鼻腔或人工气道将呼吸道分泌物吸出,以保持呼吸道通畅,预防吸入性肺炎、肺不张、窒息等并发症的一种方法。吸痰术是一项重要的急救护理技术,操作时动作应准确、轻柔、敏捷。

1. 吸痰术的目的

(1) 清除呼吸道分泌物,保持呼吸道通畅。

(2) 促进呼吸功能,改善肺通气。

(3) 预防肺不张、坠积性肺炎等肺部并发症。

2. 适应证及禁忌证

适用于危重、年老、昏迷及麻醉后咳嗽无力、反射迟钝或会厌功能不全,而不能将痰液咳出者以及误吸呕吐物的患者。

相对禁忌证:严重缺氧者;严重心律失常者;鼻咽部有比较严重的急性炎症反应,鼻咽部有癌肿者;胃底食管静脉曲张,并且出现有上消化道出血者;吞服过具有腐蚀性药物者。吸痰术通常无绝对禁忌证,但对颅底骨折患者禁忌经鼻腔吸痰。

3. 常用的方法

电动吸引器吸痰法、中心负压吸引装置吸痰法、注射器吸痰法、口对口吸痰法。吸痰装置有中心吸引器(中心负压装置)、电动吸引器和便携式吸引器,它们利用负压吸引原理连接导管吸出痰液。医院设有中心负压装置,吸引器、管道、连接到各病室床单位,使用时只需连接吸痰导管,开启开关,即可吸痰,十分便利(图 5.41)。

4. 吸引器构造

(1)电动吸引器构造:主要由马达、偏心轮、气体过滤器、压力表、安全瓶、贮液瓶、连接管等组成。安全瓶和贮液瓶是 2 个容量为 1000 mL 的容器,瓶塞上有 2 根玻璃管,通过橡胶管相互连接(图 5.42)。

(2)便携式吸引器构造:真空泵、真空表、负压调节阀、空气过滤器、贮液瓶组成,体积小,噪音低,不仅能满足临床应用,也非常适合家庭护理等多种场合的吸引需求。

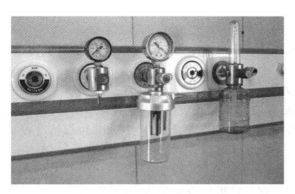

图 5.41　中心负压装置

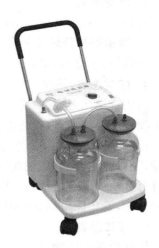

图 5.42　电动吸引器

5. 原理

接通电源后,马达带动偏心轮,从吸气孔吸出瓶内空气,并由排气孔排出,这样不断地循环转动,使瓶内呈负压状态,将痰液吸出。

在紧急状态下可用注射器吸痰和口对口吸痰,前者用 50～100 mL 注射器连接导管进行抽吸;后者由操作者托起患者下颌,使其头后仰并捏住患者鼻孔,口对口吸出呼吸道分泌物,解除呼吸道梗阻症状。根据患者的清醒水平、合作程度及有无人工气道,选择恰当的吸引途径。

 情境

张某,男,59 岁,住院号 56250120,有吸烟史 30 年,慢性咳嗽咳痰、气促 10 余年,近 5 年咳痰症状明显加剧,伴有喘息和呼吸困难,半月前受凉后症状加重,于今日 9 点入院,咳黄色脓性痰,不易咳出。

 用物

治疗车上层:治疗盘内一次性吸痰管数根(根据患者情况选择吸痰管型号)、无菌纱布、无菌手套、冲洗罐、试吸罐、治疗巾、一次性连接导管、无菌钳、无菌生理盐水 1 瓶、听诊器、手电筒、弯盘,必要时备压舌板、开口器、舌钳等,治疗盘外备免洗速干手消毒液,必要时备电插板。

治疗车下层:吸痰装置、生活垃圾桶、医用垃圾桶。

 方法及步骤

(一)评估与准备

1. 核对

核对治疗单及医嘱。

2. 自身准备

着装整洁,洗手、戴口罩,必要时戴护目镜、穿防护衣。

3. 准备并检查评估物品

听诊器、手电筒、治疗单。

4. 核对患者、解释

携用物至床旁,核对患者住院号、姓名、床号等,向患者及家属解释吸痰的目的、方法、注意事项及配合要点,取得患者同意并配合。

〈沟通1〉 "您好,我是您的责任护士小×,请问您叫什么名字?""请让我看一下您的手腕带。""张先生,因为您现在咳痰症状明显,伴有喘息和呼吸困难,且不易咳出,遵医嘱要给您进行吸痰。吸痰是指利用负压作用,用导管经口腔将咳不出的痰液吸出,以保持呼吸道通畅的方法,希望能得到您的配合。"

5. 评估患者

评估患者的年龄、病情、意识、治疗状况,有无呼吸道分泌物排出的能力,口鼻腔黏膜情况,心理状态及合作程度。

〈沟通2〉 "我先帮您听一下呼吸音的情况。""张先生,刚听诊发现两侧肺尖、肺门、两侧肺底有呼吸音的改变,我帮您拍下背看能不能将痰液咳出来,麻烦配合我一下,我边拍您边咳。""能咳出来吗?""不容易咳出来是吗? 那等会我就来给您吸痰。让我来看一下您的口腔和鼻腔情况,有假牙吗?""好的,您先休息一下,我去准备一下用物,一会来给您吸痰。"

6. 环境准备

环境安静、整洁、光线适宜,电源或中心负压装置齐全。

7. 物品准备

洗手,准备并检查物品。物品准备齐全,气管切开患者铺无菌盘。电动吸引器需检查电源、负压表以及吸引瓶装置是否完好。中心负压吸引装置需检查减压表及吸引瓶装置是否完好。检查吸引器各部连接是否完善,有无漏气。接通电源,打开开关,检查吸引器性能,调节负压。

(二)操作过程

1. 核对

携用物至床旁,核对患者住院号、姓名、床号。

〈沟通3〉 "您好,请问您叫什么名字?""请让我看一下您的手腕带。""张先生,用物已经准备好了,我现在要给您吸痰。"

2．安置体位

协助患者取舒适卧位,头部转向护士,铺治疗巾于颌下。

〈沟通4〉 "张先生,这个卧位可以吗?麻烦将头部转向我,以方便接下来的操作。我给您垫上治疗巾。"

3．检查,调节负压

连接一次性连接导管,检查吸引器各部连接是否完善,有无漏气。接通电源,打开开关,再次检查吸引器性能,调节负压。一般成人气道吸引负压为 300～400 mmHg(40.0～53.3 kPa),小儿气道吸引负压为 250～300 mmHg(33.0～40.0 kPa),新生儿气道吸引负压为 80～100 mmHg(10.7～13.3 kPa),成人气管切开患者气道吸引负压为 80～150 mmHg(10.7～20.0 kPa)。

4．准备溶液

开启生理盐水,按照无菌溶液取用法,将液体倒入冲洗罐、试吸罐。

5．连接吸痰管

拆封吸痰管包,戴无菌手套,连接吸痰管和一次性连接导管。用戴手套的手持吸痰管试吸生理盐水,检查管道是否通畅。吸痰管型号一般婴幼儿选择 4～8 号,年长儿选择 8～10 号,成年人选择 12～14 号。

6．按序吸痰

〈沟通5〉 "请再告诉我一下您的名字""我现在要给您吸痰了,请您放松。"

(1)常规吸痰法:一手持吸痰管末端阻断负压,用戴无菌手套的手持吸痰管前端,插入口咽部(10～15 cm),恢复负压,边旋转边向上提拉。先吸尽口咽部分泌物,更换吸痰管再吸气管内分泌物。若有气管插管或气管切开时,可由插管或套管内插入,将痰液吸出,再吸口鼻部。昏迷患者可用压舌板或开口器先将口腔打开,再行吸引。插管时不可有负压,快速、轻柔送入,以免损伤呼吸道黏膜。吸痰时观察面色,血氧饱和度,吸痰前后适当提升氧流量。每次抽吸时间不超过 15 秒,如痰液未吸干净,休息 3～5 分钟后再吸。

(2)使用呼吸机行气管插管内吸痰法:将一次性吸痰管与吸引器连接,打开吸引器;断开呼吸机连接的管道,将吸痰管插入适宜深度旋转上提;吸痰完毕迅速连接好呼吸机。为此类患者吸痰前中后监测血氧饱和度,前后予以 30～60 秒 100% 氧气吸入。

(3)中心负压吸引装置吸痰法:医院设置中心负压吸引装置,吸引管道连接到各病床单位,应用时连接吸痰管,打开负压开关,即可进行吸引。其余操作步骤同电动吸引器吸痰法。

(4)注射器吸痰法:用 30 mL 以上的注射器连接吸痰管,将吸痰管插入口咽部,按照电动吸引器吸痰法抽吸,以保持呼吸道通畅,仅用于家庭无吸引装置的紧急情况。

7．冲洗管道

吸痰管退出后,应用生理盐水抽吸冲洗,以免被分泌物堵塞吸引管道。吸痰完毕,将吸痰管弃于医疗垃圾桶内,关闭吸引器开关。

8．观察病情

吸痰过程中,观察患者的反应,如口唇、呼吸、心率、血压、SpO_2 等情况;吸出物的色、质、量;气道是否通畅。

9．安置患者

拭净患者口鼻周围的分泌物,撤去治疗巾。吸痰后再次用听诊器听诊患者肺部呼吸音,并用手电筒再次检查口腔情况。帮助患者取舒适卧位,整理床单位,再次核对。

〈沟通6〉 "张先生,现在吸痰已经做完了,您感觉怎么样?""我再帮您听一下呼吸音的情况。""让我来看一下您的口腔情况。""我帮您把治疗巾撤掉了。这个卧位可以吗?""请再说一下您的名字。""我再看一下您的手腕带,谢谢。"

10.健康教育

教会清醒患者吸痰时正确配合的方法,向患者及患者家属讲解呼吸道疾病的预防。指导患者呼吸道有分泌物时应及时咳出,确保气道通畅,改善呼吸纠正缺氧。

〈沟通7〉 "张先生,现在痰液还比较多,平时注意多饮水,饮食要清淡,多吃高热量、高蛋白、高维生素的食物,也要注意防寒保暖。有痰的话要及时咳出来。""家属您好,平时您也可以帮张先生多拍拍背,促进痰液咳出。""您现在还有其他需要吗?""有需要的话,请按床头呼叫器,我们也会经常过来看您的,请您好好休息,感谢您的配合。"

11.整理记录

回治疗室分类处理用物,洗手、脱口罩。记录吸痰的时间,痰液的颜色、性状、量,呼吸改善情况,患者的反应等。

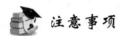 **注意事项**

(1) 严格执行无菌操作。无菌罐每日更换消毒一次,治疗盘内吸痰用物每日更换 $1\sim2$ 次,吸痰管每次更换。气管切开患者,每进入气管吸引一次更换吸痰管一根,不得反复使用。吸痰过程中要观察痰液的性状、量和颜色。

(2) 使用前必须检查吸痰管和连接管,不能接错,检查电源、电压与吸引器的电压是否相符,检查管道连接是否紧密。

(3) 护士操作熟练、迅速,手法正确。不可带负压插管,吸痰动作要轻、稳,吸痰时自深部向上旋转吸尽痰液,避免反复抽吸,一次吸痰时间不应超过 15 秒,吸引器连续使用时间不超过 3 分钟。

(4) 当患者痰液黏稠时,可配合叩击、雾化吸入等方法,提高吸痰效果。

(5) 贮液瓶吸入液不宜超过瓶的 2/3,应及时倾倒,以免痰液吸入马达,损坏机器。贮液瓶每天进行清洁消毒。贮液瓶洗净后,应盛 200 mL 消毒液,以防痰液黏附于瓶底,妨碍清洗。

(6) 吸痰设备应专人保管,定期检修与保养,保持其良好性能。

(7) 使用呼吸机或严重缺氧的患者,吸痰前后应给予高流量吸氧,以提高机体氧储备。

(8) 昏迷患者可用压舌板或开口器协助张口,有义齿者取下。自口腔吸痰困难者,可由鼻腔进行。有气管切开或气管插管者先吸气管内,再吸口腔,最后吸鼻腔。婴幼儿吸痰,吸痰管要细,动作要轻柔,负压不可过大,以免损伤呼吸道黏膜。

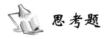 **思考题**

张某,男,47 岁,住院号 76250120,有吸烟史 30 余年,慢性咳嗽、咳痰 20 余年。近五年明显加剧,长年不断,伴喘息和呼吸困难,冬春季更甚。一天前因受凉而发热,咳大量黄色脓痰,气急,发绀,今晨起出现神志模糊不清,躁动不安,故急诊入院。听诊双肺呼吸音减弱,叩诊呈过清音,听诊闻及哮鸣音和湿啰音,患者呼吸道内有大量痰液无法咳出,而且痰液较黏稠。

请问：

（1）护士如何保持患者呼吸道通畅？

（2）吸痰过程中应注意什么？

（3）痰液黏稠该注意什么？

附：评分标准

评分内容	实施要点	分值
评估与准备 （15分）	核对医嘱、洗手，戴口罩	3
	核对患者，评估病情	3
	向患者解释，取舒适卧位	3
	备齐用物，连接好吸痰装置，检查吸引器性能及负压情况	6
操作过程 （70分）	准备溶液、安置体位、检查口鼻	10
	连接导管，遵循无菌操作原则 按序吸痰，吸痰管左右旋转，向上提拉手法正确	25
	抽吸冲洗，取下吸痰管，关闭吸引器	10
	观察病情：面色、呼吸、口腔黏膜、心率、血压、血氧饱和度等，吸出物颜色、性状和量	10
	安置患者于舒适体位，整理床单位及用物	5
	洗手，准确记录吸痰量、痰液性状、呼吸改善情况	10
总体评价 （10分）	护患沟通恰当	3
	熟练掌握吸痰术操作的步骤，动作轻稳，有条理	4
	严格遵守无菌操作，时间把握得当	3
提问（5分）	正确回答1～2个问题	5
总分		100

（王　乐）

实验六　雾化吸入

 学习目标

（1）掌握超声波雾化吸入术的操作步骤。

（2）熟悉超声波雾化吸入常用药物。

（3）了解超声波雾化吸入器的结构。

 知识准备

雾化吸入术（nebulization）是应用雾化装置将水分或药液分散成细小的雾滴以气雾状喷出，经鼻或口由呼吸道吸入的方法。吸入术具有起效快、药用量小、不良反应较轻的特点，不仅具有湿化呼吸道黏膜、祛痰、解痉、抗炎等呼吸道局部作用外,还可通过肺组织的吸收产生全身性疗效。常用的雾化吸入术有超声雾化吸入术(图5.43)、氧气雾化吸入术、手压式雾化吸入器雾化吸入术和压缩空气雾化吸入术。超声雾化吸入术是常用的雾化吸入术之一,应用超声波声能产生高频振荡,将药液变成细微的雾滴,再由呼吸道吸入的方法。其雾量大小可以调节,雾滴小而均匀,药液可随深而慢的吸气到达终末支气管和肺泡,达到湿化气道,控制呼吸道感染,改善通气功能,预防呼吸道感染等目的。

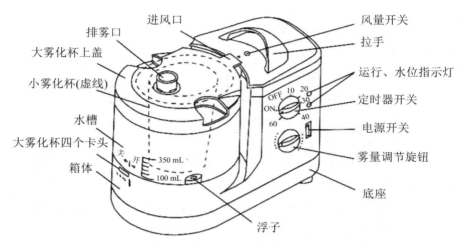

图 5.43　超声波雾化吸入器结构图

1. 作用原理

超声波发生器通电后输出的高频电能,通过水槽底部晶体换能器转换为超声波声能,声能震动并透过雾化罐底部的透声膜作用于罐内的药液,使药液表面张力破坏而成为细微雾滴,通过导管随患者深吸气时进入呼吸道而达到治疗作用。

2. 常用药物

(1) 控制呼吸道感染:庆大霉素、卡那霉素、妥布霉素等抗生素。

(2) 解除支气管痉挛:沙丁胺醇、氨茶碱、特布他林、异丙托溴铵等。

(3) 稀释痰液,帮助祛痰:乙酰半胱氨酸、α-糜蛋白酶、氨溴索等。

(4) 减轻呼吸道黏膜水肿:布地奈德混悬液(儿童用药首选)、氟替卡松混悬、地塞米松等。

(5) 抗病毒药物:利巴韦林。

3. 雾化吸入的分类及推荐治疗方案

目前主要的雾化吸入装置有小容量雾化器(SVN),如喷射雾化器(Jet Nebulizers)和超声雾化器(USN)两种,两者之间各有优缺点(表5.2)。患者(儿童)呼吸道疾病雾化治疗推荐方案见表5.3。

表 5.2　喷射雾化和超声雾化特点比较

内容	喷射雾化	超声雾化
动力	压缩气源	氧气电源
原理	Venturi 效应超声	波的震动
每次雾化量	4～6 mL	根据不同雾化器和治疗要求决定
气溶胶直径	一般 2～4 μm,与气源流量有关	每个仪器相对不变,范围 3.7～10.5 μm

续表

内容	喷射雾化	超声雾化
气雾量	耗液 0.5 mL/min 较大	耗液 1～2 mL/min
气雾温度	持续雾化时,因蒸发温度下降	持续雾化时,温度不变或略升高
死腔	容积约 2 mL	0.5～1 mL
雾粒	在肺内沉降10%左右	2%～12%
对雾化药物的影响	几乎无	可能有

表 5.3　患者(儿童)呼吸道疾病雾化治疗推荐方案

	推荐方案	备注
哮喘急性发作	SABA 吸入性糖皮质激素症状严重或 不能缓解时添加 SAMA	
急性毛细支气管	3%高渗盐水(哮喘患儿禁用)	目前尚无循证依据支持使用 SA-MA 治疗毛细支气管炎,但我国有较多的临床应用经验,因此必要时可酌情添加
伴喘息的急性支气管炎/肺炎	SABA	
伴咳痰的急性支气管炎/肺炎	黏液溶解剂	
急性喉气管支气管炎	黏液溶解剂 SABA	
支气管肺发育不良	吸入性糖皮质激素 肾上腺素	重症患者适时全身使用糖皮质激素
	SABA	添加糖皮质激素

注:SABA:速效 β_2-受体激动剂;SAMA:短效抗胆碱能药物。

4. 雾化吸入的目的

(1) 湿化呼吸道:常用于呼吸道湿化不足、气管切开术后等。

(2) 稀释和松解黏稠的分泌物:常用于痰液黏稠、帮助祛痰。

(3) 解除支气管痉挛:常用于支气管哮喘、喘息性支气管炎等患者。

(4) 减轻呼吸道炎症反应、预防和控制呼吸道感染:常用于咽喉炎、支气管炎、支气管扩张、肺炎、肺脓肿、肺结核患者,也可作为胸部手术前后常规治疗手段。

5. 雾化吸入的护理

(1) 向患者解释雾化吸入的操作目的、步骤及相关注意事项,对于初次进行雾化吸入的患者,须更加注重解释的重要性,消除患者紧张心理,尤其对于初次做雾化吸入的患儿。

(2) 协助患者取合适体位,一般为取轻松直立坐姿,平静呼吸即可。在雾化吸入时,出现一些情况应该立即停止,如患儿频繁咳嗽,则应待呼吸平稳后再开始吸入。雾化吸入前半小时尽量不要进食,避免雾化吸入过程中气雾刺激气道,引起呕吐。勿让雾化液进入眼睛,会引起眼部不适感。

(3) 每次吸入后,可以用生理盐水或温开水漱口。雾化结束后,雾化罐要及时清洁,可用温水烫洗,晾干后再使用。雾化吸入过程当中使用激素,易引起口腔二重感染,因此雾化吸入完毕后应该做好口腔清洁。年龄稍大的患者(儿童)交代洗脸漱口;年龄较小的患者(儿童)可服用白开水;对于不会漱口的患者(婴儿),用2.5%碳酸氢钠棉签擦拭口腔行口腔护理。

(4) 对于年龄较小进行雾化吸入的患者,一般用量为3~4 mL,可在5~10分钟内输出全部药液,雾化吸入时最好采取轻松直立的坐姿,只需平静的呼吸即可。

(5) 按照相关处理要求,清洁并消毒雾化吸入的装置,做好终末消毒。

 情境

陈某,男,10岁,住院号36250120,因最近天气突变,突发急性肺炎入住我院,患者听诊有明显的湿啰音,遵医嘱给予患者雾化吸入布地奈德混悬液为0.5 mg/次/天治疗,从而缓解症状。

 用物

治疗车上层:超声雾化吸入器、冷蒸馏水、生理盐水、药液(按医嘱备)、注射器、弯盘、治疗巾、治疗单、免洗速干手消毒液。

治疗车下层:吸痰装置、生活垃圾桶、医用垃圾桶。

 方法及步骤

(一) 评估与准备

1. 核对
核对治疗单及医嘱。

2. 自身准备
着装整洁、洗手、戴口罩。

3. 核对患者、解释
至患者床旁,核对患者住院号、姓名、床号等。向患者解释超声波雾化吸入法的目的、方法、注意事项及配合要点,取得患者的同意并配合。

〈沟通1〉 "小弟弟,我是您的责任护士小×,能告诉我您的名字吗?""好的,请让我看一下您的手腕带。""小弟弟,因为您现在肺部有些炎症,遵医嘱需进行雾化吸入治疗从而缓解症状。""家属您好,雾化吸入术是应用雾化装置将水分或药液分散成细小的雾滴以气雾状喷出,经鼻或口由呼吸道吸入的方法。雾化吸入时药液可随深而慢的吸气到达终末支气管和肺泡,从而达到湿化气道,控制呼吸道感染,改善通气功能,预防呼吸道感染等目的。希望能得到您和小朋友的配合。"

4. 评估患者
评估患者的病情、治疗情况、用药史、意识状态、对治疗计划的了解、心理状态及合作程度;呼吸道是否通畅、有无感染,有无支气管痉挛、呼吸道黏膜水肿、痰液等;患者面部及口腔黏膜有无感染、溃疡等。

〈沟通2〉 "小弟弟,我先帮您听一下呼吸音的情况。""张开嘴巴让我来看一下口腔情况。""你们先休息一下,我去准备一下用物,一会过来给小朋友雾化。"

5．环境准备

环境安静、清洁、明亮,温湿度适宜。

6．物品准备

洗手,准备并检查物品。连接雾化器主件与附件;加适量冷蒸馏水于水槽内,要求浸没雾化罐底部的透声膜;将药液用生理盐水稀释至 30～50 mL 倒入雾化罐内,检查无漏水后,将雾化罐放入水槽,盖紧水槽盖。

(二)操作过程

1．核对

携用物至床旁,核对患者住院号、姓名、床号。

〈沟通 3〉 "您好,请问您叫什么名字?""请让我看一下您的手腕带。""用物已经准备好了,我现在要给您进行雾化了。"

2．治疗

协助患者取舒适卧位,铺治疗巾于颌下;接通电源,打开电源开关,预热 3～5 分钟;调整定时开关至所需时间,打开雾化开关,调整雾量;将口含嘴放入患者口中(也可用面罩),指导患者做深呼吸(图 5.44)。

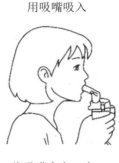
用吸嘴吸入

将吸嘴含在口中
进行吸入

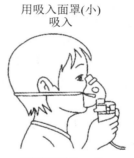
用吸入面罩(小)
吸入

用面罩罩住口鼻
进行吸入

☆喷雾量过少时,
请取下药液瓶盖

图 5.44　雾化吸入正确姿势

〈沟通 4〉 "小弟弟,将口含嘴放在口中,然后做缓慢的深呼吸,用嘴巴吸气鼻子呼气。""家属您好,现在雾化药液已经给小朋友吸上了,雾化吸入期间请让小朋友紧闭口唇吸气鼻呼气,坚持将药液吸完。雾化吸入的过程中有任何不适一定要及时按呼叫器通知我们,我们也会经常来巡视病房的,请不要担心。""请再告诉我一下您的名字。""我再看一下您的手腕带,谢谢。"

3．治疗结束

治疗毕,取下口含嘴,先关雾化开关,再关电源开关。操作后擦干患者面部,协助其取舒适卧位,整理床单位。交代患者漱口并清洁口腔。

〈沟通 5〉 "小弟弟,现在雾化吸入已经做完了,您感觉怎么样?""让我来看一下您的口腔情况。""等会儿可以去漱口洗脸,清洁口腔,保持舒适。我帮您把治疗巾撤掉了。这个卧位可以吗?""请再说一下您的名字。""我再看一下您的手腕带,谢谢。"

4．健康教育

向患者介绍超声波雾化吸入器的作用原理并教会其正确的使用方法;指导患者深呼吸

的方法及用深呼吸配合雾化吸入的方法。

〈沟通5〉 "家属您好,现在小朋友症状还没有完全缓解,平时注意指导他多饮水,饮食要清淡,多吃高热量、高蛋白、高维生素的食物,也要注意防寒保暖。有痰的话要及时咳出来。平时可以多练习紧闭嘴唇深吸气、鼻呼气。""现在还有其他需要吗?""有需要的话,请按床头呼叫器,我们也会经常过来的,请好好休息,感谢你们的配合。"

5. 整理、记录

回治疗室处理用物,将口含嘴或面罩、雾化罐、螺纹管浸泡于消毒液内1小时,再用温水洗净晾干备用。洗手,脱口罩。记录雾化吸入的时间、患者的反应等。

 注意事项

(1) 水槽内应保持足够的水量,水温不宜超过60 ℃。

(2) 保护雾化罐底部的透声膜及水槽底部晶体换能器。

(3) 观察患者痰液排出是否困难,若因黏稠的分泌物经湿化后膨胀致痰液不易咳出时,应予以拍背以协助痰液排出,必要时吸痰。

(4) 少数患者雾化吸入后,不仅没有出现支气管舒张,反而诱发支气管痉挛,即所谓"治疗矛盾现象",其原因可能是,药液低渗,防腐剂诱发,气雾的温度过低或对药液过敏。应寻找原因,及时采取防治措施。

(5) 避免超常规剂量使用β受体激动剂,尤其是老年人,以避免严重心律失常的发生。对呼吸道刺激性较强的药物不宜做雾化吸入。

(6) 碱性药液、高渗盐水以及蒸馏水可引起气道高反应性,导致支气管痉挛,应避免用于雾化吸入。

(7) 油性制剂也不能以吸入方式给药,否则可引起脂质性肺炎。使用压缩空气或氧气驱动进行雾化吸入治疗时,应保持一定的流量(6~8 L/min)和管道的通畅。

(8) 在吸药前不能涂抹油性面膏,吸药后立即清洗脸部,以减少经皮肤吸收的药量。

 思考题

陈某,女,6岁,住院号8627005,因感染后咳嗽加重1天入院,患者神志清,咳嗽频繁,伴有肺部湿啰音。

(1) 如果该患者为首次治疗,如何做好解释工作?

(2) 医嘱给予患者雾化吸入布地奈德混悬液为0.5 mg/次/天,持续1周。请问针对该患者,如何做好雾化吸入的正确指导?

附:评分标准

评分内容	实施要点	分值
评估与准备 (15分)	核对医嘱、洗手、评估患者	3
	评估环境,了解患者情况	3
	向患者介绍雾化吸入的目的,取得患者的同意并配合	5
	洗手、戴口罩,备齐药品和雾化吸入装置	4

续表

评分内容	实施要点	分值
操作过程 （60分）	携雾化吸入装置至床旁,严格执行查对制度	10
	向患者解释雾化吸入的目的和方法	10
	按正确的顺序和方法指导患者进行雾化吸入	10
	指导患者雾化吸入完毕后进行口腔清洁	10
	向患者及其家属实施相关健康教育	10
	做好雾化吸入装置的消毒清洁工作,晾干备用	10
总体评价（20分）	熟练地向患者介绍雾化吸入操作目的及注意事项	5
	熟练掌握雾化吸入操作的步骤,操作稳重、有条理	10
	时间把握得当	5
提问（5分）	正确回答1～2个问题	5
总分		100

（王　乐）

实验七　口　服　给　药

 学习目标

（1）掌握不同剂型药物口服给药法的操作方法及步骤。
（2）熟悉常用不同剂型药物口服给药法的目的及注意事项。
（3）了解不同剂型药物口服给药法的相关专业知识。

 知识准备

给药（administering medication）即药物治疗,是临床常用的一种治疗方法。药物治疗可以达到预防疾病、协助诊断、减轻症状、维持正常的生理功能和治疗疾病的目的。护士是给药的直接执行者,为了保证合理、准确、安全、有效地给药,护士必须了解药理学的相关知识,掌握正确的给药方法和技术,正确评估患者用药后的疗效和反应,指导患者合理用药,防止和减少不良反应;并做好药品的管理工作,确保临床用药安全、有效。

口服给药（administering oral medications）是临床常用给药方法之一,药物口服后被胃肠道黏膜吸收进入血液循环,从而发挥局部或全身的治疗作用。口服给药方便、经济、安全,但口服给药吸收较慢,药物产生疗效的时间长,因而不适用于急救、意识不清、呕吐频繁、禁食等患者。常用口服药物有固体药（片剂、丸剂、散剂、胶囊、粉剂等）和液体药（溶液、酊剂、合剂等）。

1. 口服给药法的目的

协助患者遵照医嘱安全、正确地服药,以达到预防疾病、协助诊断、减轻症状、维持正常的生理功能和治疗疾病的目的。

2．给药原则

（1）根据医嘱给药。对有疑问的医嘱，应及时向医生提出，不可盲目执行，也不得擅自更改医嘱。

（2）严格执行查对制度。护理人员在执行药疗工作时，认真做到"三查八对"，确保"五个准确"。"三查"指操作前、操作中、操作后查；"八对"指对床号、姓名、药名、浓度、剂量、用法、时间、有效期。"五个准确"即将准确的药物（right drug），按准确的剂量（right dose），用准确的途径（right route），在准确的时间（right time）内给予准确的患者（right client）。

（3）安全正确地用药。合理掌握给药的次数和时间，掌握正确的给药方法和技术。

（4）密切观察并记录用药后的反应，持续评估药物的疗效，及时发现药物的不良反应，为调整治疗计划及护理措施提供依据。

3．妥善保管药物

（1）药柜应放在通风、干燥、光线明亮处，避免阳光直射，保持整洁，专人负责，定期检查。

（2）药品应分类放置。先领先用、以防失效。贵重药、麻醉药、剧毒药应有明显标记，加锁保管，专人负责，专本登记，并严格执行交班制度。药瓶应有明显标签。

（3）定期检查药物，如有沉淀、混浊、异味、潮解、霉变等现象，应立即停止使用。

（4）根据药物的不同性质，采用相应的保管方法。对易挥发、潮解或风化的药物应装瓶、盖紧；对易氧化和遇光易变质的药物应装在有色密闭瓶中，或放在黑纸遮光的纸盒内，放于阴凉处；对易被热破坏的某些生物制品和抗生素等根据其性质和对贮藏条件的要求，分别置于干燥阴凉处或冷藏 $2\sim10\ ℃$ 处保存；对有使用期限的药物，应按有效期先后，有计划地使用；对易燃易爆的药物应单独存放，密闭瓶盖置于阴凉处，并远离明火。

 情境

王某，男，56岁，住院号5795201，诊断：高血压病，冠心病。医嘱：口服地高辛 0.25 mg qd、贝那普利 10 mg qd。

 用物

服药本、小药卡、药盘、药杯、药匙、量杯、滴管、研钵、湿纱布、包药纸、饮水管、治疗巾、水壶（内盛温开水）、免洗速干手消毒液。

 方法及步骤

（以病区摆药为例）

（一）评估和准备

1．核对

双人根据医嘱核对服药本。

2．自身准备

衣帽整洁，洗手、戴口罩。

3．患者准备

至患者床旁，核对患者住院号、姓名、床号；向患者及家属解释给药目的和注意事项。评估患者病情及其治疗情况：是否适合口服给药，有无口腔、食道疾患，有无吞咽困难及呕吐，服药的自理能力，心理状况、对给药计划的了解、认识和合作程度。

〈沟通1〉　"您好！我是您的责任护士××，能告诉我您的名字吗？""您好！王先生，请让我看一下您的手腕带。您现在感觉怎么样？根据您的症状医生给您开了口服药，用药后您的症状会有所改善。其中有一种药是地高辛，如果心率低于60次/分就不能服用。请您伸出一只手我数一下您的脉搏。""您的脉搏是76次/分，正常，节律也规则。我现在去准备药物，您休息一会儿。"

4．环境准备

环境清洁、安静、光线明亮。

5．物品准备

备药并检查物品。备药可以由中心药房摆药或病区护士摆药。

中心药房摆药：中心药房设在医院内距离病区适中的地方，负责全院各病区患者的日间用药。中心药房工作人员根据医嘱执行单使用全自动摆药机或人工摆放患者一天的药物并送至病区，病区护士在发药前再核对一次，然后分发给患者。

病区摆药：由病区护士负责准备自己病区患者的所需药品。

① 核对医嘱、服药本和服药单，按床号顺序插小药卡于药盘内，放好药杯。

② 根据服药本配药，先配固体药后配液体药。

③ 固体药用药匙取药，一手取药瓶，瓶签朝向自己，另一手用药匙取出所需药量，放入药杯，婴幼儿、鼻饲或上消化道出血的患者，应将药物研碎。

④ 液体药应先摇匀，用量杯量取。一手持量杯，拇指置于所需刻度，并使视线与量杯刻度平，另一手将药瓶有瓶签的一面朝上，倒药液至所需刻度处，将药液倒入药杯；更换药液品种时，洗净量杯；油剂、按滴计算的药液或药量不足1 mL，在药杯内倒入少许温开水，用滴管吸取药液；用湿纱布擦净瓶口，将药瓶放回原处。

⑤ 备药完毕，双人再次核对，无误后盖上治疗巾，整理用物。

（二）操作过程

1．核对

携发药盘、温开水送药至患者床旁，核对患者住院号、姓名、床号、药名、剂量、浓度、用法、时间。

2．取体位

协助患者取舒适卧位。

3．指导患者服药，确认患者正确服下药物

〈沟通2〉　"您好，是王先生吗？请让我看一下您的手腕带。""王先生，口服药为您准备好了，这些药物都是饭后服用的。您吃过饭了吗？喜欢什么姿势服药？请先服用这些药物。""服完了是吗？现在请您服用止咳药，止咳药对呼吸道黏膜起安抚作用，会减轻咳嗽，请您最后服用并且服后不要喝水，以免冲淡药液，影响疗效。"

4．询问患者服药后感受，做好健康教育

〈沟通3〉　"王先生，您现在感觉怎么样？""请记住服药时须用温开水，不可用茶水或其他汤水。""您的病情需要多卧床休息,饮食上要注意低盐,吃易消化的食物,每餐不要吃得过饱,多吃水果、蔬菜,防止便秘。""您现在还有什么其他需要吗? 有什么问题请按床头呼叫器,我们也会经常过来看您的,请您好好休息。"

5. 特殊情况患者服药

不能自行服药者应喂药;鼻饲患者碾碎药物,溶解后从胃管注入,再用少量温开水冲洗胃管确保药物全部进入患者胃内;因故未服药者取回药保存交班。

6. 整理、记录

整理床单位,回治疗室处理用物,洗手,记录。

 注意事项

(1) 严格查对制度,一次只能取出一位患者的药物,确保用药安全。

(2) 宜用 40~60 ℃ 温开水服药,不宜用茶水、牛奶、咖啡、果汁等代替。

(3) 对牙齿有腐蚀、染色作用的药物,如铁剂、酸剂等,应用吸管吸服后漱口,以保护牙齿。

(4) 缓释片、肠溶片、胶囊吞服时不可嚼碎。

(5) 舌下含片应放于舌下或两颊黏膜与牙齿之间待其溶化。

(6) 健胃药宜在饭前服,助消化药及对胃黏膜有刺激性的药物宜在饭后服,催眠药在睡前服,驱虫药宜在空腹或半空腹服用。

(7) 抗生素及磺胺类药物应准时服用,以保证有效的血药浓度。

(8) 磺胺类药物服后多饮水。

(9) 对呼吸道黏膜起安抚作用的药物服用后不宜立即饮水。

(10) 服用强心苷类药物须加强对心率、心律的监测,心率低于 60 次/分或节律异常时应暂停服用,并告知医生。

(11) 观察患者服药后的疗效及不良反应,有异常情况及时告知医生,酌情处理。

 思考题

陈某,女,58 岁,住院号 5695001,拟诊上呼吸道感染。医嘱:阿莫西林胶囊 500 mg tid、止咳糖浆 10 mL tid,等。

(1) 请问患者在服用上述药物时,有哪些注意事项?

(2) 医护人员应对该患者做哪些方面的健康教育?

附:评分标准

评分内容	实施要点	分值
评估与准备 (15 分)	洗手,核对医嘱和服药单	3
	评估环境,清洁、宽敞、明亮	3
	评估患者,解释服药目的及注意事项,取得患者的配合	4
	洗手、戴口罩,备齐所需物品	5

续表

评分内容	实施要点	分值
操作过程 （60分）	携药品及温开水至床旁,核对	5
	协助患者取舒适卧位	5
	遵医嘱发药	5
	指导患者正确服药,确认患者服下药物	20
	询问患者服药后感受,实施健康教育	20
	整理,记录	5
总体评价（20分）	严格执行查对制度	5
	操作熟练、稳重,物品处理正确	5
	态度严谨认真,沟通有礼貌,指导用药目的和方法	5
	注意观察患者疗效和不良反应	5
提问（5分）	正确回答1～2个问题	5
总分		100

（邢彩霞）

实验八　皮内注射（以青霉素过敏试验为例）

 学习目标

（1）掌握青霉素药物过敏试验液配制的步骤、皮肤试验结果的判断标准;皮内注射的操作步骤。

（2）熟悉青霉素过敏性休克的临床表现及其处理;熟悉皮内注射的目的和注意事项。

 知识准备

（一）药物过敏反应

药物过敏反应（anaphylactic reaction）是异常的免疫反应,仅发生于少数人。临床表现可有发热、皮疹、血管神经性水肿等,严重者可发生过敏性休克而危及生命。药物过敏反应的发生与人的过敏体质有关,与所用药物的药理作用及用药的剂量无关。

1. 药物过敏试验法的目的

通过青霉素过敏试验,确定患者是否对青霉素过敏,作为临床应用青霉素治疗的依据。

2. 过敏反应的临床表现

（1）过敏性休克:呼吸道阻塞症状、循环衰竭症状、中枢神经系统症状、皮肤过敏症状。

（2）血清病型症状:一般用药后7～12天内发生,临床表现和血清病相似,有发热、关节肿痛、皮肤发痒、全身淋巴结肿大、腹痛等。

（3）各器官或组织的过敏反应:皮肤过敏反应、呼吸道过敏反应、消化系统过敏反应。

3. 常见的过敏药物

青霉素、头孢菌素类、普鲁卡因、破伤风抗毒素、碘、链霉素、细胞色素 C 等。

4. 青霉素过敏试验

（1）青霉素皮肤试验液的配制见表 5.4。

表 5.4 青霉素皮肤试验液的配制（以青霉素钠 80 万 U 为例）

青霉素钠	加 0.9%氯化钠溶液（mL）	每毫升药液青霉素钠含量（U/mL）	要点与说明
80 万 U	4	200000	用 5 mL 注射器，6～7 号针头
0.2 mL 上液	0.8	40000	以下用 1 mL 注射器，6～7 号针头
0.1 mL 上液	0.9	4000	每次配制时均须将溶液摇匀
0.1 mL 上液	0.9	400	配制完毕换接 4.5 号针头，妥善放置

（2）青霉素过敏试验结果判断。

① 阴性：皮丘无改变，周围不红肿，无红晕，无自觉症状。

② 阳性：局部皮丘隆起，出现红晕硬块，直径大于 1 cm 或周围有伪足，有痒感。严重时有头晕、心慌、恶心，甚至出现过敏性休克（图 5.45）。

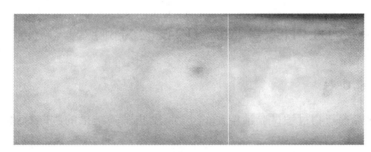

图 5.45 试验结果呈阳性

（3）青霉素过敏反应的预防。

① 用药前详细询问用药史、过敏史、家族史，对青霉素有过敏史者禁止做过敏试验，对有其他药物过敏史或变态反应疾病史者应慎用。

② 患者首次使用青霉素时，曾用过青霉素、停药超过 24 小时后再用药时，或使用中更换药物批号时，均须重新做过敏试验。试验结果为阳性者禁用青霉素，并在医嘱单、病历卡、体温单、床头卡、注射卡、门诊病历上醒目表明"青霉素阳性"，同时告知患者本人及家属。

③ 青霉素皮试液应现用现配，剂量准确，配制试验液或稀释青霉素的生理盐水应专用。

④ 不宜空腹进行皮内试验或药物注射。

⑤ 正确实施过敏试验，准确判断试验结果。试验结果为可疑阳性应在对侧手臂皮肤相同部位用 0.9%氯化钠注射液做对照试验。

⑥ 在过敏试验和用药过程中，严密观察患者反应。应让患者 20 分钟内不要离开病室，不可剧烈活动，不可用手拭去药液或按压皮丘，不可揉抓局部，如有不适及时联系。

⑦ 配备急救药物和设备。

（4）青霉素过敏性休克的抢救。

① 立即停药,使患者平卧,就地抢救。

② 即刻皮下注射 0.1%盐酸肾上腺素 0.5～1 mL,患儿酌减。如症状不缓解可隔半小时再次皮下或静脉注射 0.5 mL,直至脱离危险。如发生心跳骤停,立即行胸外心脏按压等基础生命支持。

③ 予以氧气吸入,呼吸受抑制时,应立即进行口对口的人工呼吸,并肌内注射尼可刹米或洛贝林等呼吸兴奋剂,喉头水肿影响呼吸时,配合施行气管插管或气管切开术。

④ 根据医嘱立即给予地塞米松 5～10 mg 静脉注射或氢化可的松 200～400 mg 加入5%～10%葡萄糖 500 mL 静脉滴注。应用抗组胺类药物如异丙嗪或苯海拉明。

⑤ 静脉滴注 10%葡萄糖溶液或平衡液补充血容量。如血压下降不回升,可用低分子右旋糖酐,必要时可用多巴胺、阿拉明等升压药物。

⑥ 纠正酸中毒。

⑦ 密切观察患者体温、脉搏、呼吸、血压、尿量及其他病情变化,并做好病情动态记录。

(二)皮内注射

皮内注射(intradermic injection)是指将药液注入皮肤的表皮与真皮之间。

1. 皮内注射的目的

(1) 进行药物试验,以观察有无过敏反应。

(2) 预防接种。

(3) 局部麻醉的起始步骤。

2. 皮内注射的部位

(1) 药敏试验:前臂掌侧下段。

(2) 预防接种:上臂三角肌下缘。

(3) 局部麻醉:麻醉处。

 情境

李某,女,38 岁,住院号 5452236,诊断:大叶性肺炎。T 39.7 ℃、P 116 次/分,医嘱:生理盐水 250 mL + 青霉素 G640 万 U,静脉滴注 bid,青霉素皮试(　　　)。

 用物

注射盘(碘伏溶液、75%酒精或 0.1%氯己定溶液、无菌棉签、砂轮、启瓶器)、无菌注射器和针头(1 mL 注射器、5 mL 注射器、4.5 号针头、7 号针头)、注射单、弯盘、无菌治疗巾、青霉素 G80 万 U/瓶、0.9 生理盐水、急救盒(盐酸肾上腺素、地塞米松、50% GS、2 mL 注射器)、急救设备(氧气装置、吸痰装置等)、锐器盒、免洗速干手消毒液。

 方法及步骤

(一)评估与准备

1. 核对

双人根据医嘱核对注射单。

2．自身准备

衣帽整洁,洗手、戴口罩。

3．核对患者、解释

至患者床旁,核对患者住院号、姓名、床号;解释药物过敏试验及皮内注射目的、方法、注意事项及配合要点。评估患者病情、意识状态、心理状态、对药物的认知及合作程度、用药史、过敏史、家族史及注射部位状况。

〈沟通1〉 "您好,我是您的责任护士××,能告诉我您的名字吗?""请让我看一下您的手腕带。""李女士,您好! 您现在感觉怎么样? 根据您的症状医生诊断为大叶性肺炎,需要注射青霉素消炎,在用青霉素前要做药物过敏试验,看看您是否对青霉素过敏,结果为阴性才可以用药,您以前用过青霉素吗? 您和您的家人对青霉素是否有过敏反应? 您对其他药物过敏吗? 您对酒精过敏吗? 您吃过饭了吗? 什么时候吃的? 您希望在哪边手臂注射? 右手是吗? 让我看看您右手的皮肤好吗? 您的皮肤适合注射,那您休息一下,我准备好药品马上过来给您做过敏试验。"

4．环境准备

环境清洁、光线适宜。

5．物品准备

准备并检查物品。

(四) 操作过程

1．核对、检查

根据医嘱核对注射单,检查药物的名称、浓度、剂量、有效期和批号,瓶盖有无松动,瓶身有无裂痕,药物有无变质;注射器包装及有效期。

2．配制皮试液

去除青霉素药瓶瓶盖后消毒;砂轮锯安瓿颈部后消毒,掰开安瓿;用 5 mL 注射器从安瓿中抽取 4 mL 生理盐水注入青霉素瓶内,摇匀;用 1 mL 注射器抽取 0.2 mL 药液,加生理盐水至 1 mL,摇匀;弃去 0.9 mL,再加生理盐水至 1 mL,摇匀;弃去 0.9 mL,最后加生理盐水至 1 mL,摇匀,换 4.5 号针头,保持无菌,核对医嘱单或注射单,无误后放入无菌治疗巾内。

3．核对

携用物至患者床旁,核对住院号、姓名、床号、注射单。

4．定位消毒

选择正确注射部位(前臂掌侧下段),用 75% 乙醇消毒皮肤。

〈沟通2〉 "您好,李女士吗? 请让我看一下您的手腕带。""现在我帮您做皮试,先消毒局部皮肤,请您伸出右手,掌心向上。"

5．再次核对

再次核对,并排尽注射器内空气。

6．皮内注射

一手绷紧局部皮肤,一手持注射器,针头斜面向上,与皮肤呈 5°角刺入皮内(进针深度以整个针尖斜面进入皮肤为宜),斜面入皮肤后放平注射器(图 5.46);用绷紧皮肤的手的拇指固定针栓,另一手推注药液 0.1 mL,使局部隆起形成皮丘(图 5.47);注射完毕后快速拔出针头,勿按压;再次核对、计时、观察反应。

7. 健康教育

向患者及家属进行健康教育。

〈沟通3〉　"李女士,已经为您做好了皮试,谢谢您的配合! 您感觉怎么样? 皮试的地方不要按压也不能揉抓,20 分钟后我会来观察试验结果,请您不要离开病室;如果您有任何不适,请您按呼叫器,我们也会经常过来看您的,那您好好休息。"

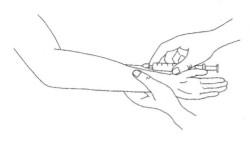
图 5.46　皮内注射进针

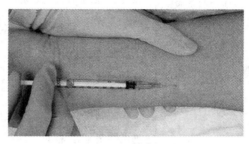
图 5.47　皮内注射推药

8. 整理、记录

协患者取舒适体位,处理用物,洗手,在医嘱本上记录过敏试验时间、产品批号并签名。

9. 判断结果

根据医嘱核对患者,判断药物过敏试验结果;告知患者及家属试验结果。

10. 记录结果、签名

告诉医生试验结果并记录。

〈沟通4〉　试验结果为阴性:"李女士,您感觉怎么样? 您的试验结果是阴性的,说明您可以使用青霉素,我会记录并通知医生,等会我就去备药为您注射。"

〈沟通5〉　试验结果为阳性:"李女士,您感觉怎么样? 您的试验结果是阳性,所以您不能使用青霉素,我会立即通知医生给您换其他药物并记录,请记住您对青霉素过敏,以后千万不能使用青霉素。"

 注意事项

(1) 严格执行查对制度和无菌操作原则。

(2) 试验前详细询问患者的用药史、过敏史和家族史。有青霉素过敏者,禁忌做过敏试验。

(3) 药物过敏试验消毒皮肤时忌用碘酊、碘伏,以免影响试验结果的判断。

(4) 青霉素过敏试验或注射前均应做好急救的准备工作。

(5) 严密观察患者局部和全身反应,倾听患者主诉。

(6) 试验结果阳者禁止使用青霉素,应通知医生试验结果,同时告知患者及其家属,并做好记录。

 思考题

王某,男,62 岁,住院号 4824661,右手手指被生锈钉子刺破,医嘱:破伤风抗毒素 1500 IU,肌内注射 st,破伤风抗毒素皮试。

(1) 过敏试验最常选择哪个部位?

（2）如何判断破伤风抗毒素过敏试验结果？

附：评分标准

评分内容	实施要点	分值
评估与准备 （15分）	衣帽整齐，洗手、戴口罩	3
	核对、评估患者情况、询问"三史"、评估注射部位皮肤状况	2
	向患者解释操作目的、注意事项及配合要点	5
	环境准备、备齐用物	5
操作过程 （70分）	根据医嘱核对注射单	5
	铺无菌盘	5
	正确配制皮试液，放入无菌盘内，再次核对	10
	携用物至床旁，核对、解释	3
	协患者取舒适卧位，选择正确注射部位	5
	消毒皮肤，方法正确，范围大于5 cm，待干	5
	核对药液与患者，排尽空气	4
	皮内注射：一手绷紧皮肤，一手持注射器，针尖斜面向上，与皮肤呈5°角刺入皮内，待针头斜面完全进入皮内后，放平注射器，固定针栓	8
	注射皮试液0.1 mL，使局部隆起形成皮丘	6
	注射毕迅速拔针，勿按揉	3
	再次核对患者住院号、姓名、床号、药液	3
	计时、观察	3
	健康教育	5
	整理床单位，清理用物，洗手并记录	5
总体评价 （10分）	严格无菌原则和查对制度	2
	操作熟练，剂量准确	3
	操作中有爱伤观念，态度认真、严谨，沟通良好	3
	注意观察患者反应，配备急救物品	2
提问（5分）	正确回答1～2个问题	5
总分		100

（邢彩霞）

实验九　皮下注射

 学习目标

（1）掌握皮下注射的操作步骤。

（2）熟悉皮下注射的目的和注意事项。

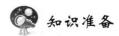知识准备

皮下注射法(hypodermic injection)是将少量药液或生物制剂注入皮下组织的方法。常用于不宜口服给药而须在一定时间内发生药效的小剂量药物以及预防接种、局部麻醉用药。

1．皮下注射的目的

（1）须在一定时间内达到药效,而不能或不宜经口服给药时。

（2）预防接种。

（3）局部麻醉用药。

2．皮下注射的部位

根据注射目的常选用上臂三角肌下缘,也可选用两侧腹壁、后背、大腿前侧及外侧,局部麻醉则选择麻醉处(图 5.48)。

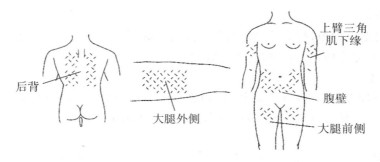

图 5.48　皮下注射部位

情境

李某,女,68 岁,住院号 2483964,诊断:2 型糖尿病。医嘱:胰岛素 8u 皮下注射 tid。

用物

注射盘(碘伏溶液、75%酒精、无菌棉签、砂轮、启瓶器)、2～5 mL 注射器、注射单、弯盘、无菌治疗巾、药液(按医嘱准备)、锐器盒、免洗速干手消毒液,根据情况备抢救物品。

方法及步骤

（一）评估与准备

1．核对

双人根据医嘱核对注射单。

2．自身准备

衣帽整洁、洗手、戴口罩。

3．核对患者、解释

至患者床旁,核对患者住院号、姓名、床号;解释皮下注射目的、方法、注意事项及配合要点。评估患者病情、意识状态、肢体活动能力、心理状态、对药物的认知及合作程度、注射部

位皮肤及皮下组织状况。

〈沟通1〉 "您好,我是您的责任护士小×,能告诉我您的名字吗?""请让我看一下您的手腕带。""李女士,您好!您现在感觉怎么样?您以前注射过胰岛素吗?胰岛素有助于将您的血糖降下来。胰岛素要在餐前注射,我马上就来为您进行皮下注射。您今天计划在哪个部位注射?右手臂是吗?让我看看您手臂的情况……您手臂情况适合注射,那您休息一下,我准备好药品马上过来。"

4.环境准备

操作环境清洁、光线良好、温度适宜。

5.物品准备

准备并检查物品。

(二)操作过程

1.检查核对

根据医嘱核对注射单,检查药物的名称、浓度、剂量、有效期和批号,瓶盖有无松动,瓶身有无裂痕,药物有无变质;注射器包装及有效期。

2.准备药液

砂轮锯安瓿颈部后消毒,掰开安瓿;取2 mL或5 mL注射器,正确吸取药液,排尽空气,将药瓶套在针头上,核对医嘱单或注射单,无误后放入无菌治疗巾内。

3.核对

携用物至患者床旁,核对住院号、姓名、床号、注射单,向患者做好解释。

4.定位消毒

协助患者取舒适体位,暴露注射部位(上臂三角肌下缘),用碘伏常规消毒注射部位皮肤2遍,直径大于5 cm,待干。

〈沟通2〉 "您好,李女士吗?请让我看一下您的手腕带。""现在我帮您注射胰岛素,采取什么姿势您会比较舒服?消毒局部皮肤,请您伸出右手,我帮您把袖子卷起来……请您把手叉在腰上,您配合得很好,谢谢。"

5.再次核对

再次核对,并排尽注射器内空气。

6.注射

一手绷紧局部皮肤,一手持注射器,以示指固定针栓,针头斜面向上,与皮肤呈30°～40°角刺入皮下,深度为针梗的1/2～2/3为宜(图5.49),抽回血,如无回血缓慢推注药液;观察局部和全身反应;注射完毕后快速拔出针头,按压。再次核对。

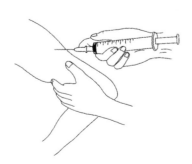

图5.49 皮下注射进针

7.健康教育

协患者取舒适体位,向患者及家属进行健康教育。

〈沟通3〉 "李女士,注射好了,谢谢您的配合!您感觉怎么样?请按压针眼至不出血。注射胰岛素后请不要剧烈运动,30分钟后要准时进食,注射部位不能按揉以免加速胰岛素吸收引起低血糖。""有什么问题请按床头呼叫器,我们也会经常过来看您的,您好好休息。"

8. 整理、记录

处理用物,洗手,记录。

 注意事项

(1) 持针时,右手示指固定针栓,但不可接触针梗,以免污染。

(2) 针头刺入角度不宜超过 45°,以免刺入肌层。

(3) 尽量避免应用对皮肤有刺激作用的药物做皮下注射。

(4) 经常注射者,应更换部位,建立轮流交替注射部位的计划,经常更换注射部位,以促进药物的充分吸收。对长期注射的患者注射部位可能会出现硬结,教会其热敷方法。

(5) 注射少于 1 mL 的药液时,必须用 1 mL 注射器抽吸药液,以保证注入药液的剂量准确无误。

 思考题

王某,男,30 岁,因乙肝五项检查,发现乙肝表面抗体(−),社区医院为其注射乙肝疫苗。

(1) 乙肝疫苗的注射部位在哪里?

(2) 皮下注射后应该注意什么?

附:评分标准

评分内容	实施要点	分值
评估与准备 (15分)	衣帽整齐、洗手、戴口罩	3
	核对、评估患者情况及注射部位皮肤状况	5
	向患者解释操作目的、注意事项及配合要点	5
	环境准备、备齐用物	2
操作过程 (70分)	根据医嘱核对注射单	5
	铺无菌盘	5
	正确抽吸药液,放入无菌盘内,再次核对	10
	携用物至床旁、核对、解释	3
	协患者取舒适卧位,选择正确注射部位	5
	消毒皮肤,方法正确,范围大于 5 cm,待干	5
	核对药液与患者,排尽空气,准备干棉签	5
	注射:绷紧皮肤,针尖斜面向上,与皮肤呈 30°～40°角刺入皮下,深度为针梗的 1/2～2/3 为宜;	8
	推注药液前抽回血,如无回血缓慢推注药液,观察,	6
	注射毕迅速拔针,按压至不出血	5
	再次核对患者住院号、姓名、床号、药液	3
	健康教育	5
	整理床单位,清理用物,洗手并记录	5

续表

评分内容	实施要点	分值
总体评价 （10分）	严格无菌原则和查对制度	2
	操作熟练，剂量准确	3
	操作中有爱伤观念，态度认真、严谨，沟通良好	3
	注意观察患者反应	2
提问（5分）	正确回答1～2个问题	5
总分		100

（邢彩霞）

实验十 肌内注射

 学习目标

（1）掌握肌内注射的定位法及操作步骤。
（2）熟悉肌内注射体位的选择及注意事项。
（3）了解肌内注射的目的。

 知识准备

肌内注射法（intramuscular injection）是将一定量的药液通过无菌注射器注入肌肉组织的给药方法。

（一）肌内注射的目的

（1）不能或不宜口服、不能做静脉注射的药物，要求比皮下注射更快发挥药效。
（2）用于注射刺激性较强或药量相对较大的药物。

（二）肌内注射的部位

一般选择肌肉丰富且距大血管及神经较远处，最常用的部位是臀大肌，其次为臀中肌、臀小肌、股外侧肌及上臂三角肌。

臀大肌起自髂后上棘与尾骨尖之间，肌纤维平行向外下方止于股骨上部。坐骨神经起自骶丛神经，自梨状肌下孔出骨盆至臀部，在臀大肌深部，约在坐骨结节与大转子之间中点处下降至股部，其体表投影为自大转子尖至坐骨结节中点向下至腘窝，注射时注意避免损伤坐骨神经。

（三）注射部位的定位方法

1. 臀大肌注射定位法

（1）十字法：从臀裂顶点向左侧或右侧划一水平线，然后从髂嵴最高点作一垂直线，将一侧臀部分为四个象限,其外上象限(避开内角)为注射区(图5.50)。

(2) 连线法:从髂前上棘至尾骨做一连线,其外上1/3处为注射区(图5.51)。

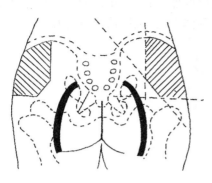

图 5.50　十字法

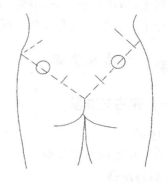

图 5.51　连线法

2. 臀中肌、臀小肌注射定位法

(1) 以示指尖和中指尖分别置于髂前上棘和髂嵴下缘处,在髂嵴、示指、中指之间构成一个三角形区域,其示指与中指构成的内角为注射区(图5.52)。

(2) 髂前上棘外侧三横指处(以患者的手指宽度为准)。

3. 股外侧肌注射定位法

大腿中段外侧。一般成人可取髋关节下10 cm至膝关节的范围。此处大血管、神经干很少通过,且注射范围较广,可供多次注射,尤适用于2岁以下幼儿。

4. 上臂三角肌注射定位法

上臂外侧,肩峰下2~3横指处(图5.53)。此处肌肉较薄,只可做小剂量注射。

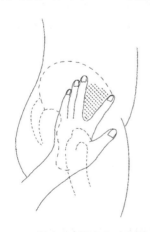

图 5.52　臀中肌、臀小肌注射定位法

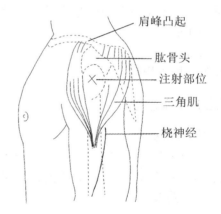

肩峰凸起
肱骨头
注射部位
三角肌
桡神经

图 5.53　上臂三角肌注射定位法

 情境

王某,女,27岁,住院号4864148,诊断:先兆流产。医嘱:黄体酮20 mg肌内注射 qd。

用物

注射盘(碘伏溶液、75%酒精、无菌棉签、砂轮、启瓶器)、2～5 mL 注射器、注射单、弯盘、无菌治疗巾、药液(按医嘱准备)、锐器盒、免洗速干手消毒液,根据情况备抢救物品。

 方法及步骤

(一)评估与准备

1. 核对

双人根据医嘱核对注射单。

2. 自身准备

衣帽整洁,洗手、戴口罩。

3. 核对患者、解释

至患者床旁,核对患者住院号、姓名、床号等;解释肌内注射目的、方法、注意事项及配合要点。评估患者病情、意识状态、肢体活动能力、心理状态、对药物的认知及合作程度、注射部位皮肤、皮下组织和肌肉组织状况。

〈沟通1〉 "您好,我是您的责任护士小×,能告诉我您的名字吗?""请让我看一下您的手腕带。""王女士,您好! 您现在有先兆流产迹象,您先别紧张,医生给您用黄体酮肌内注射来保胎治疗,等会儿我为您进行臀部肌内注射,希望您能配合。"

4. 环境准备

操作环境清洁、光线良好、温湿度适宜,用围帘遮挡床单位。

〈沟通2〉 "现在我来检查一下您的臀部皮肤情况。""您选择在哪边注射? 右边是吗?让我看看您是不是适合……好的,您右边臀部适合注射,那您休息一下,我准备好药品马上过来帮您注射。"

5. 物品准备

准备并检查物品。

(二)操作过程

1. 检查核对

根据医嘱核对注射单,检查药物的名称、浓度、剂量、有效期和批号,瓶盖有无松动,瓶身有无裂痕,药物有无变质;注射器包装及有效期。

2. 准备药液

砂轮锯安瓿颈部后消毒,掰开安瓿;取 2 mL 或 5 mL 注射器,正确吸取药液,排尽空气,将药瓶套在针头上,核对医嘱单或注射单,无误后放入无菌治疗巾内。

3. 核对

携用物至患者床旁,核对住院号、姓名、床号、注射单,向患者做好解释。

4. 定位消毒

协助患者取舒适体位,暴露注射部位(臀大肌),用碘伏常规消毒注射部位皮肤2遍,直径大于 5 cm,待干。

〈沟通3〉"您好,王女士吗?请让我看一下您的手腕带。""现在我帮您注射黄体酮,采取什么姿势您会比较舒服?侧着是吗?现在消毒局部皮肤,请您向左侧躺,上腿伸直,下腿稍弯曲,这样可以放松肌肉,减轻疼痛。您配合得很好,谢谢。"

5. 再次核对

再次核对,并排尽注射器内空气。

6. 注射

一手绷紧局部皮肤,一手持注射器,以示指固定针栓,针头斜面向上,与皮肤呈90°角垂直刺入,推注药液前抽回血,如无回血缓慢推注药液;观察局部和全身反应;注射完毕后快速拔出针头,按压。再次核对。

7. 健康教育

协患者取舒适体位,向患者及家属进行健康教育。

〈沟通4〉"王女士,注射好了,谢谢您的配合!您感觉怎么样?请按压针眼至不出血。这几天您要躺在床上好好休息,黄体酮注射后对局部肌肉有刺激,容易发生硬结,您在注射后2~3小时后用温毛巾热敷注射部位,不能立即热敷,以防药液外渗或感染。""有什么问题,请按床头呼叫器,我们也会经常过来看您的,您好好休息。"

8. 整理、记录

处理用物,洗手,记录。

 注意事项

(1)严格执行注射给药原则。

(2)臀大肌注射时避免损伤坐骨神经,尤其是对2岁以下婴幼儿不宜选用臀大肌注射,因其臀大肌尚未发育好,最好选择臀中肌和臀小肌注射。

(3)对长期注射者,应交替更换注射部位,并选用细长针头,以避免或减少硬结的发生。

(4)切勿将针头全部刺入,以防针梗从根部相接处折断。

 思考题

王某,女,28岁。T 39.5℃,P 94次/分,BP 118/80 mmHg,诊断:上呼吸道感染,医嘱:柴胡注射液4 mL肌内注射,立即执行。

请问:

(1)应选择什么部位注射?如何定位?

(2)如何实施肌内注射?

附:评分标准

评分内容	实施要点	分值
评估与准备 (15分)	衣帽整齐、洗手、戴口罩	3
	核对、评估患者情况及注射部位状况	5
	向患者解释操作目的、注意事项及配合要点	5
	环境准备(拉围帘)、备齐用物	2

续表

评分内容	实施要点	分值
操作过程 (70分)	根据医嘱核对注射单	5
	铺无菌盘	5
	正确抽吸药液,放入无菌盘内,再次核对	10
	携用物至床旁,核对、解释	3
	协患者取舒适卧位,选择正确注射部位	5
	消毒皮肤,方法正确,范围大于5 cm,待干	5
	核对药液与患者,排尽空气,准备干棉签	5
	注射:左手拇指、示指错开绷紧皮肤,右手执笔式持注射器,用前臂带动腕部力量,将针头以90°角垂直刺入肌肉; 推注药液前抽回血,如无回血缓慢推注药液,观察; 注射毕迅速拔针,按压至不出血	8 6 5
	再次核对	3
	健康教育	5
	整理床单位,清理用物,洗手并记录	5
总体评价 (10分)	严格无菌原则和查对制度	2
	操作熟练,剂量准确	3
	操作中有爱伤观念,态度认真、严谨,沟通良好	3
	注意观察患者反应	2
提问(5分)	正确回答1~2个问题	5
总分		100

(邢彩霞)

实验十一　静脉注射

静脉注射法

 学习目标

(1) 掌握静脉注射的操作步骤。

(2) 熟悉静脉注射的目的和注意事项。

(3) 了解静脉注射失败的常见原因。

 知识准备

静脉注射法(intravenous injection)是自静脉注入药液的方法。常用于药物不宜口服、皮下、肌内注射,或须迅速发挥药效时,也可用于注入药物做某些诊断性检查以及静脉营养治疗。

1. 静脉注射的目的

(1) 须迅速发生药效,尤其在救治急危重症患者时。

(2) 药物不宜口服、皮下或肌肉注射,只适宜经静脉给药。

(3) 注入药物做某些诊断性检查。

2. 常用的四肢浅静脉

(1) 上肢常用肘部浅静脉(贵要静脉、肘正中静脉、头静脉)、腕部及手背静脉。

(2) 下肢常用大隐静脉、小隐静脉及足背静脉。

3. 静脉注射失败的常见原因

(1) 针头刺入过浅,针头未进入血管,致使注入的药液外溢,局部肿胀疼痛。

(2) 针尖斜面部分在血管外,可抽吸到回血,但推注时药液溢至皮下,局部隆起并有痛感。

(3) 针头刺入较深,斜面一半穿破对侧管壁,抽吸有回血,推注少量药液,局部可无隆起,但因部分药液溢出至深层组织,患者有痛感。

(4) 刺入过深针头穿透对侧血管壁,抽吸不见回血。

 情境

张某,男,78 岁,住院号 4573486,脑出血患者,深昏迷,心电监护。今日 19 时,心电监护示心率 50 次/分,并逐渐下降,医嘱:阿托品 1 mg,iv,st。

 用物

消毒物品(碘伏消毒液、无菌棉签)1 套、止血带、消毒砂轮、一次性治疗巾、弯盘、肾上腺素 1 支、一次性注射器、一次性头皮针、输液贴、药物(按医嘱准备)、治疗单、锐器盒、免洗速干手消毒液、笔。

 方法及步骤

(一) 评估与准备

1. 核对

核对治疗单及医嘱单。

2. 自身准备

衣帽整洁、洗手、戴口罩。

3. 核对患者、解释

至患者床旁,核对患者床号、姓名、住院号等。解释静脉注射的目的,取得患者/家属同意并配合。

〈沟通1〉 "家属您好,我是张先生的责任护士小×,能告诉我患者的名字吗?""好的,我来看一下患者的手腕带。""您好,患者现在出现了昏迷和心率降低,医生开医嘱静脉注射阿托品以治疗疾病,希望得到家属的理解和配合。"

4．环境准备

操作环境清洁、光线良好、温度适宜。

5．评估患者

患者病情、配合程度及注射部位静脉情况。

〈沟通2〉 "现在我来检查一下患者的皮肤血管情况。""患者皮肤完好,血管充盈,一会我们就在这根血管上操作。我先去准备用物,马上过来操作。"

6．物品准备

洗手,准备并检查物品是否齐全、适于使用。

(二)操作过程

1．检查核对

核对静脉注射执行单与医嘱,检查药液的名称、浓度、剂量和有效期,溶液瓶盖有无松动,瓶身有无裂痕或塑料瓶有无渗液,溶液有无变色、浑浊、沉淀或絮状物。

2．准备药液

碘伏棉签消毒安瓿(密封瓶塞),砂轮锯安瓿后再次消毒,折断安瓿颈部。取5 mL注射器,正确手法吸取药液,抽毕,连接一次性头皮针,与空安瓿(密封瓶)一起放入无菌治疗巾内。

3．核对

准备好注射盘带至病人床前,查对床号、姓名、住院号,向病人/家属解释。

〈沟通3〉 "家属您好,请问患者叫什么名字?""好的,我来看一下他的手腕带。""现在用物已备好,我来给患者进行静脉注射。"

4．定位消毒

穿刺部位下铺垫枕、治疗巾,用2%碘酊棉签以穿刺点为中心由内向外螺旋消毒皮肤,直径>5 cm,待干的同时进行2次核对。在穿刺点上方约6 cm处扎止血带(止血带末端朝上),以75%乙醇脱碘。

〈沟通4〉 "您好,再次确认下,这位患者的姓名是?""好的,我来给他消毒。"

5．进针注射

排气,药液排至针头处。嘱/协助患者握拳,护士左手拇指固定静脉,右手持针柄,使针尖斜面向上并与皮肤呈15°～30°角,从静脉上方或侧方刺入皮下,再沿静脉方向潜行刺入,见回血后将针头放平,再沿血管方向进针少许,固定针柄,缓慢注入药物,观察注射局部情况及患者反应。

〈沟通5〉 "您好,我现在给张先生注射药物。"

6．拔针、按压

注射完毕,用无菌棉签轻轻按压穿刺点上方,快速拔针,指导患者/家属纵向按压穿刺点,整理床单位。

〈沟通6〉 "您好,请按压这里直至穿刺点不出血。""请再说一下患者的名字。""好的,我再看一下患者的手腕带,谢谢。"

7．健康教育

进行静脉注射治疗前,向患者或家属讲解静脉注射的目的,注射药物的名称、作用及不良反应,向患者讲解选择血管的方法和保护血管的重要性。讲解药物外漏、外渗及静脉炎的原因以及可能造成的严重后果和处理原则,提高患者的自护能力,并积极配合治疗。

〈沟通7〉 "我们刚刚为张先生注射了阿托品,是为了缓解他的心率过低的症状。如果您观察到患者出现了面色、呼吸频率的改变,或者全身抽搐等异常情况,请您按床头铃呼叫我们,我们也会加强巡视、监测患者病情的。"

8. 整理、记录

核对,整理用物,洗手、记录。

 注意事项

(1) 严格执行注射给药原则。

(2) 选择粗直、弹性好、易于固定的静脉,避开关节和静脉瓣。

(3) 对需长期注射者,应有计划地由小到大、由远心端向近心端选择静脉。

(4) 穿刺时应沉着,找准静脉,一旦出现局部血肿,立即拔出针头,按压局部,另选静脉重新穿刺。

(5) 静脉注射对组织有强烈刺激性的药物,应另备抽有生理盐水的注射器和头皮针,注射穿刺成功后,先注入少量生理盐水,证实针头确在静脉内,再换上抽有药液的注射器进行推药,以免药液外溢导致组织坏死。

(6) 根据患者年龄、病情及药物性质,掌握注药速度,并随时听取患者的主诉,观察局部情况及病情。

 思考题

王某,女,65 岁,住院号 4964462,因反复咳嗽、咳痰 8 年,加重 6 天入院,拟诊:慢性阻塞性肺病急性加重。X 线:两肺感染,肺气肿。医嘱:沐舒坦 30 mg,静脉注射,qd。两天后患者注射静脉出现明显红、肿、痛。

(1) 患者出现了什么情况?

(2) 如何预防该情况的出现?

附:评分标准

评分内容	实施要点	分值
评估与准备 (15分)	洗手,核对、评估患者	3
	环境安静、整洁、明亮、宽敞	3
	向患者解释静脉注射的目的,取得患者的同意并配合	4
	洗手,戴口罩,准备和检查物品是否齐全	5
操作过程 (70分)	核对静脉注射执行单与医嘱,检查药液	5
	正确吸取药液,抽毕,将空安瓿套在针头上,放入注射盘	10
	携用物至床旁,核对、解释	5
	穿刺部位下铺垫枕、治疗巾,用2%碘酊螺旋消毒皮肤,直径大于 5 cm,待干;在穿刺点上方 6 cm 处扎止血带,以 75%酒精脱碘	10

续表

评分内容	实施要点	分值
	排净注射器内空气,再次核对,嘱患者握拳,护士左手绷紧穿刺处皮肤,右手持针与皮肤呈15°~30°角自静脉上方或侧方刺入皮下,见回血后,放平针头再进针少许,松止血带,嘱患者松拳,固定针头,缓慢注入药物,观察注射局部情况及患者反应	20
	注射毕,用无菌干棉球轻压针刺处,快速拔针后按压片刻。再次核对患者床号、姓名、药液	10
	交代注意事项	5
	整理床单位,清理用物,洗手并记录	5
总体评价 (10分)	态度认真、严谨,沟通良好	2
	操作熟练、稳重,有条理、不慌乱,有无菌观念	3
	操作中有爱伤观念	3
	时间把握得当	2
提问(5分)	正确回答1~2个问题	5
总分		100

微量注射泵法

 学习目标

(1) 掌握微量注射泵的操作流程。
(2) 熟悉微量注射泵的目的。
(3) 了解微量注射泵的注意事项。

 知识准备

微量注射泵(micro pump)是一种能将少量药液精确、均匀、持续地泵入体内,维持体内一定药物浓度、调节迅速、方便的新型医疗仪器。

1. 微量注射泵的目的

准确控制输液速度,确保药物用量准确、安全、匀速地进入患者体内发生作用。

2. 微量注射泵的分类

一道泵(一道微量注射泵)、二道泵(二道微量注射泵)、多道泵(多道微量注射泵)。

 情境

张某,男,67岁,住院号:5842315,肺部感染,感染性休克,血压78/47 mmHg,心率150次/分。医嘱:生理盐水45 mL+去甲肾上腺素10 mg,5 mL/小时静脉泵入。

用物

无菌治疗巾 1 块、输液泵 1 台(以思路高 SP-100 型为例)、固定支架、碘伏、无菌棉签、注射器、注射器空白帖、延长管、弯盘、按医嘱准备药液和输液用物、瓶套、护理记录单、笔、医用胶布/输液贴、免洗速干手消毒液、特殊药物标识。

 方法及步骤

(一)评估与准备

1. 核对

核对治疗单及医嘱单。

2. 自身准备

衣帽整洁、洗手、戴口罩。

3. 核对患者、解释

至患者床旁,核对患者床号、姓名、住院号等。解释微量注射泵注射目的,取得患者/家属同意并配合。

〈沟通1〉 "家属您好,我是张先生的责任护士小×,能告诉我患者的名字吗?""我看一下患者的手腕带。""您好,患者现在发生了休克,医生开医嘱静脉注射去甲肾上腺素,希望得到您的理解和配合。"

4. 环境准备

操作环境清洁、光线良好、温度适宜。

5. 评估患者

患者病情、配合程度、有无过敏史及注射部位状况。

〈沟通2〉 "患者以前用过去甲肾上腺素吗,有无过敏?""我来检查一下患者的皮肤血管情况。患者这里的皮肤完好,可以选择这里注射。我去准备用物,马上过来操作。"

6. 物品准备

洗手,准备并检查物品是否齐全、适于使用。

(二)操作过程

1. 检查核对

核对注射执行单与医嘱,检查药液的名称、浓度、剂量和有效期,溶液瓶盖有无松动,瓶身有无裂痕或塑料瓶有无渗液,溶液有无变色、浑浊、沉淀或絮状物。检查微量注射泵性能是否正常。

2. 正确准备药液

遵医嘱使用 20 mL 或 50 mL 注射器抽吸药液,弃针头,连接延长管,初次排气至头皮针针管内(药液不滴出),将注射器置无菌治疗巾内。注射器标签上注明床号、姓名、药名、浓度、剂量、加药时间并贴于注射器上。

3. 核对

准备好注射盘带至病人床前,查对床号、姓名、住院号,向病人/家属解释并告知使用微量注射泵或输液泵的目的、输入药物的名称、输液速度,缓解其紧张心理,协助患者取舒适体位。

〈沟通3〉 "家属您好,请问这位患者叫什么名字?""我来看一下他的手腕带。""现在用物已备好,注射的药物是去甲肾上腺素,利于提高患者血压,缓解休克症状。""这台设备叫作微量注射泵,是为了更精准地控制药物滴入速度,提高用药安全性。"

4. 注射泵准备和设置

将注射泵固定在支架上,接通电源,将注射器针筒及活塞柄分别卡于微量注射泵相应的卡口上并固定,注射器空白帖朝外。打开电源开关至显示屏显示,微量泵进行机内自检至显示屏无闪烁及报警,确认显示屏左上方显示 20 mL 或 50 mL 字样。遵医嘱调整每小时注射量及其他需要设置的参数。再次核对,按"选择"功能键,选择总量(∑),按"▲▼"键输入输液总量;按"选择"功能键,选择压力,按"▲▼"键选择中压。按"选择"功能键,选择通道,按

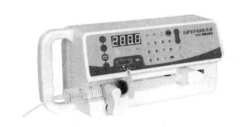

图 5.54　微量注射泵的使用

"▲▼"键选择合适注射器品牌的通道;按"选择"功能键,选择速率,按"▲▼"键输入输液速率。(如需改变速率:按 stop 键→"选择"(速率)→"▲▼"键→重新输入输液速率→start。如需改变输液总量:按 stop 键→"选择"(∑)→"▲▼"键→重新输入输液总量→start。如需快速输液:按 stop 键→双击"快进"键并长按不放,同时按"总量(∑)"键和"快进"键)(图 5.54);关机:按电源开关保持 3 秒,取出注射器,切断电源。

5. 定位消毒和注射

消毒、扎止血带,再次核对(方法同静脉注射)。进行二次排气,双击"快进"键并长按不放,至头皮针滴出药液松手。嘱/协助患者握拳,护士左手绷紧穿刺处皮肤,右手持头皮针,针尖斜面向上并与皮肤呈 15°～30°角自静脉上方或侧方刺入皮下,见回血后,放平针头再进针少许,松止血带,嘱/协助患者松拳,固定针柄,按 start 开始输液。用输液贴或胶布依次固定针柄、针梗、环绕 U 形固定输液管。再次核对,观察注射局部情况及患者反应。

〈沟通4〉 "您好家属,再次确认下,这位患者的姓名是?""请再说一下患者的名字。""好的,我再看一下患者的手腕带,谢谢。"

6. 健康教育

告诉患者输液肢体不要进行剧烈活动,避免下垂,以免造成回血而堵塞导管。告知患者及家属不要随意搬动或者调节微量泵,以保证用药安全。告诉患者有不适感觉或者机器报警时及时通知医护人员,将呼叫器置于患者伸手可及处。

〈沟通5〉 "我们刚刚为张先生注射了去甲肾上腺素,请您注意患者肢体不要剧烈活动。如果您观察到患者出现了面色、呼吸频率的改变,或者躁动、局部出血、肿胀以及机器发出报警声等异常情况,请您按床头铃呼叫我们,我们也会加强巡视,监测患者的病情。""输液泵的速度我们已经根据医嘱调节好,请您和您的家人不要随意调节。"

7. 拔针、按压

注射完毕按 stop 键停止注射,轻轻揭去针柄与头皮针管处输液贴,用无菌棉签轻轻按压穿刺点上方,快速拔针,指导患者按压穿刺点上方,整理床单位。

〈沟通6〉 "家属,请按压这里帮助患者止血,谢谢。"

8. 整理、记录

核对、洗手、记录。收拾整理用物，进行垃圾分类。

 注意事项

（1）正确设定输液速度及其他必需参数，防止设定错误延误治疗。

（2）随时查看注射泵的工作状态，及时排除报警、故障，防止液体输入失控。

（3）注意观察穿刺部位皮肤情况，防止发生液体外渗，出现外渗及时给予相应处理。

（4）用微量注射泵时宜单独建立静脉通路，尽量不要在同一静脉通路上输入其他液体，以避免影响药液输入速度，出现不良反应而引起病情变化。

（5）注射泵上药物应标明药物名称及药量、配制时间，换泵或换药时应更换标签，并详细交班。严格无菌操作，连续使用 24 小时须更换注射器和泵管。

（6）使用期间不能随意中断药液输入，应提前配好药物备用，当残留报警灯闪亮时应立即更换药液，因为此时药物泵入的速度仅为设定量的 1/4，会影响治疗效果，严重时会引起病情变化。更换血管活性药物前后应密切监测生命体征，更换药液时动作要迅速、准确。

（7）若中途需调节药液泵入速度，应先暂停，调好速度后再运行。

（8）若针头出现堵塞，应重新进行穿刺。

（9）停用时，应关电源开关，切断电源，将泵擦拭干净，备用。

 思考题

患者在使用微量泵的过程中出现报警情况，会有哪些常见的报警原因？

附：评分标准

评分内容	实施要点	分值
评估与准备（15 分）	洗手、核对、评估患者	3
	环境安静、整洁、明亮、宽敞	3
	向患者解释微量注射泵注射的目的，取得患者的同意并配合	4
	洗手、戴口罩，准备和检查物品是否齐全	5
操作过程（70 分）	核对注射执行单与医嘱，检查药液；检查微量注射泵性能是否正常	5
	遵医嘱准备药液并检查，用 20 mL 或 50 mL 注射器正确配制药液；检查并连接微量泵延长管，排气；将注射器针筒及活塞柄置于微量泵相应的卡口上并固定	5
	将用物携至床旁，核对床号、姓名，解释并取得合作	5
	将注射泵固定在支架上，接通电源，将注射器针筒及活塞柄分别卡于微量注射泵相应的卡口上并固定，打开电源开关至显示屏显示，微量泵进行机内自检至显示屏无闪烁及报警，确认显示屏左上方显示 20 mL 或 50 mL 字样	10
	选择注射部位，消毒，再次核对，排气	5

续表

评分内容	实施要点	分值
	连接电源,打开微量注射泵开关,设备自检后,遵医嘱调整每小时注射量及其他需要设置的参数。 按"选择"功能键,选择总量(∑),按"▲▼"键输入输液总量;按"选择"功能键,选择压力,按"▲▼"键选择中压;按"选择"功能键,选择通道,按"▲▼"键选择合适注射器品牌的通道;按"选择"功能键,选择速率,按"▲▼"键输入输液速率;正确将连接管与输液通道连接,再次核对,按 start 开始输液。 如需改变速率:按 stop 键→"选择"(速率)→"▲▼"键→重新输入输液速率→start;如需改变输液总量:按 stop 键→"选择"(∑)→"▲▼"键→重新输入输液总量→start;如需快速输液:按 stop 键→双击"快进"键并长按不放,同时按"总量(∑)"键和"快进"键	10
	定位消毒和注射	10
	关机:按电源开关保持 3 秒,取出注射器,切断电源。注射完毕快速拔针,指导患者纵向按压穿刺点,整理床单位	10
	再次核对,交代注意事项	5
	整理床单位,清理用物,洗手并记录	5
总体评价 (10分)	态度认真、严谨,沟通良好	2
	操作熟练、稳重,有条理、不慌乱,有无菌观念	3
	操作中有爱伤观念	3
	时间把握得当	2
提问(5分)	正确回答 1～2 个问题	5
总分		100

（潘　庆）

实验十二　静脉输液

密闭式静脉输液法

 学习目标

（1）掌握密闭式静脉输液的操作方法及步骤。

（2）熟悉密闭式静脉输液的目的。

（3）了解密闭式静脉输液的护理。

 知识准备

静脉输液(intravenous infusion)是利用大气压和液体静压形成的输液系统内压高于人

体静脉压的原理,将一定量的无菌溶液或药液直接输入静脉的方法。静脉输液依据穿刺静脉的位置分为周围静脉输液和中心静脉输液。依据选择针具的不同,分为一次性静脉输液针输液和静脉留置针输液;依据输液容器的密闭状态不同,分为密闭式静脉输液和开放式静脉输液。临床常用的是密闭式一次性静脉输液针周围静脉输液和密闭式静脉留置针静脉输液。

输液泵(infusion pump)是一种电子输液控制装置,可将药液精确、均匀持续地输入血管内,达到控制输液速度的目的,适用于危重患者、心血管系统疾病患者及患儿的治疗和抢救。临床常用的是定容型静脉输液泵,它只监测实际输入的液量,不受溶液的浓度、黏度、导管内径的影响,输液滴数可调节在 4～88 滴/分钟之间,速率控制范围在 1～90 mL/小时,使用时只选择所需输液总量及每小时的速率,输液泵便按设定的方式工作,并自动进行参数监测。

1. 密闭式静脉输液的目的

(1)增加血容量,维持血压,改善微循环。常用于严重烧伤、大出血、休克等患者。

(2)补充水分及电解质,维持酸碱平衡。常用于各种原因引起的脱水、酸碱平衡紊乱等患者,如剧烈呕吐、腹泻、大手术后、禁食患者等。

(3)输入药物,治疗疾病。常用于各种感染、中毒、脑和其他组织水肿,以及须静脉输入药物治疗的患者。

(4)供给营养物质,促进组织修复,增加体重,维持正氮平衡。常用于慢性消耗性疾病、胃肠道功能障碍及不能经口进食的患者。

2. 密闭式静脉输液患者的护理

(1)静脉输液前应详细评估患者的相关资料,依据病情、年龄、药物性质,确定滴注速度,并在输液过程中根据患者的反应及时调整,一般成人 40～60 滴/分,儿童 20～40 滴/分。年老、体弱、婴幼儿、心肺肾功能不良者输液速度宜慢。

(2)严格执行查对制度和无菌技术操作原则,所用溶液无可见微粒,插入输液器后应立即使用,连续输液超过 24 小时应更换输液器。

(3)静脉输液过程中应严密观察患者局部和全身反应,及时排除输液故障。如出现不良反应,应立即采取有效应对措施,必要时减慢或停止输液,严密监测生命体征,及时通知医生,协助医生做好患者对症处理。

(4)合理选择保护静脉。

① 根据患者病情、疗程和输入药物的性质合理选择静脉。长期静脉输液的患者应由远心端向近心端选择静脉,尽量避免在同一注射部位反复穿刺。对血管刺激性大的药物应选择较粗大的静脉,穿刺时应先用引针确定一次性静脉输液针或留置针在静脉内再连接输液器,防止药物外渗引起组织坏死。对昏迷、不合作的患者,在取得患者家属知情同意后,适当用约束法约束穿刺部位肢体,防止针头滑出血管造成组织损伤。

② 在满足患者病情治疗要求的前提下,选择最小型号的一次性静脉输液针或管径最细、长度最短的静脉留置针,以减少组织损伤和渗漏。使用静脉留置针的患者,在留置针留置期间,要尽量避免肢体下垂,对能下床活动的患者,避免留置针在下肢静脉留置;当日静脉输液完成时应严格按照规定进行脉冲式冲管及正压封管。脉冲式冲管法(冲-停-冲-停)可使封管液在导管内形成涡流,冲净导管内残留的药物;正压封管是在冲管时采用边推封管液边退针的方法,以防止血液回流阻塞导管,保持静脉通路畅通,延长导管使用时间。每天静脉输液前后,都应详细评估穿刺部位及静脉有无红、肿、疼痛与不适,如有异常应及时拔除导

管,并做好对症处理。

(5) 注重自我防护,减少职业暴露。加配细胞毒性药物时要加戴手套和护目镜,如果药物溅在皮肤或黏膜上应立即用清水冲洗干净。操作中有可能接触患者血液时,应戴手套。接触过患者的针头,严禁回套保护帽;严禁徒手分离针头和注射器,以避免发生针刺伤。

 情境

李某,男,45岁,住院号2017285,因发热待查入院治疗,医嘱:0.9%氯化钠溶液250 mL,维生素 C 1 g,维生素 B_6 0.2g,ivgtt,st。

 用物

治疗车上层放置:快速手消毒液、注射盘、无菌溶液、药物、安尔碘、无菌棉签、止血带、小垫枕、治疗巾、医用输液贴、启瓶器、砂轮、弯盘、瓶套、输液卡、一次性输液器、5 mL 或者 10 mL 一次性注射器、输液架、静脉输液执行单、静脉输液巡视单,根据患者病情需要备静脉留置针、敷贴、输液泵。

治疗车下层放置:锐器盒、医疗垃圾桶、生活垃圾桶、剪刀。另备笔和带秒针表,需要时备夹板及绷带。

 方法及步骤

(一) 评估与准备

1. 核对

核对静脉输液执行单及医嘱。

2. 自身准备

衣帽整洁,洗手、戴口罩。

3. 核对患者、解释

至患者床旁,核对患者床号、姓名、住院号等;解释静脉输液的目的、方法,取得患者的同意并配合。

〈沟通1〉 "您好,我是您的责任护士小×,能告诉我您的名字吗?""我来看一下您的手腕带。""李先生,医生开医嘱为您静脉输注一些药物为您补充营养,希望得到您的理解和配合。"

4. 环境准备

环境整洁、宽敞、明亮。

5. 评估患者

评估患者的病情、年龄、意识状态、配合程度、心理状况及生活自理能力等;评估患者药物过敏史;评估患者静脉穿刺部位的皮肤、血管状况等。

〈沟通2〉 "您对什么药物过敏吗?""您希望在哪只手上输液呢?""好的,请您像我这样活动一下您的这只手臂。""现在我来检查一下您的皮肤情况。""您这里的皮肤完好,无破溃、硬结。那我们待会就在这里输液。输液时间较长,您是否需要先去趟厕所?""好的,您先休息一下,我去准备一下用物,一会来给您输液。"

6．物品准备

洗手，准备并检查物品。

（二）操作过程

1．检查核对

核对静脉输液执行单与医嘱，检查药液的名称、浓度、剂量和有效期，溶液瓶盖有无松动，瓶身有无裂痕或塑料瓶有无渗液，溶液有无变色、浑浊、沉淀或絮状物。

2．准备药液

根据医嘱填写输液卡，将输液卡倒贴在无菌溶液瓶上（勿将瓶签覆盖），玻璃瓶装溶液启开瓶盖的中心部分，塑料瓶装溶液拉开瓶塞保护盖，常规消毒瓶口，遵医嘱按照无菌抽吸药液法加入药液，检查溶液无配伍禁忌。玻璃瓶装溶液套上瓶套，再次消毒瓶口。

3．备输液器

检查输液器包装、有效期与质量，打开输液器包装，将输液管和通气管针头插入瓶塞至针头根部。

4．核对解释

携用物至床旁，核对患者住院号、姓名、床号，解释输液目的和方法。

〈沟通3〉　"您好，请问您叫什么名字？""请让我看一下您的手腕带。""李先生，现在用物已经准备好了，我现在要给您静脉输液了。"

5．初步排气

关闭调节夹，旋紧头皮针连接处，输液瓶挂于输液架上，一手持头皮针和调节器，一手倒置茂菲氏滴管，抬高茂菲氏滴管下输液管，打开调节器，使液体流入茂菲氏滴管内，当达到1/2～2/3满时，迅速倒转茂菲氏滴管，使液体缓慢下降（图5.55），当液体流入头皮针管内即可关闭调节器（首次排气原则不滴出药液）。留置针静脉输液时取出合适的留置针，将输液器上的头皮针插入留置针的肝素帽内，将留置针内的气体排出，关闭调节器，检查有无气泡，将输液器放置妥当。

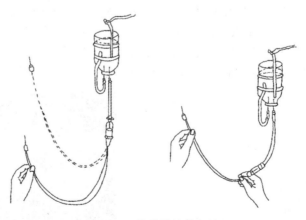

图5.55　静脉输液排气法

6．消毒皮肤

协助患者取舒适体位；在静脉穿刺部位的肢体下垫小垫枕、治疗巾与止血带，在穿刺点上方6 cm（静脉留置针穿刺点上方10 cm）处扎止血带，消毒皮肤（直径大于5 cm，2次消毒）。

〈沟通 4〉 "李先生,您现在的卧位舒适吗?""好的,请稍抬一下您的胳膊,给您垫上小垫枕,给您扎上止血带,有点紧,请您忍耐下,我给您消毒。"

7. 核对排气

再次核对床号、姓名、药液,打开调节器,再次排气至有少量药液滴出,关闭调节器,检查有无气泡,取下护针帽(图 5.56)。

〈沟通 5〉 "先生,请再次告诉我您的床号和姓名。"

8. 穿刺静脉

嘱患者握拳,左手拇指固定静脉,右手持针柄,使针尖斜面向上并与皮肤呈 15°~30°角,从静脉上方或侧方刺入皮下,再沿静脉方向潜行刺入,见回血后将针头放平,再沿血管方向进针少许,固定针柄(图 5.57)。静脉留置针穿刺静脉时,一手固定静脉,一手持留置针针翼,针尖与皮肤呈 15°~30°角进针,见回血后放平针翼,压低角度,沿静脉走向再进针 0.2 cm,左手持 Y 接口,右手后撤针芯 0.5 cm,持针座将外套管全部送入穿刺的静脉内。

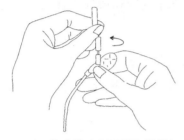
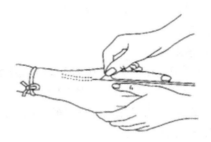

图 5.56　静脉输液留置针取护针帽法　　　　**图 5.57　静脉穿刺进针法**

〈沟通 6〉 "李先生,请您握拳,我要进针了,请您不要紧张。"

9. 固定针头

嘱患者松拳、松止血带、松调节器。待液体滴入通畅后,用输液贴或胶布依次固定针柄、针梗,再将头皮针下段输液管环绕后固定,必要时用夹板和绷带固定肢体(图 5.58)。使用静脉留置针输液时穿刺成功嘱患者松拳、松止血带、松调节器后,右手固定针翼,左手迅速将针芯抽出,用无菌透明敷贴无张力固定留置针,用输液贴固定头皮针及输液管,并在标签纸上注明静脉留置针留置的时间和执行者签名。用高举平台法固定管道,具体方法为:胶带环绕导管一周后,再将胶带固定在皮肤上或者透明敷贴上,增加管道牢固度(图 5.59)。

〈沟通 7〉 "李先生,已经穿刺好了,请您松拳。""好的,我为您固定好。"

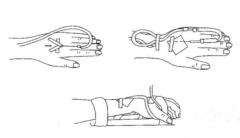

图 5.58　静脉输液头皮针固定法　　　　**图 5.59　静脉输液留置针固定法**

10. 调节滴速

根据患者的年龄、病情和药物性质调节滴速(至少 15 秒),一般成人为 40~60 滴/分钟,儿童为 20～40 滴/分钟。对年老、体弱、婴幼儿、心肺肾功能不良者及输入高渗盐水、含钾药物、升压药物时输液速度宜慢。对严重脱水、血容量不足、心肺功能良好者输液速度可适当加快。输液卡上记录输液滴速,并签名。巡视中做到"四看":一看瓶内剩余的液体和性状;二看茂菲氏滴管内的液面和滴速;三看输液管内是否有空气;四看患者输液反应。

11．整理嘱咐

取出止血带、小垫枕与治疗巾,协助患者取舒适卧位,将呼叫器置于患者床头易取处,交代输液过程中的注意事项。

12．核对记录

再次核对患者床号、姓名、药名、浓度、剂量、给药时间和给药方法,按要求在静脉输液巡视单上记录输液药物、滴速、时间、执行者签名后挂在输液架上。

〈沟通 8〉 "先生,请再次告诉我您的姓名。""李先生,已经开始给您输液了,您有没有不舒服的地方?""好的,这个卧位舒适吗?""好的,李先生,这个液体是给您补液补充营养的,滴速是根据您的病情调节好的,请您和您的家人不要随意调节。输液过程中您不要折压输液管道,如果您感到任何不适或者液体即将输完请按铃呼叫我们,谢谢您的配合。"

13．健康教育

向患者及家属说明静脉输液滴速不可自行随意调节,介绍常见输液反应的症状及防治方法,长期静脉输液的患者,护士应做好患者的心理护理。

14．巡视观察

输液过程中加强巡视,密切观察患者有无输液反应,静脉穿刺部位有无肿胀,及时处理输液故障。

15．更换液体

核对第二瓶液体,常规消毒瓶口,拔出第一瓶的输液管和排气管,迅速插入第二瓶内,观察液体滴入通畅,确保输液管内无气泡。

16．拔针、按压

输液完毕,关闭调节器,轻轻揭去针柄与头皮针管处输液贴,用无菌小纱布或无菌干棉签轻轻按压穿刺点上方,迅速拔针,按压至无出血。使用静脉留置针输液完毕时,需用肝素稀释液或无菌生理盐水封管,拔出头皮针,常规消毒肝素帽,用注射器向肝素帽内注入封管液,边推封管液边退针,至针头完全退出为止。拔留置针时,零角度移除透明敷贴,在拔除留置针导管的瞬间用无菌棉签轻按穿刺点至不出血,检查导管的完整性。

17．整理嘱咐

协助患者取卧位舒适,整理床单位,将呼叫器置于患者床头易取处,向患者及家属交代注意事项,确认患者无其他需要后离开病房。

〈沟通 9〉 "李先生,请您轻轻按压穿刺部位。液体已经输注完了,您现在还有什么其他需要吗?""有什么问题,请按床头呼叫器,我们也会经常过来看您的,您好好休息。"

18．洗手记录

清理用物,医疗垃圾分类处理,洗手,记录患者信息、输液药物名称、种类、量、开始和结束输液时间及患者反应,操作者签字。

注意事项

(1) 严格执行无菌技术操作和查对制度,防止医院内感染及差错事故的发生。

（2）合理安排静脉输液滴注顺序，如需加入药物，应注意药物配伍禁忌。

（3）需长期静脉输液的患者，应保护和合理使用静脉，一般从远心端小静脉开始穿刺。

（4）采用留置针静脉输液时，每次输液完毕后，均应注入一定量的封管液，防止发生血液凝固。严格掌握留置时间，一般留置72～96小时需更换。如果出现静脉炎、液体渗漏和皮下血肿等情况应及时拔针。

（5）静脉输液过程中应加强巡视，认真听取患者的主诉，严密观察输液管有无扭曲、受压以及输液滴速是否适宜，输液部位的皮肤有无肿胀，针头有无脱出、阻塞、移位，并及时处理输液故障。

（6）防止空气栓塞的发生，静脉输液前应排尽输液管及针头内的空气，药液滴尽前要及时更换输液瓶（袋）或拔针。

（7）在输液期间使用输液泵时，应嘱患者肢体不要剧烈活动，防止输液管道被牵拉脱出。

（8）持续输液24小时以上者，须每天更换输液器。

 思考题

何某，男，65岁，住院号2017458，因咽部疼痛，发热入院，医嘱给予患者5%葡萄糖500 mL加头孢拉定6 g静脉输液。

（1）为患者静脉输液时，有哪些注意事项？

（2）出现输液故障应如何排除？

（3）静脉输液时，如何根据患者静脉输液的滴速计算静脉输液所需的时间？

附：评分标准

评分内容	要点	分值
评估与准备 （15分）	洗手，核对、评估患者	3
	环境安静、整洁、明亮、宽敞	3
	向患者解释静脉输液的目的，取得患者的同意并配合	4
	洗手、戴口罩，准备并检查物品	5
操作过程 （70分）	核对静脉输液执行单与医嘱，检查药液	5
	根据医嘱填写输液卡，贴输液卡，启开瓶盖的中心部分，常规消毒瓶塞加入药液，套瓶套，再次消毒瓶口插输液器	10
	携用物至床旁，核对、解释	5
	初步排气，协助患者取舒适体位，消毒皮肤	5
	再次核对，排气，取下针帽，嘱患者握拳	10
	持针柄使针尖斜面向上并与皮肤呈15°～30°角刺入，见回血后将针头放平，再沿血管方向进针少许，三松后固定针头	15
	调节滴速，患者卧位舒适，交代注意事项	5
	核对记录，巡视观察，健康教育，更换液体，拔针按压	10
	处理用物，洗手，记录	5

续表

评分内容	要点	分值
总体评价 （10分）	态度认真、严谨,沟通良好	2
	操作熟练、稳重,有条理、不慌乱,有无菌观念	3
	操作中有爱伤观念	3
	时间把握得当	2
提问（5分）	正确回答 1～2 个问题	5
总分		100

（潘　庆）

静脉输液泵法

 学习目标

（1）掌握静脉输液泵的操作流程。

（2）熟悉静脉输液泵的目的。

（3）了解静脉输液泵的注意事项。

 知识准备

　　静脉输液泵是一种能够准确控制输液滴数或输液流速、保证药物能够速度均匀、药量准确且安全地进入病人体内发挥作用的一种仪器。同时,输液泵还能提高临床给药操作的效率和灵活性,降低护理工作量。输液泵通常是机械或电子的控制装置,它通过作用于输液导管达到控制输液速度的目的。常用于需要严格控制输液量和药量的情况,如在应用升压药物、抗心律失常药物以及婴幼儿静脉输液或静脉麻醉时。

 用物

　　输液泵 1 台（以思路高 SP-100 型为例）、固定支架及密闭式静脉输液所需用物。

 方法及步骤

1. 密闭式静脉输液

　　遵医嘱配制好输液体,插入输液器,建立静脉通路（也就是静脉穿刺）,关闭输液调节器开关。

2. 输液泵的操作

　　（1）固定输液泵:将输液泵固定在输液架上,输液泵高于患者心脏水平 30 cm,连接电源,打开电源开关。

　　（2）查对药液:查对执行单与患者姓名、瓶签上的药品名称、剂量、浓度、时间、准确无误,将液体悬挂输液架上,排气。

　　（3）放置输液管:打开输液泵门,自上而下将输液管安装在泵的管槽内,拉直绷紧,依序安装好。关闭输液泵门,将输液夹夹在茂菲氏滴管液面以上,液面不宜过高。

(4) 设置输液泵:打开电源开关,输液泵调至零点,遵医嘱设置输液的速度和输液量,核对。

(5) 查对连接:再次查对、排气(按快进键 fast),待输液泵管或输液器管内空气排尽后按暂停键(stop),连接留置针的肝素帽或三通管或头皮针,再松开输液器调节器开关,启动输液泵,观察通畅情况。如遇到输液器报警,分析以下原因:① 阻塞报警,可能由于输液器调节器开关未打开,或输液管反折/受压。② 低压报警,可能因输液泵电量不足,须插上充电插头或者更换电池。③ 气泡报警,可能由于输液管壁上有气泡,液体已经输空。应更换新输液瓶,打开输液泵门,取出输液管排气。④ 滴数报警,可能由于液面过高或传感器有问题,须手动降低茂菲氏滴管液面或维修机器。

(6) 查对:再次查对执行单与药物名称、剂量,患者信息等准确无误。

(7) 停止输液:预制量输完后,先按停止键,然后关闭输液器手动开关。如连接的是留置针,则用肝素稀释液或生理盐水冲洗留置针,固定留置针。按下门锁,开启泵门,自下而上摘除输液泵管,关闭输液泵。将输液器弃至黄色垃圾袋。

(8) 整理记录、健康宣教:同密闭式静脉输液。

(潘　庆)

实验十三　静脉输血

 学习目标

(1) 掌握密闭式静脉输血的操作方法及步骤。
(2) 熟悉密闭式静脉输血的目的。
(3) 了解密闭式静脉输血的护理。

 知识准备

静脉输血(venous transfusion)是将全血或成分血通过静脉输入人体内的方法,是急救和治疗疾病的重要措施之一。

自体输血法(auto transfusion)是采集患者体内血液或手术中收集自体失血,经过洗涤、加工,再回输给患者的方法。此法输血安全,无需进行血型鉴定和交叉配血试验,可减少输血反应的发生;节约血源,不会产生免疫、发热等输血反应;避免因输血而引起的疾病传播;降低医疗费用等。预存式自体输血适用于患者身体状况良好、择期手术且自愿合作者。在术前 2~3 周内,定期反复采血保存,待手术时回输给患者。一般每周或隔周采血一次,最后一次采血应在术前 3 天完成,以保证机体恢复正常的血浆蛋白水平。

1. 密闭式静脉输血的目的

(1) 增加红细胞、血红蛋白的含量,提高红细胞携氧能力,改善组织器官的缺氧状况。用于血液系统疾病引起的严重贫血和某些慢性消耗性疾病的患者。

(2) 补充血容量,增加有效循环血量,提高血压,增加心排出量,用于血液循环失血、体液大量丧失引起的血容量减少或休克的患者。

（3）补充血浆抗体、补体，增强机体抵抗力，提高机体抗感染能力。用于严重感染、免疫力低下的患者。

（4）补充凝血因子和血小板，改善凝血功能，有助于止血。用于凝血功能障碍的患者。

（5）补充血浆蛋白，维持胶体渗透压，减少组织渗出，减轻水肿，保持有效循环血量。用于低蛋白血症及大出血、大手术的患者。

2．密闭式静脉输血患者的护理

（1）严格执行查对制度和无菌技术操作原则，严格执行操作规程。

（2）采集血标本时，严禁同时采集两个患者的血标本。采集后应由采集者或其他医护人员立即送达血库，禁止非医务人员送检标本。

（3）取回的血液必须在规定的时间内输入，不得自行贮存血制品和退回。

（4）输血前后须用 0.9%氯化钠溶液冲洗输血管道。连续输用血液制品时，两袋血之间必须输入少量 0.9%氯化钠溶液。

（5）血液制品内不得加入除 0.9%氯化钠溶液以外的任何药物。

（6）输血针刺入血袋时，必须和隔膜管垂直，避免刺破血袋。

（7）输血过程中应先慢后快，再根据患者病情、年龄、血液制品的种类调整输注滴速。

（8）输血过程中须密切观察输血反应。全血输注的前 15 分钟，要求医护人员严密观察病情。因为许多输血不良反应，如急性溶血反应、过敏反应和细菌污染的输血反应等，在输血开始阶段的前 15 分钟或输入少量血液后即可出现，如发现异常情况应及时处理：

① 减慢或停止输血，可用 0.9%氯化钠溶液维持静脉通路。

② 立即通知值班医生或血库值班人员，及时检查、治疗和抢救，并查找原因，做好记录。

③ 必要时立即抽取血标本和留取尿标本送检，积极配合医生救治，并由医生逐项填写患者输血反应回报单，送血库保存并上报。

（9）如当班患者血液未输完，应在交班报告上注明输血开始时间、滴注速度、剩余血量及患者反应，并进行床头交班。输血完毕，应将输血情况记录在病历中。

（10）注重自我防护，强化职业防护意识。

 情境

何某，女，29 岁，住院号 2017519，因右下腹疼痛急诊入院，初步诊断为"宫外孕，出血性休克"。体检：血压 60/40 mmHg，心率 126 次/分钟，脉搏细速，皮肤湿冷，表情淡漠。医嘱：同型浓缩红细胞 2U ivgtt st，0.9%氯化钠 250 mL 冲管用（输血前后）。

 用物

治疗车上层放置：0.9%氯化钠溶液、血液、安尔碘、无菌棉签、注射盘、止血带、小垫枕、治疗巾、医用输液贴、启瓶器、砂轮、弯盘、瓶套、输液卡、速干免洗手消毒液、一次性输血器、输液架、静脉输血执行单，根据患者病情需要备静脉留置针和输液泵。

治疗车下层放置：锐器盒、医疗垃圾桶、剪刀。另备笔和带秒针表，需要时备夹板及绷带。

方法及步骤

（一）评估与准备

1．核对

核对治疗单及医嘱。

2．自身准备

衣帽整洁，洗手、戴口罩。

3．核对患者、解释

至患者床旁，核对患者床号、姓名、住院号等；解释静脉输血的目的、方法，取得患者的同意并配合。

4．环境准备

环境安静、整洁、宽敞、明亮。

5．评估患者

评估患者的病情、年龄、心肺功能、意识状态、合作程度、心理状况及生活自理能力等；评估患者的血型、输血史及药物过敏史；评估患者静脉穿刺部位的皮肤、血管状况。

〈沟通 1〉 "您好家属，我是患者的责任护士小×，能告诉我患者的名字吗？""请让我看一下患者的手腕带。""由于患者出现了失血性休克，医生开医嘱立即给她输血治疗，希望能得到您的配合。患者曾对什么药物过敏吗？""好的，我来检查一下患者的皮肤血管情况。"

6．备血

根据医嘱抽取患者血标本 2 mL，与填写完整的输血申请单和配血单一起送往血库，做血型鉴定和交叉配血相容试验。

7．取血

根据医嘱到血库取血，与血库工作人员共同做好核对工作。"三查"：查血液的有效期、血液质量、输血装置是否完好；"八对"：核对床号、姓名、住院号、血袋号、血型、交叉配血相容试验结果、血液种类和剂量。确认无误后在交叉配血单上签全名后取回。

8．物品准备

洗手，准备并检查物品。

（二）操作过程

1．检查核对

核对输血单与医嘱，检查 0.9%氯化钠溶液的名称、浓度、剂量和有效期，溶液瓶盖有无松动，瓶身有无裂痕或塑料瓶有无渗液，溶液有无变色、浑浊、沉淀或絮状物。

2．准备药液

根据医嘱填写输液和输血卡，将输液卡倒贴在 0.9%氯化钠溶液瓶上（勿将瓶签覆盖），玻璃瓶装溶液启开瓶盖的中心部分，塑料瓶装溶液拉开瓶塞保护盖，常规消毒瓶口，玻璃瓶装溶液套上瓶套，再次消毒瓶口。

3．备输血器

检查输血器包装、有效期与质量，打开输血器包装，将输血管和通气管针头插入瓶塞至针头根部。

4. 核对解释

携用物至床旁,核对患者住院号、姓名、床号,解释输血目的和方法。

〈沟通2〉 "您好家属,请问患者叫什么名字?""我看一下患者的手腕带。""现在用物已经准备好了,我现在给患者输血以补充血容量。"

5. 初步排气

关闭调节夹,旋紧头皮针连接处,0.9%氯化钠溶液挂于输液架上,一手持头皮针和调节器,一手倒置茂菲氏滴管,抬高茂菲氏滴管下输血管,打开调节器,使液体流入茂菲氏滴管内,当达到1/2～2/3满时,迅速倒转茂菲氏滴管,使液体缓慢下降,当液体流入头皮针管内即可关闭调节器(首次排气原则不滴出药液),检查有无气泡,将输血管放置妥当。留置针静脉输血时取出合适留置针,将输血器上的头皮针插入留置针的肝素帽内,将留置针内的气体排出,关闭调节器,检查有无气泡,将输血管放置妥当。

6. 皮肤消毒

协助患者取舒适体位,在穿刺静脉肢体下垫小垫枕、治疗巾与止血带,在穿刺点上方6 cm(留置针静脉输血10 cm)处扎止血带,消毒皮肤(直径大于5 cm,2次消毒)。

7. 核对、排气

再次核对床号、姓名、药液,打开调节器,再次排气至有少量药液滴出,关闭调节器,检查有无气泡,取下护针帽。

〈沟通3〉 "您好,请您再说一遍患者的姓名。"

8. 静脉穿刺

嘱/协助患者握拳,左手拇指固定静脉,右手持针柄,使针尖斜面向上并与皮肤呈15°～30°角,从静脉上方或侧方刺入皮下,再沿静脉方向潜行刺入,见回血后放平针头,再沿血管方向进针少许,固定针柄。留置针静脉输液时,一手固定静脉,一手持留置针针翼,针尖与皮肤呈15°～30°角进针,见回血后放平针翼,压低角度,沿静脉走向再进针0.2 cm,左手持Y接口,右手后撤针芯0.5 cm,持针座将外套管全部送入静脉内。

9. 固定针头

松止血带、嘱患者松拳、松调节器。待液体滴入通畅后用输液贴或胶布分别固定针柄、针梗和头皮针下段输液管,必要时用夹板固定肢体。使用静脉留置针时穿刺成功嘱患者松拳、松止血带、松调节器后,左手固定针翼,右手迅速将针芯抽出,用无菌透明敷贴固定留置针,用输液贴固定头皮针及输液管,并注明标识留置时间和执行者签名。

10. 调节滴速

根据患者的年龄、病情和药物性质调节滴速(至少15秒),一般成人为40～60滴/分钟,儿童为20～40滴/分钟。对年老、体弱、婴幼儿、心肺肾功能不良者及输入高渗盐水、含钾药物、升压药物时输液速度宜慢。对严重脱水、血容量不足、心肺功能良好者输液速度可适当加快。如患者病情需要精确控制滴速,接通输液泵电源,打开开关,将输血管放于输液泵管道槽中,关闭泵门,设定输液速度和输液量,按下"开始"键即控制输液。

11. 输血

取出止血带、小垫枕与治疗巾,输入少量0.9%氯化钠溶液后,两名护士查对血液并签名,打开贮血袋封口,常规消毒开口处,将输血器针头插入贮血袋开口处,缓慢将血袋倒挂到输液架上,再次查对。

12．调节滴速

开始输血时速度宜慢,少于 20 滴/分钟,观察 10～15 分钟若无不良反应,再根据病情需要调节滴速。

13．整理嘱咐

协助患者取舒适卧位,将呼叫器置于患者床头易取处,向患者或家属交代输血过程中的注意事项。

14．核对记录

再次核对患者床号、姓名、住院号、血袋号、血型、交叉配血相容试验结果、血液种类和剂量,按要求在输血卡上记录滴速、执行者签名。

〈沟通 4〉 "您好,请问患者叫什么名字?""好的,我看一下患者的手腕带。""现在血液已经输好,输血过程中患者如果有任何异常或不适,比如恶心、寒战、发热、皮肤瘙痒、腰痛等,或者穿刺部位出现肿胀等异常,请您按铃呼叫我们,我们也会巡视病房的。滴速已根据病情调好,请您不要随意调节滴速。"

15．巡视观察

在输血过程中应加强巡视,密切观察患者有无输血反应,静脉穿刺部位有无肿胀,及时处理输血故障。

16．健康教育

向患者介绍静脉输血的目的和意义,输血过程中的注意事项,输血反应的症状及防治措施;向患者及家属说明输血速度的调节依据,并强调输血过程中不可随意调节滴速,讲述血型、交叉配血相容试验的有关知识及输血的禁忌证。

17．更换液体

血液输完时,常规消毒 0.9%氯化钠溶液瓶口,拔出贮血袋内的输血管和排气管,迅速插入 0.9%氯化钠溶液内,观察输液通畅,确保输液管内无气泡,输入少量液体,冲净输血器内的血液。

18．拔针按压

输血器内的血液冲净后(使用输液泵时,按下"停止"键,取出输血管,关闭电源),关闭调节器,轻轻揭去针柄与头皮针管处输液贴,轻轻按压穿刺点上方,迅速拔针,按压至无出血。使用静脉留置针输液完毕时,需用肝素稀释液或无菌生理盐水封管,拔出头皮针,常规消毒肝素帽,用注射器向肝素帽内注入封管液,边推药液边退针,至针头完全退出为止。

19．整理嘱咐

协助患者卧位舒适,整理床单位,将呼叫器置于患者床头易取处,向患者或家属交代注意事项,确认患者无其他需要后离开病房。

〈沟通 5〉 "您好,请问患者叫什么名字?""好的,输血已经结束了,输血后我们依然要密切观察患者反应,如果有问题请按铃呼叫我们。那让患者先休息,谢谢您的配合。"

20．洗手记录

整理用物,医疗垃圾分类处理,洗手、记录。

 注意事项

(1) 严禁同时采集两位患者的血标本,以免发生混淆,导致差错的发生。

(2) 输血前须经两人核对无误后方可输血。

（3）输入血液内不可随意加入其他药品，如钙剂、酸性或碱性药物、高渗或低渗溶液，以防止血液变质。在输血前、后及输入两袋血制品之间都应输入少量 0.9% 氯化钠溶液。

（4）正常库存血分为两层，上层血浆呈淡黄色，下层血细胞呈暗红色，两者之间界限清楚，无凝块。如上层血浆变红，下层血细胞呈暗紫色，两者界限不清，提示可能溶血。库存血取出后，应在室温下放置 15～20 分钟后再输入。

（5）在输血过程中应加强巡视，认真听取患者的主诉。

（6）血液输完后，血袋应保留 24 小时，以备患者出现输血反应时查找原因。

（7）输血前，应取得患者的知情同意，并签署知情同意书。

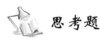 **思考题**

马某，男，36 岁，住院号 2017749，因车祸急诊入院，初步诊断为"脾破裂，出血性休克"，体检：血压 60/40 mmHg，心率 120 次/分钟，脉搏细弱，神志清楚，表情淡漠，出冷汗。医嘱：立即输全血 800 mL。

（1）为患者输血前需做哪些工作？

（2）患者输血约 10 mL 时出现头部胀痛、恶心、腰背部疼痛、面色潮红等表现，分析该患者存在的问题、相关因素及相应的护理措施。

附：评分标准

评分内容	要点	分值
评估与准备 （15分）	洗手、核对、评估患者	3
	环境安静、整洁、明亮、宽敞	2
	向患者解释静脉输血的目的，取得患者的同意并配合	3
	备血、取血	4
	洗手、戴口罩，准备并检查物品	3
操作过程 （70分）	核对输血单与医嘱，检查药液	5
	根据医嘱填写输液和输血卡，贴输液卡，启开瓶盖的中心部分，常规消毒瓶塞加入药液，套瓶套，再次消毒瓶口插输血器	10
	携用物至床旁，核对、解释	5
	初步排气，协助患者取舒适体位，消毒皮肤	5
	再次核对，排气，取下针帽，嘱患者握拳	10
	持针柄使针尖斜面向上与皮肤呈 15°～30° 角刺入，见回血后放平针头，再沿血管方向进针少许，三松后固定针头，调节滴速	15
	输血，调节滴速，交代注意事项	5
	核对记录，巡视观察，健康教育，更换液体，拔针按压	10
	处理用物，洗手，记录	5

续表

评分内容	要点	分值
总体评价 （10分）	态度认真、严谨,沟通良好	2
	操作熟练、稳重,有条理、不慌乱,有无菌观念	3
	操作中有爱伤观念	3
	时间把握得当	2
提问(5分)	正确回答1~2个问题	5
总分		100

（潘　庆）

实验十四　乙醇拭浴

 学习目标

（1）掌握乙醇拭浴的操作步骤。
（2）熟悉乙醇拭浴的禁忌部位。
（3）了解乙醇拭浴的目的。

 知识准备

冷疗法（cold therapy）是临床常用的物理治疗方法,是通过低于人体温度的物质作用于体表皮肤,达到局部和全身效果的一种治疗方法。乙醇拭浴（alcohol sponge bath）是冷疗法之一。乙醇是一种挥发性的液体,拭浴时在皮肤上迅速蒸发,吸收和带走机体大量的热,而且乙醇又具有刺激皮肤血管扩张的作用,散热能力较强,可以达到为高热患者降温的目的。

 情境

赵某,女,57岁,住院号8627001,高热、寒战3天,伴腰痛,尿频、尿急、尿痛,拟诊:急性肾盂肾炎。查体:T 40 ℃,肾区有压痛及叩击痛,尿蛋白(＋)。

 用物

25%~30%乙醇200~300 mL（30 ℃）、大毛巾、小毛巾2块、热水袋及套、冰袋及套,必要时备清洁衣裤、便器、屏风。

 方法及步骤

（一）评估与准备

1. 自身准备
衣帽整洁,洗手、戴口罩。

2．核对患者、解释

至患者床旁，核对患者住院号、姓名、床号等；评估病情、合作程度、心理状况及生活自理能力等；体温、意识、治疗情况，有无乙醇过敏史，皮肤状况，活动能力、合作程度及心理反应；向患者解释乙醇拭浴的目的、方法、注意事项及配合要点，取得患者同意并配合。

〈沟通1〉 "您好，我是您的责任护士小×，能告诉我您的名字吗？""请让我看一下您的手腕带。""赵女士，因为您正在发热，遵医嘱要给您进行物理降温。我们将用乙醇给您进行拭浴，擦拭部位包括您的四肢、颈部和背部，以缓解您发热的症状，希望能得到您的配合。""您可以自己翻身吗？您对酒精过敏吗？""好的，您皮肤完好，可以进行乙醇擦浴。现在您是否需要上厕所。""好的，您先休息一下，我去准备一下用物，一会来给您拭浴。"

3．环境准备

调节室温、关好窗户、拉上窗帘，用围帘遮挡床单位。

4．物品准备

洗手、戴口罩，准备并检查物品。

（1）热水袋：放平，去塞，一手持袋口边缘，一手灌入 60～70 ℃ 水，边灌边提，至 1/2～2/3 满后将热水袋缓慢放平，排出袋内空气并拧紧塞子，用毛巾擦干，倒提检查，套上布套。

（2）冰袋：冰块装入帆布袋，用木槌敲碎成小块，放入盆内用冷水冲去棱角；将小冰块装袋至 1/2～2/3 满；排出冰袋内空气并夹紧袋口，用毛巾擦干冰袋，倒提检查，套上布套。

（二）操作过程

1．核对

携用物至床旁，核对患者床号、姓名、住院号。

〈沟通2〉 "您好，请问您叫什么名字？""请让我看一下您的手腕带。""赵女士，现在用物已经准备好了，我现在要给您乙醇拭浴了。"

2．协助患者摆体位

松开床尾盖被，协助患者脱去上衣，松解裤带；冰袋置头部，热水袋置足底。

〈沟通3〉 "赵女士，我帮您脱去上衣，松开裤带。""我给您头上用了冰袋降温，足底不宜受凉，用了热水袋。"

3．拭浴

（1）方法：大毛巾垫于擦拭部位下，小毛巾浸入乙醇中，拧至半干，缠于手上成手套状，以离心方向拭浴，拭浴毕，用大毛巾擦干皮肤。完成后，取下热水袋。

（2）顺序：

① 双上肢：患者取仰卧位，从颈外侧、上臂外侧、前臂外侧至手背；从侧胸、腋窝、上臂内侧、肘窝、前臂内侧至手心。

② 腰背部：患者取侧卧位，从颈下肩部至臀部，拭浴毕穿好上衣。

③ 双下肢：患者取仰卧位，脱裤，按外侧（髂骨、大腿外侧、足背）、内侧（腹股沟、大腿内侧、内踝）、后侧（臀下、大腿后侧、腘窝、足跟）的顺序拭浴，拭浴毕穿好裤子。

（3）时间：每侧（四肢、腰背部）3分钟，全过程20分钟以内。拭浴30分钟后测量体温并记录，体温低于39℃取下头部冰袋。

4．观察

观察全身状况，并注意有无寒战、面色苍白、脉搏、呼吸异常等情况。

〈沟通 4〉"赵女士,乙醇擦在身上会稍微有些凉,您有任何不舒服请告诉我。"

5. 整理

操作后处理,拭浴毕,取下热水袋,整理床单位。

〈沟通 5〉"赵女士,乙醇拭浴已经结束了。您有没有不舒服的感觉?""好的,我帮您取下热水袋,这个卧位舒适吗?""好的,您尽量多饮水,有助于降温。您现在还有什么其他需要吗?""有什么问题,请按床头呼叫器,我们也会经常过来看您的,您好好休息。"

6. 记录

处理用物,洗手,记录患者反应以及体温。

 注意事项

(1) 在拭浴过程中,注意观察局部皮肤情况及患者反应,如有异常应停止操作并及时处理。

(2) 胸前区、腹部、后颈、足心为拭浴的禁忌部位。新生儿及血液病高热患者禁用乙醇拭浴。

(3) 拭浴手法以拍拭(轻拍)方式进行。

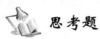 **思考题**

张某,女,18 岁,住院号 1662800,下腹部疼痛 3 天,伴发热、寒战,拟诊:急性盆腔炎。查体:T 39.8 ℃、P 120 次/分、R 22 次/分、Bp 110/70 mmHg。

(1) 乙醇拭浴时该在何部位放置冰袋、热水袋?为什么?

(2) 在乙醇拭浴的过程中应该注意什么?

(3) 乙醇拭浴的禁忌部位有哪些?为什么?

附:评分标准

评分内容	实施要点	分值
操作前准备 (15 分)	核对、评估患者并解释	4
	用物齐全、完好	5
	调节室温、关窗、用围帘遮挡床单位,按需使用便器	4
	洗手、戴口罩	2
操作过程 (70 分)	携用物至床旁,核对	2
	松开床尾盖被,协助患者脱上衣,松解裤带	5
	冰袋置头部,热水袋置足底	5
	拭浴大毛巾垫于擦拭部位下,小毛巾浸入乙醇中,拧至半干,依次擦拭双上肢、腰背部、双下肢,并用大毛巾擦干皮肤,全过程20 分钟以内	30
	观察患者全身状况及有无异常情况	10
	拭浴毕,取下热水袋,整理床单位	3
	处理用物,洗手,记录;拭浴30 分钟后测量体温并记录,体温低于39 ℃取下头部冰袋	15

续表

评分内容	实施要点	分值
总体评价 （10 分）	操作正确、熟练、节力，动作轻柔、关心患者，注意保护患者的隐私并保暖、时间把握得当	3
	密切观察患者体温及全身情况、及时正确处理	4
	沟通亲切、自然、有效	2
	用物处理符合要求	1
提问（5 分）	正确回答 1～2 个问题	5
总分		100

（潘　庆）

实验十五　心肺复苏术

 学习目标

（1）掌握基础生命支持术的操作步骤。
（2）熟悉呼吸、心脏骤停的原因、临床表现及复苏有效指征。
（3）了解心肺复苏的重要意义。

 知识准备

1. 概述

心脏骤停是公共卫生和临床医学领域中非常危急的情况之一，表现为心脏机械活动突然停止，患者对刺激无反应，无脉搏，无自主呼吸或濒死叹息样呼吸，如不能得到及时有效的救治，常致患者即刻死亡，即心脏性猝死（sudden cardiac death，SCD）。

心肺复苏（cardiopulmonary resuscitation，CPR）是针对呼吸、心脏骤停所采取的抢救措施，包括基础生命支持技术（BLS）、进一步生命支持技术（ALS）及延续生命支持技术（PLS）3 个步骤。其中，基础生命支持技术又称为现场急救，是心肺复苏的第一阶段，指专业或非专业人员在事发现场对患者进行及时有效的徒手抢救，主要包括胸外按压（circulation）、开放气道（airway）、人工呼吸（breathing），即 C—A—B 3 个步骤。《2020AHA 心肺复苏和心血管急救指南》再次强调非专业人员对可能的心脏骤停患者应尽早启动心肺复苏术的重要性，建议非专业人员对可能的心脏骤停患者实施 CPR。单一施救者的施救顺序：单一施救者应先胸外按压再进行人工呼吸，以减少首次按压的时间延迟；而面对溺水患者需要进行 CPR 时应先进行人工呼吸后进行胸外心脏按压。单一施救者开始心肺复苏时应进行 30 次胸外按压后进行 2 次人工呼吸，按压速率 100～120 次/分，按压幅度成人为使胸骨下陷 5～6 cm。

2. 呼吸、心脏骤停的常见原因及临床表现

（1）原因：

① 心脏疾病：心肌损害、通气不足，如冠心病、心肌病等。

② 呼吸疾病：通气不足、上呼吸道梗阻、呼吸衰竭，如哮喘、感染等。

③ 循环问题：机械性梗阻、有效循环血量不足，如大出血等。

④ 代谢异常：电解质紊乱，如低钾血症、高钾血症等。

⑤ 中毒：如有机磷农药中毒、草乌中毒、镇静催眠药物中毒等。

⑥ 意外事件：如溺水、雷击、触电等。

（2）临床表现：

① 先兆症状：心搏骤停发生前可无任何先兆症状，仅部分患者发病当日有心绞痛、胸闷和极度疲乏感。

② 意识丧失：患者突然面色苍白或发绀，轻摇或轻拍、大声呼叫，观察是否有反应，如确无反应，说明患者意识丧失。

③ 大动脉搏动消失：因颈动脉较表浅，且易暴露，一般作为判断大动脉搏动情况的首选部位，其次为股动脉。触摸颈动脉或股动脉在规定时间内搏动无法触及，即判断为心脏骤停。应注意，对尚有心跳的患者进行胸外按压可能会导致一定的并发症。

④ 呼吸停止：可通过听有无呼气声或用面颊部靠近患者的口鼻部感觉有无气体逸出，并观察患者胸腹部有无起伏。

⑤ 瞳孔散大，对光反射减弱以至消失：需注意，循环完全停止后 1 分钟才会出现瞳孔散大，且有些患者可始终无瞳孔散大现象，同时应注意药物对瞳孔的影响。

⑥ 面色苍白或发绀：一般以口唇和指甲等末梢处最为明显，可伴大小便失禁。

⑦ 心搏骤停的心电图表现：心室颤动、心电-机械分离、心脏停搏。心室颤动是心搏骤停时最常见的心律失常，心电图表现为 QRS 波群消失，代之以大小不等、形态各异的颤动波，频率为 200～400 次/min；心电-机械分离是死亡率极高的一种心电图表现，易被误认为心脏仍在跳动，心电-机械分离时心室肌有持续的电活动，但无有效的机械收缩功能。心电图表现为间断出现的宽而畸形、低振幅的 QRS 波群，频率为 20～30 次/min；心脏停搏，又称心室静止，心室肌电活动消失，心电图呈一直线或偶见 P 波。心室颤动超过 4 分钟仍未复律，几乎均转为心室静止。

心脏骤停时可表现为上述多种临床表现，但其中意识丧失和大动脉搏动消失这两项对于判断患者需要进行心肺复苏最为重要，因此，仅凭这两项便可做出心脏骤停的判断，并应立即开始实施心肺复苏技术。

3．心肺复苏术的目的

（1）重建患者的自主循环、呼吸功能。

（2）用人工的方法保证重要器官的血氧供应。

 情境

张某，女，35 岁，住院号 20170286，因"服农药后昏迷 1 小时"收住入院，护士遵医嘱为其洗胃，洗胃过程中患者突然出现呼吸、心跳骤停。

 用物

无菌纱布（一次性呼吸膜）、血压计、听诊器、手电筒、记录单、免洗速干手消毒液、心电监护仪，必要时备胸外按压板、脚踏凳等。

方法及步骤

（一）评估

1. 评估环境

确保抢救环境安全。

2. 评估患者

（1）评估患者意识。

轻拍重喊患者,轻拍双肩,凑近双耳分别大声呼喊患者,若无反应,说明患者意识丧失;判断患者意识丧失后立即呼救(若在院外,指定某一人帮忙拨打急救电话)。

（2）评估患者心搏情况。

判断患者大动脉是否有搏动,从气管正中或喉结旁 2～3 cm 触摸颈动脉搏动情况(图 5.59),力度适中,若 5～10 秒内触摸不到颈动脉或股动脉搏动,提示患者心搏停止;查看时间并立即呼叫医务人员并请求推来抢救车、除颤仪。

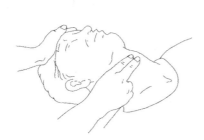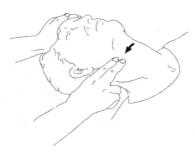

图 5.59　触摸颈动脉的方法

（3）评估患者呼吸情况。

判断患者心搏情况的同时判断患者呼吸情况,通过"一听、二看、三感觉"判断患者呼吸情况,若患者口鼻部无呼吸音,胸腹部无起伏,口鼻部无气体溢出,说明患者呼吸停止。

（二）操作过程

1. 复苏体位

置患者仰卧于硬板床或地面,头、颈、躯干在同一轴线上,双手放于身体两侧,身体无扭曲。松解衣领、领带、围巾及腰带、充分暴露胸腹部。若卧于软床,肩背下须垫胸外心脏按压板。

2. 物品准备

准备并检查用物。

3. 胸外心脏按压(C)

（1）抢救者站或跪(根据具体情况选择)于患者一侧,双腿稍分开,与肩同宽,左腿平患者肩部。必要时备脚踏凳。

（2）按压部位:即胸骨中下 1/3 交界处(图 5.60)。

（3）定位方法:触摸定位法、目测定位法(该方法常用于男性或年轻女性患者,按压点为两乳头连线中点)。

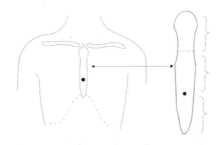

图 5.60　按压部位

(4) 按压方法:两手掌根重叠,五指紧扣,手指翘起,离开胸壁。上半身前倾,双臂伸直,以髋关节做支点,借助上身重量垂直下压,然后迅速放松,使胸廓充分回弹(图 5.61)。

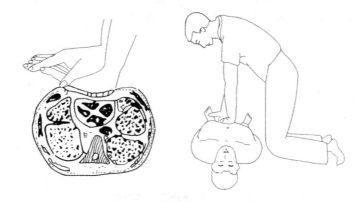

图 5.61　胸外心脏按压的方法

(5) 按压深度:平稳、有规律地垂直施加压力。成人患者按压深度为使其胸骨下陷 5～6 cm,儿童患者按压深度为使其胸骨下陷大约 5 cm,婴儿患者按压深度为其胸腔直径的 1/3。按压间隙避免倚靠在患者身上,以便胸廓充分回弹。

(6) 按压频率:100～120 次/分。

(7) 按压时间与放松时间比为 1:1。

(8) 按压次数:每循环 30 次。

4．开放气道(A)

(1) 判断颈部有无损伤。

(2) 清除口腔分泌物或异物,如有活动义齿者应取出。

(3) 开放气道的方法。

仰头抬颏法常用于颈部无损伤时,抢救者一手小鱼际置于患者前额,用适当地力量向后压,使头后仰。另一手示、中两指向前上方抬起下颏,使下颌尖、耳垂的连线与地面垂直,以通畅气道(图 5.62)。

仰头抬颈法常用于颈部无损伤时,抢救者一手抬起患者颈部,另一手以小鱼际部位置于患者前额,使其头后仰,颈部上托(图 5.63)。

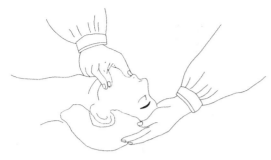

图 5.62　仰头抬颏法

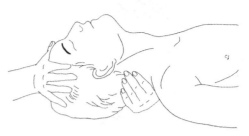

图 5.63　仰头抬颏法

托颌法常用于确认或怀疑患者颈部损伤时,抢救者双肘置患者头部两侧,双手示、中、无名指放在患者下颌角后方,保证头部、颈部固定前提下,用适当地力量将下颌向上抬起,使下齿高于上齿(图 5.64)。

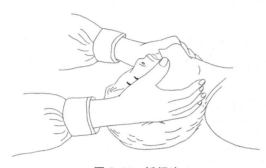

图 5.64　托颌法

5. 人工呼吸(B)

(1) 口对口人工呼吸法:首选方法,抢救者以保持患者头后仰的手捏住鼻翼,正常吸气,双唇包住患者的口唇形成一个封闭腔,用力吹气,使胸廓扩张。吹毕,松开鼻翼,抢救者头稍抬起,侧转换气的同时观察胸廓复原情况。吹气时间大于 1 秒;若为成人患者吹气量为500~600 mL;次数为连续吹 2 次;吹气频率为 8~10 次/分,有效指征为胸部隆起,且呼气时听到或感到有气体逸出。

(2) 口对鼻人工呼吸法:适用于口腔严重损伤或牙关紧闭者。选用合适的方法开放气道,同时吹气时将患者口唇紧闭,抢救者正常吸气,屏气双唇包住患者鼻部吹气。方法同口对口人工呼吸法。

(3) 口对口鼻人工呼吸法:适用于婴幼儿。抢救者双唇包住患者口鼻部吹气,20 次/分。均匀缓缓吹气,防止气体进入胃内引起胃胀。

(4) 使用简易呼吸器进行人工辅助呼吸:① 两人操作法:一人采用 C-E 手法(图 5.65)使患者头后仰,用左、右手中指、无名指和小指分别放在患者两侧下颌角处托起下颌,拇指和示指将面罩紧扣于患者口鼻部,固定面罩;另一人双手挤压气囊 1/2~2/3 处,持续 1 秒,使胸廓抬举,连续 2 次,通气频率为 8~10 次/分钟。胸外按压与通气比率为 30∶2。② 一人操作法:一手采用 C-E 手法(图 5.66)开放气道并固定面罩,一手挤压气囊。当简易呼吸器连接氧气时,调节氧流量至少 10~12 L/分钟。

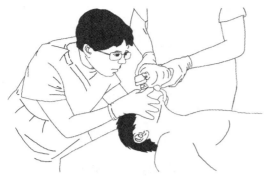
图 5.65　C-E 手法（两人操作法）

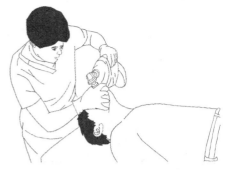
图 5.66　C-E 手法（一人操作法）

6. 按压呼吸比

对成人患者进行施救时按压和呼吸比均为 30∶2,儿童和婴儿为 15∶2,新生儿为 3∶1,连续操作 5 个循环后,评估观察判断一次,时间不超过 10 秒。

7. 除颤

（1）打开除颤仪电源开关,电除颤是治疗心室颤动最有效的措施,且早期成功率（1 分钟内）可达 97%,随时间的延迟迅速下降（每延迟 1 分钟,成功率下降 7%～10%）,因此有条件应尽早进行除颤。

（2）设置所需除颤功率,首次单相波除颤 360 J,双相波除颤 200 J。

（3）确认电复律状态为非同步方式。

（4）按压右手柄部按键充电,达到所设置除颤功率。

（5）解开患者上衣,充分暴露胸部,去除患者身上金属物品。

（6）将两电极板均匀涂抹导电糊后,分别置于患者胸骨右侧锁骨下区和左乳头外侧腋中线处,紧贴皮肤,尽量使胸壁与电极板紧密接触,以减少肺容积和电阻,保证除颤效果。

（7）按压分析按钮,确认患者为室颤或者心电直线,两手同时按左、右手柄放电按钮,进行除颤。

8. 复苏有效的判断指征

能扪及大动脉搏动,平均动脉血压大于 60 mmHg;自主呼吸逐渐恢复;面色、口唇、皮肤、甲床色泽转红润;瞳孔缩小,对光反射存在;室颤波由细小变为粗大,甚至恢复窦性心律;昏迷变浅,出现反射或挣扎。

（三）停止进行心肺复苏的指标

（1）患者已恢复自主呼吸和心跳。

（2）确定患者已死亡。

（3）心肺复苏进行 30 分钟以上,检查患者仍无反应、无呼吸、无脉搏、瞳孔无回缩。

记下复苏有效或判断患者死亡时间。复苏有效将患者置仰卧位,头偏向一侧,实施进一步生命支持。

 注意事项

（1）确定环境安全,争分夺秒,立即抢救。

（2）按压部位要准确，力度合适，防止胸骨、肋骨损伤。过轻达不到效果；过重容易造成肋骨骨折、血气胸、脾脏破裂等。

（3）平稳，有规律地垂直施加压力。成人胸骨下陷 5～6 cm，儿童大约 5 cm，婴儿大约 4 cm。按压间隙避免倚靠在患者身上，以便胸廓充分回弹。无论是单人施救还是双人施救，对成人患者进行施救时按压和呼吸比均为 30∶2，儿童和婴儿为 15∶2，新生儿为 3∶1。按压频率为 100～120 次/分。

（4）如果抢救时中途换人，每次更换尽量在 5 秒内完成，并应在按压与吹气间隙进行。

（5）溺水患者呼吸心跳骤停的主要原因是窒息和缺氧，应先开放气道、通气再进行胸外按压，即 A-B-C 3 个步骤。

（6）除颤时操作者或其他人不可与患者身体接触，尽量缩短因除颤而中断的胸外按压时间，电除颤后立即从胸外按压开始心肺复苏。

（7）若复苏成功，应注重人文关怀，注意患者的保暖，与患者适当交流缓解患者心理压力，若在院内，注意室温的调解。

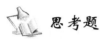 思考题

李先生，63 岁，晨起在公园锻炼时突感心前区剧烈疼痛，大汗淋漓，倒地后意识丧失，大动脉搏动消失。请对该患者进行急救。

（1）如何正确实施基础生命支持技术？

（2）心肺复苏的有效指征有哪些？

附：基础生命支持操作评分标准

评分内容	实施要点	分值
评估环境 （5分）	确认环境安全后判断病情	5
评估患者 （15分）	动作迅速，有急救意识	2
	评估患者意识 轻拍重喊，若确认患者意识丧失，口述患者意识丧失，立即呼救	3
	评估患者大动脉搏动及呼吸情况 评估时间 5～10 秒，若确认患者大动脉搏动消失，呼吸停止，请求医务人员推抢救车、除颤仪以便抢救患者，查看时间	10
操作过程 （60分）	**摆放复苏体位** 去枕、平卧置患者于硬板床或平地上，充分暴露胸前区，松解衣领、领带、腰带	5
	胸外心脏按压（C） 正确定位：双乳头连线的中点或胸骨中下 1/3 交界处。正确按压：按压幅度平稳有规律；成人胸骨下陷 5～6 cm；按压频率 100～120 次/分。按压时间与放松时间比 1∶1	18
	开放气道（A） 清理口腔分泌物及异物（如有活动义齿应取下），正确选择仰头抬颏法、仰头抬颈法、托颌法开放气道	10

续表

评分内容	实施要点	分值
操作过程 （60 分）	**人工呼吸（B）** 首选口对口人工呼吸,吹气时间＞1 秒;每循环吹气 2 次;胸外心脏按压与人工呼吸比例为 30∶2	10
	除颤 取下患者所携带金属物品;检查除颤仪性能,将电极板上均匀涂满导电糊(过度消瘦者采用 6～8 层湿生理盐水纱布);选择能量:单相波除颤 360 J,双向波除颤 200 J,第二次电击选择相同的或更高的能量;选择模式(默认为非同步);按下机上按钮或手柄按钮充电;将心底部电极板置于胸骨右缘锁骨中线第 2～3 肋间;心尖电极板置于胸骨左缘第 4～5 肋间与腋前线交接处;两电击板之间距离 10 cm 以上,避开心电监护电极;再次确认所有人员、仪器与病人及病床无接触;再次评估心律情况;确定后同时按下放电按钮;再次进行 CPR 2 分钟;观察心律情况,必要时可重复除颤	17
判断复苏效果 （10 分）	若复苏成功口述复苏成功指标:意识恢复,有自主呼吸,触及大动脉搏动,瞳孔由大变小,面色、口唇、指甲红润、皮温变暖	10
总体评价 （10 分）	动作熟练,操作时间＜5 分钟,急救意识强,注重人文关怀	10
总分		100

（马少勇）

第六章　出　院　护　理

第一节　出　院　指　导

 学习目标

（1）掌握出院指导的方法；出院护理的内容及步骤。

（2）熟悉出院护理的目的和方式。

 知识准备

出院护理是指护理人员对即将出院的患者进行出院指导，帮助其掌握出院后巩固疗效、恢复健康的相关知识；同时协助患者办理出院手续；清洁、消毒和整理床单位。

患者出院指导：护理人员根据患者的康复现状，进行适时、恰当的健康教育，告知患者出院后在休息、饮食、用药、功能锻炼和定期复查等方面的注意事项。必要时可为患者或家属提供有关书面资料，便于患者和家属掌握有关的护理知识、技能和护理要求。

1．出院护理的目的

（1）对患者进行出院指导，协助其尽快适应原工作和生活，并能遵医嘱按时接受治疗或定期复诊。

（2）指导患者办理出院手续。

（3）清洁、消毒和整理床单位，准备迎接新患者。

2．出院的方式

（1）同意出院：指患者经过治疗和护理，疾病已痊愈或好转，可回家休养或继续门诊治疗，一般由医生通知患者或由患者建议，医生同意出院并开具出院医嘱。

（2）自动出院：指患者的疾病仍需住院治疗，但因经济、家庭等各种因素，患者或家属向医生提出出院要求。这种情况下，患者或家属填写"自动出院"字据，再由医生开具"自动出院"医嘱。

（3）转院：指根据患者病情需转往其他医院继续诊治，由医生告知患者及家属，并开具出院医嘱。

（4）死亡：指患者由于病情或伤情过重，经抢救无效而死亡，由医生开具"死亡"医嘱，患者家属办理出院手续。

情境

孙某,女,67 岁,住院号 5628032,因糖尿病收治入内分泌科,患者肥胖,BMI:28.31 kg/m²。入院时餐后血糖 26 mmol/L,在甘精胰岛素基础上加用诺和灵控制餐后血糖,口服二甲双胍。治疗 10 天后血糖控制良好,一周前行胆囊结石切除术,术后反应良好,医生开具出院医嘱,同意该患者出院,医嘱开药诺和灵和二甲双胍请患者带回家服用,一个月后复查。

 用物

住院病历、出院指导资料、备用床用物、污衣袋、免洗速干手消毒液、紫外线灯或臭氧机。

 方法及步骤

(一) 评估与准备

1. 核对
核对治疗单及出院医嘱。

2. 自身准备
洗手、衣帽整洁、仪表端庄、语言柔和。

3. 核对患者、解释
至患者床旁,核对患者住院号、姓名、床号等;通知患者及家属做好出院准备。

4. 环境准备
环境整洁。

5. 评估患者
评估并分析患者出院后的生理、心理、社会需要及生活自理能力等。

6. 物品准备
洗手、戴口罩,准备并检查物品。

(二) 操作过程

1. 办理出院手续
(1) 填写出院通知单,办理出院手续。
(2) 如果患者出院后仍需服药,护士凭出院医嘱处方领取药物,交给患者或家属,并讲解用药常识及注意事项。
〈沟通 1〉 "孙阿姨,您好!经过一段时间的住院,在我们的共同努力下,您的血糖水平已基本稳定,可以出院了。看到您的血糖水平趋于平稳,我们感到很欣慰。在您出院之际,向您介绍一些出院后的注意事项,记住在服用二甲双胍时要:① 逐渐加量。② 不要在空腹的时候服用。③ 整片吞服。④ 不能和酒精一起服用。⑤ 警惕口中有金属味等毒性反应。这份出院指导单(表 6.1)请您收好。"
(3) 停止一切医嘱,注销所有治疗及护理执行单,执行出院医嘱,填写出院护理评估单。
(4) 护士分析患者出院后的生理、心理、社会需要,根据病情进行书面及口头出院指导(饮食、休息与活动、用药、功能锻炼及复诊时间地点等)。

〔沟通2〕 "出院后您还要注意：① 坚持规律运动。② 定时定量进食，饮食搭配均衡。③ 遵医嘱服用药物，注意服药的时间和注意事项。④ 做好自我护理。⑤ 及时复诊。"

（5）征求患者对医疗护理工作的意见和建议。

（6）协助患者整理用物，护送患者出院；行动不便者，安排轮椅或平车护送患者。

表 6.1　糖尿病出院指导单

姓名：孙某	出院时间：2022.1.1	住院号：5628032
出院诊断：糖尿病		

出院注意事项：

1. 保持心情愉快，避免情绪紧张；生活要有规律；防止受凉、劳累、感染、外伤等。

2. 饮食要均衡，食物品种多样化，有粗有细，不甜不咸，少吃多餐，七八分饱，肥胖者应减轻体重。

3. 适度运动，制订个体化的运动计划，注意安全，老年人以散步为宜。原则：循序渐进、量力而行、持之以恒。

4. 保持皮肤清洁，用温水及中性香皂洗澡，选择质地柔软、宽松的棉质衣服，避免皮肤搔抓。

5. 保持口腔清洁卫生，选用软毛牙刷，每月更换。

6. 保持足部清洁卫生，正确修剪趾甲，每天用温水清洁足部，注意水温，防止烫伤；鞋子选用清洁、干燥、宽松、柔软的布鞋为宜；袜子应选用清洁、柔软、舒适、袜口宽松的棉袜。

7. 规律进餐，遵医嘱用药，避免低血糖的发生。

8. 严格戒烟、限酒。

9. 定期复诊，及时调整用药剂量，每年定期全身检查，延缓慢性并发症的发生。养成随身携带《糖尿病患者救助卡》和高糖食品的习惯。

复诊指导：

请您出院后定期门诊复查，至少每周复查一次血压、4～5 点的血糖，每 4 周复查一次肝、肾功能、尿常规。每 3 个月复查糖化血红蛋白、眼底、肌电图。一旦出现糖尿病原有症状加重、意识障碍、胃肠道症状等情况，请及时到医院就诊。

您的健康是我们的牵挂，请您遵从出院医嘱

内分泌科 联系电话：

2．有关医疗文件的处理

（1）在体温单 40～42 ℃之间的相应出院日期和时间栏内，用红色笔竖写出院时间。

（2）注销各种卡片，包括治疗单、诊断卡、床头/尾卡、服药单、注射单、饮食单、治疗单等。

（3）完善并整理出院病历，将病案按出院顺序整理好，交病案室保存。出院病案排列顺序为病案首页→出院记录或死亡记录→入院记录→病史和体格检查单→病程记录→各项检查检验报告单→护理记录单→医嘱单→体温单。

（4）填写出院患者登记簿，完成出院护理记录。

3．病床单位的处理

（1）将污被服撤下，送洗衣房清洗。

（2）床垫、褥、枕芯、棉胎放于日光下暴晒 6 小时，或用臭氧消毒。

（3）病床及床旁桌、椅用消毒液擦拭；非一次性脸盆、痰杯用消毒液浸泡。

（4）病房开门窗通风。

（5）铺备用床，准备迎接新患者。

4．传染病患者终末消毒处理方法

（1）患者的终末处理：患者出院或转科前应沐浴，换上清洁衣服，个人用物消毒后带出；

如患者死亡,须用消毒液做尸体护理。

(2)病室的终末处理:打开门窗,用消毒液擦拭家具、地面;被服类消毒处理后再清洗;床垫、棉被和枕芯可用日光曝晒或用紫外线消毒;体温计用消毒液浸泡,血压计及听诊器放熏蒸箱消毒。

注意事项

(1)接到出院通知,应尽快为患者办理出院手续,并做好出院指导。
(2)处理床单位物品时,应避开同病室其他人的治疗和用餐时间。

思考题

李某,女,41岁,住院号9318004,乙型病毒性肝炎急性期收治入当地医院传染病科。入院3周后,患者自诉气短、乏力,食欲差,皮肤干燥,口中有氨味,尿蛋白＋＋＋,血肌酐426 μmol/L,肾穿刺后确诊为乙肝相关性肾病,医生建议患者转入上级医院。

(1)该患者出院,护士应做好哪些护理工作?
(2)应如何消毒该患者的床单位?

附:评分标准

评分内容	实施要点	分值
评估与准备 (15分)	衣帽整洁,洗手	3
	核对患者、正确解释,通知患者和家属准备出院	3
	环境整洁,评估患者情况	5
	物品准备齐全	4
操作过程 (65分)	填写出院通知单,办理出院手续	5
	领取药物,做好用药指导	10
	停医嘱,注销治疗单和护理单	5
	根据患者病情,向患者进行正确书面及口头出院指导	15
	征求患者意见和建议	5
	注销卡片,体温单上填写出院时间,整理出院病历	10
	对床单位进行清洁消毒,传染病患者按要求进行终末消毒	10
	处理用物,洗手,记录	5
总体评价 (15分)	态度热情、认真,具有爱伤观念	3
	沟通良好,解释到位,使用文明用语	3
	出院指导通俗易懂,具有条理性、针对性	5
	可以根据患者病情合理灵活安排	4
提问(5分)	正确回答1～2个问题	5
总分		100

(朱 薇)

第二节 尸 体 护 理

 学习目标

（1）掌握尸体护理注意事项；临终患者生理、心理变化及护理措施。

（2）熟悉尸体护理的目的及操作程序；死亡过程的分期。

（3）了解临终关怀的发展、理念及意义；临终患者家属及丧亲者的护理。

 知识准备

临终期又称围终期，是临近死亡的阶段。指现代医学不能彻底医治的疾病，经过一段时间的维持性（支持性）治疗，仍不能好转，病情逐渐恶化，医生认为是无效治疗时至患者临终死亡的时间为临终。当一个人处于濒死阶段时，特别需要人间的温暖、社会的尊重、精心的照料和亲友们的依恋。临终关怀就是为临终患者及其家属提供全面的身心照护与支持，希望患者在临终前的短时期内减轻肉体的痛苦及心理恐惧。

（一）相关概念

临终关怀（hospice care）：又名安宁照顾、善终服务，由英文 hospice 翻译而来，是对临终患者和家属提供姑息性和支持性的医护措施。

濒死（dying）：指临终状态，患者已接受各种治疗后，但病情加速恶化，各种迹象显示生命即将结束，是生命活动的最后阶段。

死亡（death）：是指个体生命活动的永久终止。呼吸停止、心跳停止是传统判断死亡的标准。目前医学界主张将脑死亡作为判断死亡标准，脑死亡（brain death）即全脑死亡，包括大脑、中脑、脑干、小脑的不可逆死亡。不可逆的脑死亡是生命活动结束的象征。脑死亡的判断标准是不可逆的深度昏迷；自发呼吸停止；脑干反射消失；脑电波平直。以上 4 条标准 24 小时反复测量无变化，排除体温低于 32 ℃ 及中枢神经抑制的影响。

各国学者对临终的时限有不同的见解。在美国，无治疗意义、估计只能存活 6 个月以内者，被认为是"临终"。我国对"临终"未有具体时限规定。一般认为，患者在经过积极治疗后仍无生存希望，直至生命结束之前这段时间称"临终"阶段。此期的护理即为临终护理。

（二）临终关怀的发展及意义

现代临终关怀机构的创始人是英国女医生桑得斯博士（D. C. Saunders），她于 1967 年在伦敦创办了世界上第一所临终关怀院——圣克里斯多弗临终关怀院（St. Christopher Hospice），被誉为"点燃了世界临终关怀运动的灯塔"。此后，美国、加拿大、日本、澳大利亚、法国、荷兰、挪威、以色列、南非等许多国家都相继开展了临终关怀的工作。1988 年在上海诞生了中国第一所临终关怀医院——南汇护理院。由于人口老龄化正加速成为一个新的中国基本国情，伴随着老年人口规模的快速增加以及家庭核心化、空巢化、失能化的新格局，临终关怀服务需求正在呈增长的态势。事实上，老龄化这一宏观现象的背后是每一个个体如何面对衰老和死亡，特别是数量众多的老年人口如何在健康老龄化的同时实现有尊严、有品质的死亡。

（三）死亡过程的分期

1. 濒死期

濒死期又称临终状态，是死亡过程的开始阶段。此期由于疾病末期或意外事故而造成人体主要器官生理功能趋于衰竭，脑干以上的神经中枢功能处于抑制或丧失状态，死亡即将发生。此期若得到及时、有效的治疗及抢救，生命可复苏；反之，则进入临床死亡期。

2. 临床死亡期

临床死亡期又称躯体死亡期或个体死亡期，此期中枢神经系统的抑制过程由大脑皮质扩散至皮质下部位，延髓处于极度抑制状态。表现为心跳、呼吸停止，各种反射消失，瞳孔散大并固定，但各种组织细胞仍有短暂而微弱的代谢活动。此期一般持续5～6分钟，超过这个时间，大脑将发生不可逆的变化。但在低温条件下，尤其是头部降温脑耗氧降低时，临床死亡期可延长达1小时或更久。临床上对触电、溺水、大出血等致死患者，因此期重要器官的代谢过程尚未停止，及时采取积极有效的急救措施仍有复苏的可能。

3. 生物学死亡期

生物学死亡期是死亡过程的最后阶段。此期整个中枢神经系统和机体各器官的新陈代谢相继终止，并出现不可逆变化。整个机体已不可能复活。随着此期的进展，相继出现早期尸体现象，即尸冷（是最早发生的尸体现象）、尸斑（通常出现在死亡后2～4小时）、尸僵（多出现在死亡后6～8小时）、尸体腐败等。

（四）临终患者及家属的护理

1. 临终患者的心理变化及护理

美国罗斯博士认为临终患者的心理活动有5个发展阶段，即否认期、愤怒期、协议期、忧郁期及接受期。根据不同阶段的心理变化给予相应的心理护理是临终患者护理的重点。

（1）否认期：不可将病情全部揭穿。与患者交谈时，要认真倾听，关心、支持和理解，经常出现在患者的身边，让患者感到时刻受到关怀。同时也要注意防备少数患者心理失衡，以扭曲的方式对抗此期的负重感。

（2）愤怒期：对临终患者的这种"愤怒"，应该理解为正常的适应性反应，是一种求生无望的表现。作为医护人员要谅解、宽容、安抚、疏导患者，让其倾诉内心的忧虑和恐惧，切不可以"愤怒"回击"愤怒"。

（3）协议期：护士应了解这种情绪对患者是有益的，可以提供合作，延缓死亡的日期。此期应尽可能满足患者的需要。

（4）忧郁期：对于此期患者，允许其哀伤、痛苦和诉说哀情，并耐心倾听。同时还应鼓励与支持患者，增强与疾病做斗争的信心和勇气。

（5）接受期：护士应尊重患者的信仰，延长护理时间，让患者在平和、安逸的心境中走完人生之旅。

心理护理贯穿临终护理的全过程。临终患者进入到接受期时，渴望在家属的安慰和陪伴下，平静地走过生命的最后阶段，医护人员与家属的配合是实施心理护理的关键，应细心观察患者病情变化和心理变化,使患者及家属正确接受及面对死亡。

2. 临终患者的生理变化及护理

临终患者的生理变化:肌肉张力丧失、胃肠道蠕动逐渐减弱、循环功能衰退、呼吸功能减退、感知觉改变(表现为视觉逐渐减退,最后视力消失,听觉常是人体最后消失的一个感觉)、意识改变(表现为嗜睡、意识模糊、昏睡、昏迷等)。

(1)基础护理:根据病情调整适当的卧位,神志清醒的患者可采用半卧位,昏迷的患者采用头偏向一侧的仰卧位或侧卧位;注意观察四肢、皮肤的色泽和温度、湿度;根据患者的病情做好口腔、鼻腔、眼睛、头发及皮肤的护理,保持黏膜的完整性、皮肤的清洁性,从而预防压力性损伤和其他并发症的发生;促进患者呼吸功能,观察患者的呼吸频率、节律、深浅度,有无呼吸困难及缺氧等表现;保持室内空气新鲜,定时通风换气;呼吸困难的患者给予氧气吸入;监测患者生命体征变化;合理调配饮食,保证营养供给;患者家属及医护人员在操作及护理时动作要轻柔,减少患者的疼痛和不舒适感。

(2)疼痛护理:疼痛是影响临终患者生存质量的一大罪魁祸首。针对癌症患者的疼痛,一般采用世界卫生组织(WHO)癌症三阶梯止痛治疗方案。轻度疼痛选用非阿片类镇痛药,如阿司匹林等;中度疼痛选用弱阿片类,如可卡因;重度疼痛选用强阿片类,如吗啡等。此外,也可以采用非药物止痛如松弛疗法、意向干预疗法等。

3. 死亡后护理

尸体护理(postmortem care)是对临终患者整体护理的继续和最后步骤,也是临终关怀的重要内容,目的是使尸体保持整洁,维持良好的姿势,易于辨认;安慰家属,减轻哀痛;尊重死者。

4. 患者家属护理

护士应对家属提供尽可能的帮助,对他们表示同情和安慰,稳定家属的情绪,指导他们参与护理计划,并教会一些日常基础护理。

 情境

季某,男,60岁,住院号2017028。因下楼时不小心从楼梯摔下来,昏迷,呼吸困难,送入急诊科,CT诊断"左侧颞叶出血",立即术前准备,送入手术室在全麻下行"颞叶血肿清除术",术中输全血1000 mL,术后收住神经外科ICU病房,术后患者一直处于昏迷状态,大小便失禁,给予鼻饲。术后第15天患者病情恶化,死亡,家属悲痛欲绝。

 用物

免洗速干手消毒液、治疗盘内备衣裤、尸单、尸体识别卡3张、大头针数枚、血管钳、不脱脂棉适量、剪刀、绷带、梳子、松节油;有伤口者需备换药敷料,按需要准备擦洗用具,必要时备隔离衣和手套;围帘。

 方法及步骤

1. 评估与准备

(1)核对:了解患者遗愿、民族及宗教信仰;死者的诊断、治疗、抢救过程、死亡原因及时间。尸体清洁程度、有无伤口及引流管等;死者家属心理状况、对尸体护理的认知及配合程度;环境是否安静、隐蔽。

(2) 自身准备:洗手、戴口罩、衣帽整洁。

(3) 环境准备:环境安静、整洁、光线适宜。

(4) 物品准备:准备并检查物品。

2. 操作过程

(1) 填卡备物。

(2) 劝慰家属:备齐用物携至床边,安慰家属并劝说其暂离病室或尊重家属意愿一起参与尸体料理。如家属不在医院,应设法将患者已故消息尽快通知到;保护死者隐私,拉围帘。

(3) 停止治疗:撤去治疗用物,平放尸体,仰卧。

(4) 安置体位:将尸体放平使尸体仰卧,头下垫一枕头,脱去衣裤,双臂放于身体两侧,用被套遮盖尸体。

(5) 处理伤口:有创口者应更换敷料,有引流管应拔出后缝合创口或用蝶形胶布封闭,再用纱布盖上包扎好。

(6) 整理面部:洗脸,按摩眼睑使之闭合。如不能闭合者,用湿毛巾敷或于上眼睑下垫少许棉花,使上眼睑下垂闭合。有假牙应戴上。必要时用绷带托住下颊,使口闭合。梳理头发。

(7) 填塞孔道:夹棉球填塞鼻、口、耳、肛门、阴道。如为上消化道出血或肺部疾病者,应塞至咽喉部,以免液体外溢,棉花不要外露。

(8) 清洁尸体:擦净尸体(依次洗净上肢、胸、腹、背及下肢的血迹和分泌物);如有胶布痕迹可用松节油擦净。

(9) 包裹尸体:穿上尸体衣裤,第一张尸体识别卡系在尸体右手腕部,撤去被套,用尸单包裹尸体;用绷带在胸部、腰部、踝部固定,将第二张尸体识别卡系在尸体腰前的尸单上。

(10) 运送尸体:移尸体于平车上,盖上大单送往太平间,置于尸屉内,将第三张尸体识别卡系在尸屉外面,便于认领。带回大单,放入污衣袋内。

(11) 物品处理:清洁、消毒死者用过的一切物品。传染病患者按传染病患者终末消毒处理。

(12) 移交遗物:整理死者遗物交给其家属或单位,如家属不在,应由两人清点后,贵重物品列清单交护士长妥善保管。

(13) 处理文件:洗手,整理病历,停止一切医嘱。完善各项记录,在体温单上 40~42 ℃之间填写死亡及具体时间。按出院手续办理结账。

注意事项

(1) 患者经抢救无效,确已死亡,由医生开死亡证明,方可进行尸体护理。

(2) 患者死亡后,应立即护理其尸体,以防僵硬。

(3) 尸体识别卡要填写清楚,第一张尸体识别卡系于死者的右手腕部;第二张系于尸单外面的腰部;第三张尸体识别卡系于停尸屉外。

(4) 保护死者隐私和自尊,用屏风遮挡尸体,避免影响其他患者及家属情绪。

(5) 若为传染病患者的尸体,按隔离技术终末消毒处理进行。

(6) 做尸体护理时,态度应认真严肃,尊重死者及家属,满足家属合理要求。

思考题

张某,男,40岁,住院号2017045,胃痛十余年,反复发作。此次再次入院,经检查发现癌肿已扩散至肝、直肠、结肠等处。腹部包块逐日增大,白细胞下降,患者不能进食,极度衰竭,全靠输血、输液维持,患者不堪忍受病痛折磨,要求告诉真实病情,如不可治愈就放弃治疗,早日解脱病痛之苦。而妻子也陷入难以决断境地。医务人员意见也不统一。

（1）什么是临终关怀？临终关怀的根本目的是什么？

（2）结合本案例,如何为患者及其家属提供临终护理？

附:评分标准

评分内容	实施要点	分值
评估与准备 （15分）	洗手、戴口罩,着装整洁	1
	核对、辨识	6
	环境安静、整洁、光线适宜,拉围帘保护隐私	3
	用物齐全	5
操作过程 （70分）	填写尸体识别卡	3
	携用物至床旁,劝慰家属,取得合作	5
	拉围帘,保护患者隐私	3
	停止治疗,安置体位	5
	处理伤口	6
	整理面部	8
	填塞孔道（填塞七孔）	8
	清洁尸体	8
	包裹尸体,系尸体识别卡于右手腕部和尸单外腰部	6
	运送尸体,系尸体识别卡于停尸屉外	6
	处理物品	6
	移交遗物	3
	处理医疗文件,完善各项记录	3
总体评价 （10分）	操作正确、符合要求	4
	态度严肃、认真、尊重患者及家属	4
	物品处理得当	2
提问（5分）	正确回答1～2个问题	5
总分		100

（朱　薇）

第七章 护 理 文 件

第一节 概   述

护理文件（又称护理文书）是医疗文件的重要组成部分，是护士对患者的病情观察、治疗、护理措施实施过程的全面、客观、原始的记录。在临床医疗、护理、科研、管理及法律上都具有重要价值。

一、书写要求

（1）护理文书一律使用蓝黑或碳素墨水笔书写。计算机打印的文书应当符合病历保存的要求。

（2）护理文书一律使用阿拉伯数字书写日期和时间，日期用年、月、日，时间采用 24 小时制，具体到分钟。

（3）护理文书记录内容应当客观、真实、准确、及时、规范。

（4）书写应当使用中文、医学术语和通用的外文缩写，文字工整，字迹清晰，表述准确，语句通顺，标点正确。

（5）书写过程中出现错字时，用双线划在错字上，保留原记录，清楚、可辨，并注明修改时间，修改人签名。不得采用刮、粘、涂等方法掩盖或去除原来的字迹。上级护士有审查、修改下级护士书写的护理文书的责任。

（6）记录者必须签全名。实习护士、试用期护士、未取得护士资格证书或未经注册护士书写的护理记录，应由本医疗机构具有合法执业资格的护士审阅并签名，修改时用红色笔修改、签名并注明修改日期。

（7）进修护士由接受进修的医疗机构认定其工作能力后方可书写护理文书。

二、记录意义

（1）客观、全面、及时提供患者的病情变化、诊疗护理以及疾病的转归，为医护人员了解患者的病情动态、进行明确的诊断、制定和调整治疗及护理方案提供重要的参考依据。

（2）标准、完整的医疗护理记录是最好的教学和科研资料，尤其是对回顾性研究具有重要的参考价值。同时，也为流行病调查和传染病管理提供了统计学的资料。

（3）各项诊疗和护理记录单的书写可以在一定程度上反映出一个医疗机构的医疗护理

服务质量、学术及技术水平。

（4）医疗及护理记录是具有法律效应的文件，是法律所认可的证据。在法律上可作为医疗纠纷、人身伤害、保险索赔、刑事案件的犯罪证明等。

第二节　体　温　单

体温单用于记录患者的体温、脉搏、呼吸、血压以及各种相关的数据，为医疗护理提供患者最基本的信息。

 学习目标

（1）掌握体温单绘制的方法及步骤。
（2）熟悉体温单绘制的目的。
（3）了解体温单能提供的患者的相关信息。

 知识准备

体温单是用于记录患者体温、脉搏、呼吸曲线，血压、体重、大小便、各种引流量以及患者出入院、手术、分娩、转科、出院、死亡时间等情况的表格式记录单，以便医务人员快速查阅生命体征变化等信息，了解疾病的变化与转归，为预防、治疗和护理提供重要依据。

（一）书写说明

1. 眉栏

包括科室、床号、姓名、性别、年龄、住院号、入院日期，均使用正楷字体书写。转入或搬床后，须在原科室、床号后加"（　　　）"，并在括号里填写新的科室、床号。

2. 一般项目栏

日期、住院天数、手术后天数等。

（1）日期：住院日期首页第 1 日及跨年度第 1 日需填写年、月、日（如：2021.07.29）。每页体温单的第 1 日及跨月的第 1 日需填写月、日（如 08.01），其余只需填写日。

（2）住院天数：自入院当日开始计数，直至出院。

（3）手术后天数：手术次日开始计数，连续书写 14 天，若在 14 天内进行第 2 次手术，则将在第 1 次手术天数的后面画一斜线，再填写"Ⅱ"，次日开始计数。例如，术后天数：1、2、3、4、5、6、7、8/Ⅱ、9/1、10/2、11/3 依次类推。更换体温单时只写第二次手术日期。产后天数自分娩次日开始计数，连续书写 14 天。

（二）绘制要求

生命体征绘制栏：包括体温、脉搏描记及呼吸记录区。

1. 体温

（1）40 ℃～42 ℃之间的记录：用红色水笔在 40 ℃～42 ℃之间以正楷汉字纵向顶格填

写患者入院、转入、转出、手术、分娩、出院、死亡等。除手术不写具体时间外,其余均按 24 小时制,精确到分钟,转入时间由转入科室填写。书写从 42 ℃,除破折号占两小格,其他字每个字占一格,如"入院——九时十分"。急诊手术住院患者入院时间从患者进入手术室时间算起,其他患者入院时间从到达病房办理住院程序时间算起。

(2)体温符号:口温以蓝"●"表示,腋温以蓝"×"表示,肛温以蓝"○"表示。

(3)每小格为 0.2 ℃,按实际测量度数,用蓝色笔绘制于体温单 35 ℃～42 ℃之间,相邻 2 次体温间用蓝直线相连。

(4)体温不升,低于 35 ℃时,可在 34 ℃～35 ℃之间用蓝笔写"不升"。或者在 35 ℃横线处画一蓝"●",并在蓝点处向下画"↓",长不超过两小格,与相邻体温相连。

(5)物理降温或药物降温 30 分钟后测量的体温以红圈"○"表示,画在降温前温度的同一纵格内,以红虚线(下降)与降温前温度相连,下一次体温应与降温前体温相连。降温后,若体温不降或上升者,可不绘制降温体温,在护理记录中做相应记录。

(6)一般住院(含新入院)患者每天测量体温、脉搏、呼吸 2 次,发热、手术、病危(病重)、感染性疾病等患者按医嘱或专科护理常规处理。

(7)患者由于诊疗活动而外出或拒绝测体温时,在体温单 35 ℃线对应时间上用蓝色标注"外出"或"拒测"等字样,与前后之间不连线,即曲线在该时间格内间断。每天最多写 2 次外出。临时外出回病房后一定要补测。

2. 脉搏

(1)脉搏符号:以红点"●"表示,每小格为 4 次/分,相邻的脉搏以红直线相连。心率用红"○"表示,两次心率之间也用红直线相连。

(2)脉搏与体温重叠时,先划体温符号,再用红色笔在体温符号外画红"○"。

(3)脉搏短绌患者应同时测量心率和脉率,其心率用红"○"表示,两次心率之间也用红直线相连,脉搏短绌结束时,以红圈内加红点表示"包脉"。在心率与脉搏曲线之间用红斜线填满。

(4)使用心脏起搏器的患者,心率应以"Ⓟ"表示,相邻心率用红线相连。

3. 呼吸

(1)呼吸用蓝"○"表示,两次呼吸之间用蓝直线相连。

(2)使用呼吸机患者的呼吸以蓝"Ⓡ"表示,相邻两次呼吸用蓝线相连。

(3)呼吸与体温重叠时,则先画体温,再将呼吸用蓝圈画于其外。

4. 疼痛曲线的绘制

(1)疼痛评分用"p"表示,用蓝笔将疼痛评分绘于体温单上,相邻 2 次疼痛评分之间用蓝线相连。

(2)重度疼痛处理后复评的疼痛分值以红"○"表示,画在镇痛处理前的同一纵格内,并以红虚线相连,下一次疼痛评分应与疼痛处理前疼痛评分相连。

5. 特殊项目栏

包括血压、入量、尿量、大便、引流量、体重、身高等须观察和记录的内容。

(1)血压。单位:毫米汞柱(mmHg);记录方式:收缩压/舒张压(如:130/80);记录频次:新入院患者及时测量血压并记录,应根据患者病情及医嘱测量并记录,如为下肢血压需标注。栏目内每日可记录 2 次,若测量超过 2 次/日应记录在护理记录单上。

(2)入量。单位:毫升(mL);记录频次:将 24 小时总入量记录在相应日期栏内,每隔 24

小时填写 1 次。

（3）尿量。单位：毫升（mL）或次/日；记录频次：将 24 小时小便次数或总量记录在相应日期栏内，每隔 24 小时填写 1 次。不足 24 小时按实际时间记录：量/时间（小时数），如 1600/15；导尿以"C"表示。留置尿管尿量记录：量/C（日或小时数），如：2800/C。

（4）大便。单位：克（g）或次/日；记录频次：将 24 小时大便次数或总量记录在相应日期栏内，每隔 24 小时填写 1 次；其他情况：患者无大便，以"0"表示；灌肠后大便以"E"表示，分子记录大便次数，例：1/E 表示灌肠后大便 1 次；0/E 表示灌肠后无排便；1^1/E 表示自行排便 1 次，灌肠后又排便 1 次；"※"表示大便失禁，"☆"表示人工肛门。

（5）出量。单位：毫升（mL）；记录频次：24 小时（7:00～次日 7:00）统计总量 1 次，夜班于次日晨 7:00 把数字填入前一日栏内。按医嘱要求，记录各种出量。一条引流管记录一栏，引流量用词统一，如"腹腔引流""胃管引流""胸腔引流"等。

（6）体重。单位：公斤（kg）；记录频次：新入院患者当日应当测量体重并记录，一般住院患者每周须测量并记录体重一次；病情需要严密监测体重者，遵医嘱执行；如因病情重或特殊原因不能测量者，在体重栏内可填上"卧床"。

（7）身高。单位：厘米（cm）；记录频次：新入院患者当日测量身高并记录，余患者根据医嘱或者专科要求测量并记录。

（8）空格栏：可填写需要增加的观察内容和项目，如记录管路情况等。

 体温图的绘制

1．电子体温图的绘制

使用 HIS 系统的医院，可在体征录入栏里直接填写患者每个时间点的生命体征，填写完毕后点击保存，系统会自动生成体温图，见图 7.1（a）（b）（c）。

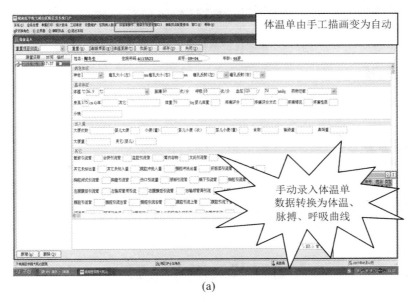

(a)

图 7.1　电子体温单自动生成体温图

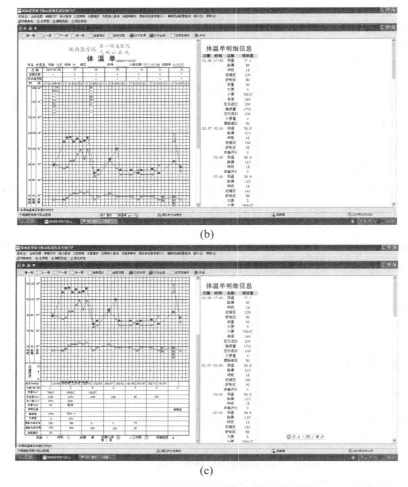

(b)

(c)

图 7.1　电子体温单自动生成体温图(续)

2. 纸质体温图的绘制

护士将每次人工监测的患者生命体征数值按照上述记录要求手工绘制在纸质版体温单上。

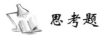 **思考题**

在学习了基础护理学生命体征测量相关章节的知识后,请同学们利用一周时间完成对自己体温、脉搏、呼吸的监测,相互完成血压的监测并将结果记录在体温单上。

第三节　医　　嘱

医嘱单是指医生根据患者病情的需要,为达到诊治目的而拟定的书面或电子医嘱,由护士执行并签名。

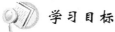 **学习目标**

（1）掌握长期与临时医嘱的处理原则与方法。

（2）熟悉医嘱的处理流程。

 知识准备

医嘱是指医师在医疗活动中根据患者病情的治疗需要下达的医学指令。医嘱由医师直接写在医嘱单上或在电脑上开立，然后由护士按医嘱种类处理执行并记录。医嘱的内容及起始、停止时间应当由医师书写。医嘱内容应当准确、清楚，每项医嘱应当只包含一个内容，并注明下达时间，应当具体到分钟。医嘱不得涂改。需要取消时，应当使用红色墨水标注"取消"字样并签名。

医嘱分类：长期医嘱、临时医嘱、备用医嘱（长期备用医嘱和临时备用医嘱）等。

1．书写说明

（1）长期医嘱单：长期医嘱单内容包括患者姓名、科别、床号、住院病历号（或病案号）、开始日期和时间、长期医嘱内容、停止日期和时间、医师签名、护士签名、页码。其中，由医师填写开始日期和时间、长期医嘱内容、停止日期和时间。从开医嘱时起效，有效时间24小时以上，可连续遵循，当医生注明停止时间后失效。护士每天执行长期医嘱的给药单、输液单、治疗单等，由执行护士签名，不归入病历。

（2）临时医嘱单：临时医嘱单内容包括患者姓名、科别、床号、住院病历号（或病案号）、日期和时间、临时医嘱内容、医师签名、执行护士签名、执行时间、页码。有效时间在24小时内，应在短期内执行，一般只执行一次。其中，由医师填写医嘱时间、临时医嘱内容；由执行临时医嘱的护士填写执行时间并签名。

（3）备用医嘱。

① 长期备用医嘱，由医生开在长期医嘱单上，有效期在24小时以上，必要时用，护士每次执行后，在临时医嘱单内记录执行时间并签名，以供下一班护士参考。

② 临时备用医嘱，由医生开在临时医嘱单上，12小时内有效，过期尚未执行自动失效。如过时未执行，由护士在医嘱栏内写"未用"二字。

（4）整理医嘱。

① 医嘱单超过3张、调整项目较多时应及时整理医嘱。

② 整理医嘱由医师完成，应在长期医嘱单的最后一行医嘱下画一横红线，红线上下均不得有空行。红线下用红色钢笔写上"重整医嘱"字样及日期，横线以上医嘱同时作废。整理医嘱时，必须准确抄录横线以上有效的长期医嘱，按原医嘱的日期、时间抄写并签字。

③ 医师完成重整医嘱后，护士须双人核对，无误后签名。

2．医嘱处理要求

（1）医嘱必须经医师签名后方为有效，一般情况下，不执行口头医嘱（抢救和手术中除外）。医师因抢救急危重症患者或手术中需要下达口头医嘱时护士应复诵一遍，双方确认无误后方可执行，抢救结束或术后医师应立即据实补开医嘱（不得超过6小时）。

（2）医嘱处理应遵照先临时后长期的原则，体现先急后缓。

（3）执行医嘱前护士应认真核对，有疑问的医嘱不可盲目执行，必须问清楚后方可执行。

（4）执行药物过敏试验后，若药物过敏试验阳性，由执行者将药物名称及结果填写在体温单和临时医嘱相应栏内，并在患者一览表、门诊病历、床头卡等处做好标记，汇报医师。若药物过敏试验阴性，执行者只需将药物名称及结果填写在临时医嘱单上。

（5）需下一班护士执行的临时医嘱要交班，并在交班记录上注明。

（6）如出现转科、出院（死亡）、手术、分娩情况时，医师应在长期医嘱单的最后一项医嘱下画一横红线，表示以前的医嘱一律作废；线下正中用蓝笔标明"转科医嘱"或"手术后医嘱"，红线上、下均不得空行，在日期时间栏内写明当天日期、时间。如有空格应用蓝笔从左上到右下顶格画一斜线。

（7）严格执行查对制度，医嘱须每班两人核对，每周总查对两次，每次查对后签全名。长期医嘱单见图7.2，临时医嘱单见图7.3。

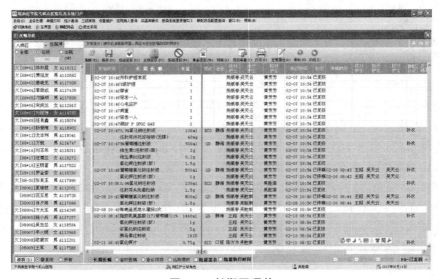

图7.2　长期医嘱单

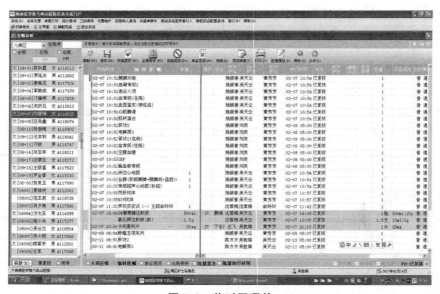

图7.3　临时医嘱单

第四节 特别护理记录单

危重、抢救、大手术后或须严密观察病情者,须记录好特别护理记录单,以便及时了解和全面掌握患者的情况,观察治疗或抢救的效果。

 学习目标

(1) 掌握特别护理记录单的书写原则与使用方法。
(2) 熟悉特别护理记录单的使用目的。

 知识准备

1. 书写规范

(1) 使用范围:病重、病危患者,病情发生变化、需要监护的患者。

(2) 病重(病危)患者护理记录是指护士对病重(病危)患者住院期间的病情观察和根据患者病情变化所采取治疗护理措施的客观记录。

(3) 病重(病危)患者护理记录内容包括:患者姓名、性别、年龄、科室、住院病历号(或病案号)、床位号、诊断、页码、记录日期和时间、根据专科特点需要观察、监测的项目以及采取的治疗和护理措施、护士签名、页码等。护理记录应当根据相应专科的护理特点设计并书写,以简化、实用为原则。

(4) 按医嘱或专科要求及时观察病情变化、准确测量各项数值并记录。

(5) 每天 7:00 和 17:00 进行总结。白班小结用蓝黑钢笔画一横线,记录白班出入量,病情动态,并签全名。夜班用蓝黑钢笔画上下两条横线,总结 24 小时出入量,并将总量转录在体温单上,总结病情,并签全名。

(6) 抢救患者应在班内或抢救结束后 6 小时内据实补记抢救护理记录,内容包括病情变化、抢救时间及治疗护理措施。

(7) 病重(病危)患者出院、转入、转出科室应记录。

(8) 门急诊留观危重患者按危重护理记录要求书写。

2. 书写要求

特别护理记录单需要书写以下内容,具体见表 7.1。

(1) 眉栏:包括患者科室、床号、姓名、年龄、性别、住院病历号、入院日期、诊断。

(2) 项目内容:

① 出量、入量:单位为毫升(mL)。入量项目包括:使用静脉输注的各种药物、口服的各种食物(折算成含水量 mL)以及经鼻胃管、空肠造瘘管输注的营养液等。出量项目包括:尿、便、呕吐物、引流物等,据实写明颜色、性状和量。按医嘱要求及时、准确、详细记录,注明出入量的具体时间,每班小结一次,记录在病情观察栏内。出量下的其他栏可填写需要增加的观察项目和内容。

② 意识:根据患者的意识状态选择填写:清醒、嗜睡、意识模糊、昏睡、浅昏迷、深昏迷、

谵妄状态。

③ 体温（T）：单位为℃。直接在"体温"栏内填入测得数值,不需要填写数据单位。

④ 脉搏（P）：单位为次/分。直接在"脉搏"栏内填入测得数值,不需要填写数据单位,脉搏短绌者同时记录脉率和心率（格式:心率/脉率）。

⑤ 呼吸（R）：单位为次/分。直接在"呼吸"栏内填入测得数值,不需要填写数据单位。

⑥ 血压（BP）：单位为毫米汞柱（mmHg）。直接在"血压"栏内填入测得数值,不需要填写数据单位。

⑦ 血氧饱和度:单位为%。根据实际填写数值,不需要填写数据单位。

（3）病情观察及处置:病情观察及处置栏内简要记录患者病情变化的症状与体征;特殊实验室检查结果（如实验室报告的危急值）;根据患者病情变化,医嘱所采取的治疗和护理措施。

表 7.1　特别护理记录单

姓名　章×　　病区　8　　床号　12　　住院号　32135623　　诊断　　糖尿病

日期	体温（℃）	脉搏	呼吸	血压	入量	出量	病情观察及处置	签名
2/2 9:00	36.1	120	20	120/80			患者主诉心慌、乏力,全身大汗,立即通知值班医生,床边检测血糖示:2.8 mmol/L。	李华
2/2 9:05					500		开通静脉通道,遵医嘱予以10%GS500 mL 静脉滴注。	李华
2/2 9:30		80	18				患者主诉症状较前缓解,复查血糖示:5.0 mmol/L。	李华

第五节　交班报告

病室交班报告是由各班护士（白班的主班护士和晚夜班责任护士）对整个病区患者在本班期间的病情变化和患者进出病区的动态变化的记录。接班护士通过阅读交班报告能全面掌握整个病区患者情况,确保治疗护理的延续性。

 学习目标

（1）掌握病室交班报告书写方法和原则。

（2）熟悉病室交班报告书写的目的。

（3）了解病室交班报告能提供全病区患者病情相关的动态信息。

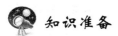 **知识准备**

1．书写规范

具体见表 7.2。

表 7.2 交班报告

病区 ___八___ 日期 ___2017.02.01___

床号 姓名 诊断	白班	小夜班	大夜班
46 张×× 胃穿孔	21048681（住院号） 10 am 出院		
50 陈×× 胃癌	21048672（住院号） 2 pm 心跳呼吸停止抢救无效，2:30 分死亡		
10 范×× 胆石症 "新"	患者因反复右上腹疼痛一月于 2 pm 入院，入院时 T 36.5 ℃，P 82 次/分，R 20 次/分，BP 130/80 mmhg，B 超检查示：胆囊炎症改变，多发样结石。入院予以补液、抗炎、解痉等对症处理	患者治疗于 8 pm 结束，8 pm 监测生命体征正常，安静入睡	7 am T 37.5 ℃，P 88 次/分，R18 次/分，BP 140/86 mmhg，3 am 诉腹疼，医嘱予以阿托品 0.5 mg St 肌内注射后症状略缓解，夜间睡眠欠佳
21 华×× 脾破裂 "新""手术" "※"		患者因车祸致伤 2 h 于 22:00 入院，入院时神清，面色苍白，T 36.0 ℃，P 100 次/分，R 22 次/分，BP 90/55 mmhg。B 超检查示：脾破裂，腹腔中等量积液。诊断性腹腔穿刺抽出鲜红的不凝固血液。医嘱下病危通知。入院积极术前准备，于 22:30 分送急诊手术室。现患者手术未归	患者在全身麻醉下行剖腹探查＋脾切除＋腹腔引流术，于 3 am 麻醉清醒后从苏醒室回病房，检查：T 37.5 ℃，P 88 次/分，R18 次/分，BP 110/60 mmhg，神志清楚、对答切题，腹腔引流管引出淡血性液体 50 mL，保留导尿畅，尿色清，引出尿液 300 mL。腹部切口敷料干燥，术后医嘱予以补液、止血、输血、抗感染等对症治疗。治疗进行中，继续观察

签名 _李华_   签名 _王丽_   签名 _章莉_

（1）眉栏填写清楚：日期、病区、上日留院病员数、入院、转入病员数、出院、转出、死亡病员数、危重、手术、分娩、婴儿病员数、现有病员数、陪护人数等。

（2）根据下列顺序，按床号先后书写报告。

① 先写离开病区的患者情况（出院、转出、死亡），并注明离开的时间，转往何科，或呼吸、心跳停止时间。

② 新入病区的患者病情（新入院、转入），转入者注明由何科或何院转来。

③ 病区内本班次重点护理的患者，包括手术、分娩及有异常情况的患者。

④ 最后记录危重患者的主要病情、治疗及护理情况。

2. 书写要求

（1）对所交班的患者，在姓名和诊断下用红笔写"新"及"转入""手术""分娩"。危重患者用红色"※"符号标记或用红笔注明"危"。

（2）交班内容：

① 新入院及转入的患者除应报告发病经过、主要症状、处理和患者的主诉外，还要交代相应的注意事项，如防止可能发生的意外或并发症等。

② 手术患者应报告在何种麻醉下，施行何种手术，麻醉的扼要情况，手术经过，清醒时间，回病室后情况，如血压的变化，伤口敷料有无渗血，引流液的情况以及排尿和镇痛药物应用情况。

③ 对准备手术的患者，应报告术前准备已执行情况和需要下一班次执行的护理措施等。

④ 产妇应报告胎次、产程、分娩时间及会阴切口和恶露情况。

⑤ 危重患者，需报告患者病情变化（包括好转或恶化）的具体情况，如患者主诉、生命体征、特殊检查、抢救治疗与护理措施，须严密监测的护理注意事项等。

（3）交班报告，每页每班次交班者均应签全名。

第六节　护理评估单

为了提高护理质量，确保患者安全，方便护理人员全面掌握患者的病情和自理状况，同时预防护理并发症的发生；目前临床上各类护理评估与交接单种类颇多，由于护理评估单的设计为了方便使用与节省时间多为表格式，护理人员需要书写的内容不多，故在此不做赘述。仅提供几种评估单的样本供同学自学，见表7.3至表7.9。

表 7.3 患者入院护理评估记录单

姓名_____ 性别____ 年龄____ 病区____ 床号____ 住院区_____

一、一般资料

家庭社会情况:民族____ 宗教信仰____ 职业____ 文化程度____ 婚烟状况:未婚 已婚

联系地址_____ 联系人电话_____

入院日期____年____月____日____时____分 入院方式:步行 轮椅 平车 其他____

入院原因_____

入院诊断_____

既往史:高血压 心脏病 糖尿病 脑血管病 手术史 精神病 既往体健 其他____

二、护理评估

T____℃ P____次/分 R____次/分 BP____/____mmHg 体重____kg 身高____cm

神志:清楚 嗜睡 意识模糊 昏睡 浅昏迷 深昏迷 谵妄 痴呆

表情:正常 淡漠 痛苦 紧张

情绪:稳定 烦躁 易激动 紧张 恐惧 焦虑 抑郁 绝望

视力:正常 视力缺失 失明 其他_____

听力:正常 重听 失聪 其他_____

沟通能力:正常 低下 无法沟通

沟通方式:语言 文字 手势 家属代诉

理解能力:良好 一般 差

口腔黏膜:正常 充血 破损 霉菌感染 溃疡

义齿:无 有

皮肤:正常 水肿 黄疸 苍白 发绀 皮疹 瘀斑 搔痒 烫伤 擦伤 伤口

压力性损伤:无 有 部位 分期 范围

肢体活动:正常、活动受限、活动障碍

排泄情况:小便:正常 失禁 尿频 尿少 尿急 尿痛 尿潴留 尿管 血尿 造口

　　　　　大便:正常 失禁 腹泻 黑便 便备 便秘 造口

ADL 评分:____分 Braden 评分:____分 跌倒评分:____分

管道:无 有 风险评分:____分 疼痛____分

体型:正常 肥胖 消瘦 恶液质

饮食:正常:咸、甜、辛辣、油腻、清淡,忌食_____

　　　异常:食欲不振 吞咽困难 咀嚼困难 恶心 呕吐

生活习惯:吸烟:否 是____支/天 饮酒:否 是____两/天

　　　　　睡眠:正常 入睡困难 多梦 易醒,每日睡眠____小时

　　　　　药物辅助睡眠:无 有 药品_____

家属态度:关心 不关心 过于关心 无人照顾 不配合

三、入院宣教

床位医生 责任护士 病房环境 病房制度 陪护制度 探视规定及时间 安全指导 膳食安排 心理疏导 禁止擅自外出 腕带佩戴

护理计划:

_____

_____

护士签名_____ 评估时间_____

护士长签名_____ 审阅时间_____

表7.4 围手术期护理评估及交接单

病房(术前)

科别:	病区:	床号:	姓名:	住院号	性别:	年龄:	体重:	

诊断:				执行手术名称:				

手术知情同意书 有 □ 无 □	腕带识别 有 □ 无 □	体表标识 有 □ 无 □

禁食日期时间:	有无过敏史:无 □ 有 □

术前用药		皮试结果:	执行情况	已 □ 未 □

各项化验结果:生化 □ 传染病筛查 □ 尿便常规 □ 凝血常规 □ 其他 □

各项检查结果:心电检查 □ 超声检查 □ 影像学检查 □ 其他:

术前备皮 有□ 无□	皮肤破损 有□ 无□ 破损部位:	术前宣教:已做□ 未做□

放置胃管:已做□ 未做□	放置尿管:已做□ 未做□	肠道清洁:已做□ 未做□

血型		术前备血	悬红	血浆	其他
首饰及贵重物品			义齿 有 □ 无 □		其他
			X片 张		病历 有 □ 无 □

术中备药		皮试结果:

静脉输液	无 □ 有 □

术前生命体征	T: ℃	P: 次/分	R: 次/分	BP: / mmhg

病房护士签名:	出科日期时间:	手术室护士签名:	入室时间:

手术室(术中)

麻醉方式:		手术名称:		出室时间:

生命体征	P: 次/分	R: 次/分	BP: / mmHg	SPO₂: %	神志:

各种管道	静脉留置针 有□ 无□	通畅 是□ 否□		
	引流管 有□ 无□ 1. _____;2. _____;3. _____;			
	导尿管 有□ 无□	通畅 是□ 否□		

病人皮肤	破损 有□ 无□ 破损部位:

病人物品	手术衣 有□ 无□	病历 有□ 无□	X片 张

术后带药:		血制品 有□ 无□	量: mL

手术室护士签字	护士签字	苏醒室□ ICU□ 病房□	时间

苏醒室/病房(术后)

麻醉方式:		手术名称:	交接时间时间:

生命体征	P: 次/分	R: 次/分	BP: / mmHg	SPO₂: %
	神志:清楚 □ 不清楚 □ 躁动 □		Steward 评分:	

各种管道	静脉留置针 有□ 无□	通畅 是□ 否□	血制品 有□ 无□	量: mL
	引流管 有□ 无□ 1. _____;2. _____;3. _____;4. _____			
	导尿管 有□ 无□	通畅 是□ 否□		

续表

病人皮肤	破损　有□　无□　　破损部位：			
病人物品	手术衣　有□　无□	病历　有□　无□		X片　　张
术后带药：				
苏醒室护士		病房护士		日期时间

表 7.5　生活自理能力(ADL)评估单(Barthel 指数)

科室/病区　　床号　　姓名　　性别　　年龄　　住院号　　诊断

项目	评分标准				评估日期					
日常活动项目	独立	部分独立或需要部分帮助	需要大帮助	完全依赖						
进餐	□ 10	□ 5	□ 0							
洗澡	□ 5	□ 0								
修饰(洗脸、刷牙、刮脸、梳头)	□ 5	□ 0								
穿衣(包括系鞋带等)	□ 10	□ 5	□ 0							
可控制大便	□ 10	□ 5(每周小于1次失控)	□ 0(失控)							
可控制小便	□ 10	□ 5(每 24h 小于1次失控)	□ 0(失控)							
用厕(包括擦净、整理衣裤、冲水)	□ 10	□ 5	□ 0							
床旁椅转移	□ 15	□ 10	□ 5	□ 0						
平地行走 45 m	□ 15	□ 10	□ 5	□ 0						
上下楼梯	□ 10	□ 5	□ 0							
总得分										
评估人										

日常生活功能评估：如果总分<60分，需要协助完成日常生活。

如果 60～41 分，生活需要帮助；40～20 分，生活需要极大帮助；20 分以下，生活完全需要帮助。

评估要求：60 分以下需建立评估单，40～20 分每周评估一次，20 分以下每周评估 2 次；危重患者每日评估 1 次，直到 60 分以上；病情变化、手术患者随时评估，直到 60 分以上。

护理措施：① 面部清洁和梳头；② 口腔护理；③ 会阴护理；④ 足部清洁；⑤ 协助患者翻身及有效咳嗽；⑥ 协助床上移动；⑦ 压力性损伤预防及护理；⑧ 失禁护理；⑨ 床上使用便器；⑩ 留置导尿护理；⑪ 协助更衣；⑫ 指/趾甲护理。

表 7.6 住院患者导管风险评估记录单

住院患者导管风险评估记录单首页

科别_____ 病区_____ 床号_____ 姓名_____ 住院号_____ 诊断_____

高危（Ⅰ类） 红色标签 Q4h 评估 3分	① 气管插管 ② 气管切开套管 ③ 深静脉置管 ④ 动脉插管 ⑤ PICC 置管 ⑥ 透析管 ⑦ 脑室引流管 ⑧ 胸腔闭式引流管 ⑨ 纵隔引流管 ⑩ 吻合口以下胃管 ⑪ 胰管 ⑫"T"型管 ⑬ 鼻胆管 ⑭ 前列腺尿道术后导尿管 ⑮ 空肠造瘘管 ⑯ 空肠营养管 ⑰ 关节腔引流 ⑱ 其他_____
中危（Ⅱ类） 蓝色标签 2分	① 三腔二囊管 ② 胃肠减压管 ③ 腹腔引流管 ④ _____造瘘管 ⑤ _____引流管 ⑥ 其他_____双套管、深静脉置管、一次性负压引流管
低危（Ⅲ类） 绿色标签 1分	① 鼻饲管 ② 创面负压引流管 ③ 导尿管 ④ _____输液管、吸氧管

评估日期 时间	导管类型			意识	总分	通畅情况		固定情况		导管/性状 量（mL）	护理措施	护士 签名
	Ⅰ类	Ⅱ类	Ⅲ类			畅	不畅	牢固	松动			

护理措施:① 妥善固定;② 躁动的患者给以适当的约束使用的束带(肢体的束情况:□上肢□下肢□躯干);③ 警示标识;④ 给予心理疏导和宣教,指导患者及家属保护好管道做好家属及患者安全宣教;⑤ 使用镇静药;⑥ 使用床栏;⑦ 24 小时专人陪护;⑧ 班班交接管道的位置、刻度;⑨ 其他。

意识:① 清醒 1 分;② 昏迷 2 分;③ 烦躁 3 分:幼儿 5 分;④ 呃逆、呛咳 2 分;⑤ 肥胖(颈部短) 2 分。

评估要求:高危导管每 4 小时评估 1 次;中低危导管每日评估 1 次。

患者或家属签名:_____

表 7.7 儿科入院护理评估记录单

姓名＿＿＿＿性别＿＿年龄＿＿科别(病区)＿＿＿＿床号＿＿住院号＿＿＿＿

一、一般资料

入院方式:本院门急诊、外院转入、步行、扶行、抱入、轮椅、平车、其他＿＿＿＿

入院诊断＿＿＿＿＿＿＿＿＿＿＿＿＿＿＿＿＿陪同者:父母 其他＿＿＿＿

主诉(或代主诉)＿＿＿＿＿＿＿＿＿＿＿＿＿＿＿＿＿＿＿＿＿＿＿＿＿＿

生命体征:T ＿＿℃(肛、腋),P ＿＿次/分,R ＿＿次/分,BPP ＿＿mmHg,体重 P ＿＿kg

居住环境:固定住宿、亲戚寄宿、租住房、其他＿＿教育:幼儿园、小学、中学、无

抚养人:父母、外祖父母、亲戚、其他＿＿＿过敏史:无、有＿＿＿＿＿＿＿

主要照护人姓名＿＿＿＿电话＿＿＿＿地址＿＿＿＿＿＿＿＿＿＿

二、护理评估

神志:清楚、嗜睡、意识模糊、昏睡、浅昏迷、深昏迷、其他＿＿＿＿＿＿＿

囟门:未闭、已闭、隆起、凹陷、平软

肢体活动:自如、活动受限、功能障碍＿＿＿＿＿＿＿＿＿

口腔黏膜:完整、破损、其他＿＿＿＿牙齿:无齿、乳齿、恒牙、蛀牙＿＿＿

皮肤:颜色:正常、苍白、潮红、紫绀、黄染,其他＿＿＿＿＿＿＿＿＿

排泄情况:小便:正常 异常＿＿＿＿＿ 大便:正常 异常＿＿＿＿＿

自理能力:完全自理、部分自理、完全依赖

生活习惯:饮食习惯:普食、母乳、配方奶、混合、辅食＿＿＿＿,其他＿＿＿＿＿

　　　　　睡眠:正常、日夜颠倒、夜哭、易惊醒

既往史:＿＿＿＿＿＿＿＿＿＿＿＿＿＿＿

三、入院宣教

宣教:床位医生 责任护士 病房环境 病房制度 探视规定及时间 膳食安排 心理疏导

护理计划:＿＿＿＿＿＿＿＿＿＿＿＿＿＿＿＿＿＿＿＿＿＿＿＿＿＿＿

＿＿＿＿＿＿＿＿＿＿＿＿＿＿＿＿＿＿＿＿＿＿＿＿＿＿＿＿＿＿＿＿＿

＿＿＿＿＿＿＿＿＿＿＿＿＿＿＿＿＿＿＿＿＿＿＿＿＿＿＿＿＿＿＿＿＿

＿＿＿＿＿＿＿＿＿＿＿＿＿＿＿＿＿＿＿＿＿＿＿＿＿＿＿＿＿＿＿＿＿

＿＿＿＿＿＿＿＿＿＿＿＿＿＿＿＿＿＿＿＿＿＿＿＿＿＿＿＿＿＿＿＿＿

护士签名:＿＿＿＿＿＿记录时间:＿＿＿＿＿

护士长签名:＿＿＿＿＿审阅时间:＿＿＿＿＿

表 7.8 儿童压力性损伤风险评估单

参数	4分	3分	2分	1分	总分
移动度	无受限	轻度受限	严重受限	完全受限	
活动度	能自行走动：年龄过小，不能步行	轻度受限	严重受限	完全受限	
感知觉	无受限	轻度受限	严重受限	完全受限	
浸渍	很少潮湿	偶尔潮湿	很潮湿	持续潮湿	
摩擦力 剪切力	无明显问题	存在潜在问题	存在问题	存在严重问题	
营养情况	良好	正常	贫乏	极度贫乏	
组织灌注与氧合	良好	正常	不足	极度不足	
总分					

表 7.9 疼痛评估表

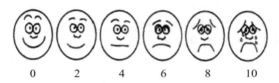

0   2   4   6   8   10

NRS 评估法：0：无痛；1~3：轻度疼痛(睡眠不受影响)；4~6：中度疼痛(睡眠受影响)；

疼痛评分：_____分

（张志云）

第八章 综合性及创新性实验

第一节 概　　述

一、综合性实验概述

综合性实验是指实验内容涉及本课程的综合知识或与本课程相关课程知识的实验,是学生在具有一定知识和技能的基础上,运用某一门课程或多门课程的知识、技能和方法进行综合训练的一种复合型实验。护理综合实验是依托护理学知识,结合临床实践,以案例设计为基础,运用所学知识分析并解决患者具体护理问题的实验。综合性实验对培养和提高护生对知识的综合运用能力、解决问题的能力具有十分重要的作用。

1. 综合性实验的目的

(1) 调动学生学习兴趣,提高其自主学习的能力。

(2) 加深学生对专业知识及技能的理解和掌握,提高综合运用知识及技能的能力。

(3) 锻炼学生发现问题、分析问题和解决问题的能力,培养其评判性及创造性思维。

(4) 培养学生实事求是的科学态度、百折不挠的工作作风及相互协作的团队精神。

2. 综合性实验的特征

(1) 综合性实验的内容及方法较多元和复合,给予了学生广阔的发挥与创新空间。

(2) 综合性实验的学习主体是学生,实验过程主要由学生自主完成,教师承担的是指导者和评判者的角色。

(3) 综合性实验需要小组成员在课内及课外共同交流合作。

3. 综合性实验的方法及步骤

(1) 教师设计案例情境。

(2) 学生分组查阅相关资料,讨论分析案例,各成员间相互协作,教师给予指导。

(3) 各组汇报讨论结果。

(4) 各组进行情境模拟。

(5) 自评及组间评价。

(6) 教师评价及总结。

(7) 以小组为单位完成实验报告,分析收获及不足。

二、创新性实验概述

创新性实验是指在前期演示性实验和综合性实验学习的基础上,让学生在独立思考和科学观察的前提下,以小组为单位自行设计并亲自实施的实验。

1．创新性实验的目的

(1)调动学生学习的主动性、积极性及创造性,促进其获得学习上的成就感。

(2)增强学生的动手能力,提高其实践水平。

(3)培养学生决策能力,增强其团队协作意识和创新精神。

2．创新性实验的特征

(1)创新性实验以问题为核心,学生需思考并解决实验中遇到的各种问题。

(2)创新性实验突出"主动学习",学生需自主设计实验方案、自主管理实验过程。

(3)多学科知识的融合是保证创新性实验顺利实施的前提条件,学生需自觉学习与本实验相关的各学科知识,并灵活地将所学知识应用到实验中。

(4)创新性实验需要小组成员在课内及课外共同交流合作。

3．创新性实验的方法及步骤

(1)教师确定实验范围,学生分组选择主题及内容。

(2)学生分组查阅相关资料,各成员间相互协作,教师给予指导。

(3)各组制订实验方案并实施。

(4)各组交流实验成果,或以比赛的形式选出优胜组。

(5)自评及组间评价。

(6)教师评价及总结。

(7)以小组为单位完成实验报告,分析收获及不足,提出合理化建议和今后努力的方向。

(芮　蓓)

第二节　综合性实验

实验一　入院及出院护理情境模拟

 学习目标

(1)掌握患者的入院和出院护理流程。

(2)熟悉患者的入院和出院护理的目的。

(3)了解患者的入院和出院护理的注意事项。

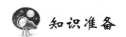 **知识准备**

（一）入院护理

入院护理（admission nursing）的目的在于：① 协助患者熟悉医院环境和生活，消除不良情绪；② 满足患者各种合理需求；③ 进行疾病相关健康教育，调动患者配合治疗、护理的积极性。

入院护理的具体措施包括：

1. 病房准备

（1）根据患者病情、性别合理安排床单位（一般患者备暂空床；危重患者铺中单；急诊手术患者备麻醉床）。

（2）备好患者所需物品。

（3）根据病情准备吸氧、吸痰、心电监护等仪器设备和药品。

（4）通知医生准备收治患者。

2. 交接核对

（1）自我介绍，迎接新患者至床位，并妥善安置。

（2）与住院处护士就患者基本信息与物品、病情、所采取或需要继续的治疗护理措施等做好交接。

（3）通知、协助医生接诊患者。

（4）建立病历，完善腕带、床头卡、患者一览表等各种标识。

3. 健康宣教

（1）为患者及家属做好病区环境、规章制度、医务人员岗位职责等相关内容介绍。

（2）根据患者病情进行疾病相关知识宣教。

4. 入院评估

（1）普通慢诊患者先全面收集患者健康资料，明确患者基本信息以及生理、心理等方面健康状况，为后续治疗护理措施的制定提供依据。

（2）危重患者边配合医生抢救，边对目前危及生命的主要健康问题进行评估，待患者病情稳定后再详细收集其他信息。入院评估要尽量以患者本人为评估对象，对言语或听力障碍、意识不清、婴幼儿患者等，可从其主要照顾者处获取资料。

5. 治疗护理

（1）根据健康评估结果，明确护理诊断，制订护理计划，执行分级护理。

（2）处理、执行医嘱，并根据医嘱给予吸氧、静脉或口服给药等治疗措施。

6. 填写文件

根据患者病情和所采取的诊疗护理措施及时填写体温单、入院评估单、护理记录单等相关医疗文件。

7. 做好交接班

以口头、书面、床边交班形式。

（二）出院护理

出院护理（discharge nursing）的目的在于：① 对患者进行出院指导，协助其尽快适应原工作和生活;② 进行出院健康教育,督促其遵医嘱继续进行康复治疗和定期复诊;③ 指导患者办理出院手续;④ 对床单位进行终末消毒处理,准备迎接新患者。

出院护理的主要流程和具体措施包括:

1. 通知患者

(1) 根据医嘱,提前通知患者及家属。

(2) 评估患者恢复状况,填写出院护理记录单,完成出院计划。

2. 健康宣教

(1) 发放出院带药。

(2) 根据患者康复情况,进行休息、饮食、用药、功能锻炼、定期复查等方面的健康宣教。

(3) 征求患者对护理工作的意见和建议。

3. 护送患者

(1) 协助患者办理出院手续。

(2) 根据患者病情,步行护送或平车、轮椅送患者出院。

4. 整理病历

(1) 患者离开后,撤去患者各种相关标识。

(2) 整理病历,交病案室保存。

5. 病房处理

(1) 对床单位进行终末消毒处理。

(2) 铺好备用床,准备迎接新患者。

6. 交班记录

填写交班表,做好交接班。

 情境

【场景 1:入院】

孙某,女,45 岁,已婚,公司职员。患者因多尿、多食、多饮、体重减轻 1 年余就诊,辅助检查示:空腹血糖 10.7 mmol/L。门诊医生以"糖尿病"收治入院。患者神志清楚,精神可,步行入院。作为病区护士,请做好患者入院护理。

 用物

手腕带、病员服、治疗盘、弯盘、体温计(已消毒)、血压计、听诊器、手表、记录单、笔、盛有消毒液的容器、免洗速干手消毒液。酌情备指甲剪、剃须刀等。根据病情备急救物品、药品、气垫床等。

 方法及步骤

(一)评估与准备

1. 自身准备

洗手、衣帽整洁规范、仪表端庄、语言柔和。

2．环境准备

环境整洁。

3．物品准备

准备并检查物品。

（二）操作过程

1．准备物品和床单位

接到通知后,立即备齐患者所需用物;准备床单位;通知医生准备接诊患者。

2．迎接,核对

洗手,酌情戴口罩;礼貌地迎接患者,并自我介绍;核对患者住院证相关信息。

〈沟通1〉"您好!请问有什么需要帮助的吗?""好的,请稍等,我来为您核对查询一下……孙女士您好,您的床号是1床,我带您去,请跟我来。我就是您的责任护士小×,以后有什么需要都可以找我!"

3．入院介绍

护士陪送至病床,妥善安置患者于病床,为患者系上手腕带。

〈沟通2〉"这就是您的床位,1床。您请坐好,我先帮您将腕带系上,腕带上有您个人和疾病相关信息,住院期间请妥善戴好。""如果您现在不累的话,我先为您介绍一下您邻床的病友。这是李女士,这是杨女士,你们的主管医生都是杨×医生!""接下来我会带您参观熟悉一下病房的环境,并介绍一下病房的相关制度和注意事项等。"

4．清洁与舒适护理

协助患者完成清洁护理,更换病员服,取舒适体位,注意保暖;根据患者情况加护栏,进行相应安全指导。

〈沟通3〉"您可以先简单清洗一下,换上病员服。卫生间的地比较湿滑,请您动作慢一点,使用防滑垫,注意安全。""那请您先休息一会。我已经通知医生了,他会尽快来为您进行诊治的。"

5．建立病历,填写有关表格

（1）用蓝黑墨水笔或碳素墨水笔填写住院病历眉栏,住院一览卡、床头卡等相关表格,并放入相应位置;填写入院登记簿。

（2）用红色水笔在体温单40～42℃横线之间的相应入院时间栏内纵行填写患者住院时间。

（3）按顺序排列住院病历:体温单、医嘱单、入院记录、病史和体格检查单、病程记录、各项检查检验报告单、护理记录单、长期医嘱执行单、住院病历首页、门诊或急诊病历。

6．通知医生

通知床位医生接诊患者,协助查体。

7．入院评估,护理体检

对患者进行全面的入院评估,并进行体格检查。

半小时后……

〈沟通4〉"孙女士您好,现在我想了解一下您的健康状况,并做体格检查,大约需要30分钟,可以吗?"

入院评估和体格检查完成后……

"孙女士,您的血压和体温等基本正常,您看起来心事重重的,有什么我可以帮助您的吗?""您有这种担心是很正常的。您的病友陈女士,使用降糖药物治疗前也跟您一样很担心。但是,因为吃药是必要的治疗手段,我们不妨鼓起勇气面对,多了解一些与糖尿病相关的内容,多做一些对您控制血糖有益的事情。"

8. 入院宣教

根据患者病情进行疾病相关知识宣教。

〈沟通 5〉 "糖尿病是一终身性疾病,目前尚不能根治,必须终身治疗。糖尿病治疗护理有 5 个关键点:合理饮食、适量运动、坚持规律用药、自我检测血糖、糖尿病教育。今天先向您介绍一下饮食上的注意事项……""您还有不明白的地方吗?""好的,如果您遇到了疑问,可以随时咨询我或者其他医护人员,病房内也张贴了相关的入院介绍,您有空的话可以了解一下。谢谢您的配合! 等医嘱下好之后,我会根据医嘱为您进行相关治疗的,您先休息一下!"

9. 执行医嘱,制定护理计划

准确执行医嘱。根据入院评估结果,制订护理计划,执行分级护理。洗手,完成各类护理记录。

【场景 2:出院】

孙某,女,45 岁,住院号 20211009,糖尿病患者,已住院 10 天,现血糖控制平稳,病情好转,医嘱予今日出院。出院带药:阿卡波糖片(拜糖平) 3 盒,100 mg/次,TID;盐酸二甲双胍肠溶片 1.0 g/次,BID。作为病区护士,请做好患者出院护理。

 用物

病历、笔、床单位臭氧消毒机、清洁床单、枕套和被套。

 方法及步骤

(一)评估与准备

1. 自身准备

洗手、衣帽整洁、仪表端庄、语言柔和。

2. 环境准备

环境整洁。

3. 物品准备

准备并检查物品。

(二)操作过程

1. 执行医嘱,通知患者

根据医嘱,通知患者及家属,做好出院准备。填写出院护理记录单,完成出院计划。

出院前……

〈沟通 6〉 "孙女士您好,经过治疗您的血糖已经控制得比较平稳了,医生说您大概明天上午就可以出院了,您可以先准备一下。""不客气,这是我们应该做的。"

2. 发放带药,健康宣教

执行出院医嘱,发放出院带药,根据患者康复情况,进行健康宣教。征求患者对病区护理工作的意见。

〈沟通7〉 "这是您的出院带药,拜糖平是一天三次,一次两粒,注意这个药需要和前几口米饭一起咀嚼服用,这个药可能会引起腹胀和排气增多……""刚刚说的,您清楚了吗? 能简单地复述一下这些药怎么吃吗?""回家后您还需要注意,一定要按照我们教过您的那样严格控制饮食,穿柔软舒适的鞋子,适量运动,要做好自我血糖监测,定期复查……""有件事需要您的帮忙,能请您对住院期间我们医院的医疗护理工作提出宝贵意见吗? 这是出院满意度测评表,麻烦您给我们的工作打分,以便提高我们的医疗护理质量。""谢谢您对我们工作的支持,我们会继续努力的,这是我们科室的联系方式,出院后如果有任何问题,也可以打电话给我们。""不客气,这是我们应该做的。"

3. 办理手续

指导、协助患者结账并办理出院手续。护送患者步行离院。

4. 整理病历

患者离开病区后,撤去患者各种相关标识,整理患者病历,交病案室保存。

(1) 停止一切医嘱;撤去患者一览表中诊断卡和床头、床尾卡以及各类标识;填写护理记录单和出院登记簿。

(2) 用红色水笔在体温单40～42 ℃横线之间相应的出院时间栏内纵行填写患者出院时间。

(3) 按顺序排列住院病历:住院病历首页、出院或死亡记录、入院记录、病史和体格检查单、病程记录、各项检查检验报告单、护理记录单、医嘱单、长期医嘱执行单、体温单。

(4) 门急诊病历交还由患者自行保管。

5. 床单位终末消毒

对床单位进行终末消毒处理。

6. 铺好备用床

消毒结束后,铺备用床,准备迎接下一位新患者。

7. 做交接班

做好交接班工作。

 注意事项

(1) 护士态度应亲切诚恳,落落大方。

(2) 物品准备符合患者需求,危、急、重症患者得到及时救治。

(3) 护患交往过程中注意护理礼仪、护患沟通技巧的应用,具有人文关怀观念。

(4) 对危重患者一边配合医生抢救,一边重点评估危及生命的健康问题,待病情稳定后再进行全面评估和健康宣教。

 思考题

(1) 李某,女,69 岁,已婚,农民。患者2 小时前与家人争吵后,出现头痛、呕吐、左侧肢体无力,急诊 CT 显示:脑出血(右侧基底节区),量约35 mL。患者目前 T 36.9 ℃,P 88 次/

分,Bp 180/110 mmHg,R 24 次/分,神志不清,左侧肢体活动障碍,尿失禁。患者现在急诊护士陪同下,前往住院部准备住院接受治疗。家人非常焦急,担心其生命危险。作为病区护士,请接待患者。

① 一般患者和急诊患者的入院护理有哪些异同点?

② 如果你是接待护士,你会怎样对患者家属解释治疗方式,并安抚患者家属?

(2) 案例讨论及角色扮演:分配角色,包括门诊护士、责任护士、主班护士、实习护士、责任医生、患者、患者家属,共同扮演下面两个案例中新入院患者的住院过程。

① 邹某,男,18 岁,住院号 2847690,因淋巴癌入院。情绪低落,悲观,对待治疗消极,被家人劝说勉强同意入院。护士对患者进行接待。

② Lily Allen,女,68 岁,美国人,住院号 9834759,因脑中风入院,行动不便,护士对患者进行接待。

附:评分标准

评分内容	实施要点	分值
评估与准备 (10 分)	着装整洁,洗手	3
	物品准备齐全,放置合理	4
	环境整洁	3
操作过程 (75 分)	**入院护理流程**	
	备好床单位,根据病情准备好急救物品及专科特殊物品	5
	热情迎接患者,核对患者住院证信息。	3
	妥善安置患者于病床,帮患者系腕带	3
	正确详尽地做入院介绍及指导	5
	协助患者完成清洁护理,做好安全指导	2
	建立并正确排列病历,填写相关表格并放置于相应位置	2
	及时通知医生,并协助查体	2
	入院评估,体格检查	10
	健康宣教	5
	准备执行医嘱,制定护理计划,做好相关护理	10
	处理用物,洗手,记录,做好交接班	3
	出院护理流程	
	执行出院医嘱,做好出院计划	3
	发放出院带药,做好健康教育和出院指导,征求意见	10
	协助患者办理出院手续,护送出院	2
	撤去相关标识、整理病历存档	3
	对床单位进行终末消毒,铺备用床	5
	填写交班表,做好交接班	2

续表

评分内容	实施要点	分值
总体评价 （10 分）	态度热情、认真,具有爱伤观念	2
	沟通良好,解释到位,使用文明用语	2
	健康宣教介绍熟练、完整,具有条理性	4
	可以根据患者病情合理灵活安排	2
提问(5 分)	正确回答 1~2 个问题	5
总分		100

（汪　苗）

实验二　住院期间护理情境模拟

 学习目标

（1）掌握住院患者护理计划的制订与实施。

（2）熟悉住院患者资料收集的内容和方法。

（3）了解住院患者护理记录书写的注意事项。

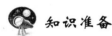 **知识准备**

（一）分级护理

分级护理是指根据患者病情的轻重缓急和自理能力,确定并实施不同级别的护理。通常分为 4 个级别,即特级护理、一级护理、二级护理和三级护理。

1．特级护理

（1）适用对象：① 病情危重,随时可能发生病情变化需要进行抢救的患者;② 重症监护患者;③ 各种复杂或者大手术后的患者;④ 严重创伤或大面积烧伤的患者;⑤ 使用呼吸机辅助呼吸,并需要严密监护病情的患者;⑥ 实施连续性肾脏替代治疗（CRRT）,并需要严密监护生命体征的患者;⑦ 其他有生命危险,需要严密监护生命体征的患者。

（2）护理要点：① 严密观察患者病情变化,监测生命体征;② 根据医嘱,正确实施治疗、给药措施;③ 根据医嘱,准确测量出入量;④ 根据患者病情,正确实施基础护理和专科护理,如口腔护理、皮肤护理、气道护理及管路护理等,实施安全措施;⑤ 保持患者的舒适和功能体位;⑥ 实施床旁交接班。

2．一级护理

（1）适用对象：① 病情趋向稳定的重症患者;② 手术后或者治疗期间需要严格卧床的患者;③ 生活完全不能自理且病情不稳定的患者;④ 生活部分自理,病情随时可能发生变化的患者。

（2）护理要点：① 每小时巡视患者,观察患者病情变化;② 根据患者病情,测量生命体征;③ 根据医嘱,正确实施治疗、给药措施;④ 根据患者病情,正确实施基础护理和专科护理,如口腔护理、皮肤护理、气道护理及管路护理等,实施安全措施;⑤ 提供护理相关的健康指导。

3．二级护理

（1）适用对象:① 病情稳定、仍需卧床的患者;② 生活部分自理的患者。

（2）护理要点:① 每 2 小时巡视患者,观察患者病情变化;② 根据患者病情,测量生命体征;③ 根据医嘱,正确实施治疗、给药措施;④ 根据患者病情,正确实施护理措施和安全措施;⑤ 提供护理相关的健康指导。

4．三级护理

（1）适用对象:① 生活完全自理且病情稳定的患者;② 生活完全自理且处于康复期的患者。

（2）护理要点:① 每 3 小时巡视患者,观察患者病情变化;② 根据患者病情,测量生命体征;③ 根据医嘱,正确实施治疗、给药措施;④ 提供护理相关的健康指导。

（二）护理程序

1．概念

护理程序(nursing process)是一种有计划、系统而科学的护理工作方法,目的是确认和解决服务对象对现存的或潜在的健康问题的反应。

2．步骤

具体步骤见图 8.1。

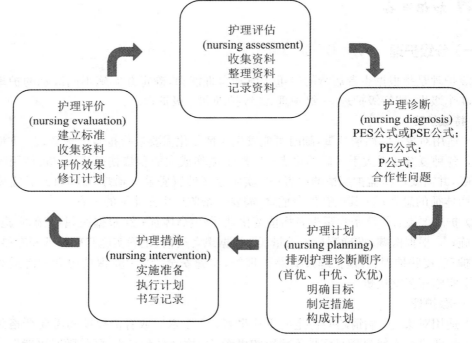

图 8.1　护理程序的步骤

情境

【场景1】　王某,女,74岁,住院号20231108。因发热、咳嗽咳痰3天,加重半天,拟:急性呼吸道感染入院。患者今日入院,体格检查:神志清楚,略显烦躁,痰液较为黏稠,不易咳出,T 39 ℃,P 110次/分,R 25次/分,BP 145/90 mmHg,既往有肺心病史,过敏史、用药史不详。入院后医嘱予生理盐水100 mL+青霉素400万U静脉滴注BID,皮试结果(—)。

【场景2】　今天为住院第三天,患者上午第三次使用青霉素,输液约5分钟时,患者诉咽喉发痒,干咳,胸闷憋气,全身发冷。家属呼叫护士。护士立即赶到患者床边处理。

【场景3】　医生到达现场后,下医嘱:地塞米松5 mg静脉注射ST。

【场景4】　10分钟后,患者面色苍白,皮肤湿冷,大动脉搏动触不到,呼吸微弱。口头医嘱肾上腺素1 mg静脉注射。

【场景5】　在对患者进行心肺复苏时,患者家属情绪失控,瘫坐在床边。

 用物

治疗盘、碘伏、棉签、弯盘、注射器、输液器、心电监护仪、除颤仪、鼻氧管、管道氧气装置、用氧记录单、免洗速干手消毒液、生理盐水250 mL、地塞米松5 mg、笔。

 方法及步骤

场景1　主要护理措施
(1)按入院护理流程接待患者。
(2)遵医嘱用药,先进行青霉素皮试,再静脉给药。
(3)准确、全面进行入院评估,制定护理计划,见表8.1。

表8.1　护理计划单

姓名:　　　　诊断:　　　　住院号:　　　　病区:　　　　床号:

日期	护理诊断	护理目标	护理措施	评价效果	签名
2023.11.5	清理呼吸道无效:与分泌物多而黏稠有关	患者住院3天内能有效排痰,保持呼吸道通畅	1. 病室环境安静、整洁,通风,保持室内空气新鲜。维持合适的室温(20~22 ℃)和湿度(50%~60%); 2. 给予高蛋白、高维生素、足够热量的饮食,避免油腻、辛辣刺激食物。每天饮水1500 mL以上; 3. 病情观察:密切观察咳嗽、咳痰情况,详细记录痰液的色、量、质。正确收集痰标本,及时送检; 4. 促进有效排痰:指导患者深呼吸和有效咳嗽,遵医嘱给予湿化和雾化治疗法; 5. 用药护理:遵医嘱给予抗生素、止咳祛痰药物		

续表

日期	护理诊断	护理目标	护理措施	评价效果	签名
2023.11.5	体温过高:与肺部感染有关	患者住院3天内症状能逐渐缓解,病情得到有效控制	1. 物理降温,冰袋冷敷; 2. 病情观察:密切监测生命体征变化; 3. 及时补充营养和水分; 4. 保持皮肤清洁,及时更换潮湿衣服; 5. 口腔护理,促进舒适; 6. 健康教育:指导患者及家属正确测量体温的方法及简易的物理降温方法; 7. 心理护理:安慰鼓励患者		
2023.11.5	焦虑:与健康状况改变有关	患者住院期间情绪稳定,能采取有效方法应对焦虑情绪	1. 热情接待患者,提供舒适、安静的病室环境,介绍病室有关规章制度,消除患者陌生感; 2. 主动与患者沟通,倾听患者主诉,允许患者有适量的情绪宣泄。指导患者通过听音乐、阅读、看电视等方式进行心理放松; 3. 耐心解释病情,介绍各种检查的配合方法和必要性,及时答复患者疑虑,强调正面效果。鼓励其树立康复信心		

场景 2　主要护理措施

(1) 立即停止输液,更换输液器、生理盐水保留静脉通道。

(2) 给患者保暖,吸氧。

(3) 心电监护,监测患者心电图、生命体征及血氧饱和度。

(4) 安抚患者及家属情绪,立即通知医生。

场景 3　主要护理措施

(1) 遵医嘱静脉注射操作。

场景 4　主要护理措施

(1) 正确判断患者意识、呼吸及大动脉搏动消失。

(2) 立即行 CPR,胸外心脏按压和口对口人工呼吸。

(3) 呼叫同事,另一人尽快拿到呼吸气囊和抢救车,准备好除颤仪。

(4) 第三人执行口头医嘱肾上腺素 1 mg 静脉注射,执行者大声复述一遍,保留空安瓿核对。

(5) 正确使用呼吸气囊辅助通气,通气时见胸廓抬起。

(6) 除颤仪到达现场后,立即启动除颤仪准确非同步除颤。

场景 5　主要护理措施

(1) 一护士立即将家属扶起,离开抢救区域。

(2) 安慰患者家属情绪,告知病情,做好有效沟通。

患者病情平稳后主要护理措施

（1）持续病情观察。

（2）安抚患者，取舒适卧位，整理床单位。

（3）告知患者及家属可能对青霉素过敏，并在按要求做好标识，做好健康宣教。

（4）分类处理用物。

（5）洗手，补记医嘱执行单及记录抢救过程。

 注意事项

（1）患者住院期间要能及时、全面、准确、系统地观察其病情变化，为患者的诊疗提供科学依据。

（2）能根据患者的健康状况，明确其存在的护理问题，并根据护理问题的轻重缓急，采取针对性护理措施。

（3）患者发生病情变化时，能分秒必争、有效准确地配合医生实施抢救。

（4）及时、准确、完整、简要、清晰地书写各项医疗和护理文件。

（5）与患者沟通时注意语言沟通的艺术和技巧，具有人文关怀意识。

（6）做到"五勤"，即勤巡视、勤观察、勤询问、勤思考、勤记录。

（汪　苗）

实验三　健康教育

 学习目标

（1）掌握健康教育的方法及步骤。

（2）熟悉健康教育的概念及目的。

（3）了解健康教育的原则。

 知识准备

健康教育（health education）是通过信息传播和行为干预，帮助个人和群体掌握卫生保健知识，树立健康观念，自愿采纳有利于健康的行为和生活方式的教育活动与过程。正确、适时的健康教育可使服务对象做出健康决策和提高自身整体健康水平。健康教育既是健康保健的重要手段，也是重要的护理实践活动。

1. 健康教育的目的

（1）提供健康知识和行为技术指导，帮助服务对象保持和促进健康、预防疾病。

（2）采取适当的健康教育方法，指导服务对象掌握重新获得健康和适应伤病后果的相关信息和技能，促进其恢复健康。

（3）指导服务对象学会维持日常生活活动的新知识和新技能，以适应和处理永久性健康或功能的改变。

2. 健康教育的原则

（1）思想性：健康教育应坚持辩证唯物主义观点，杜绝迷信思想的传播。

（2）科学性：健康教育的内容应科学、准确、翔实。

（3）针对性：健康教育应根据服务对象的特点和学习需要，针对性地开展健康教育。

（4）启发性：为提高健康教育的效果，应多采用启发式教育的方法。

（5）规律性：健康教育要按照由简到繁、由浅入深、从具体到抽象的规律进行。

（6）通俗性：健康教育时，尽量使用通俗易懂的语言，避免使用过多的医学术语。

（7）直观性：健康教育应合理运用现代教学媒体，使教学内容的呈现更加直观形象。

（8）合作性：健康教育需要教学者、服务对象及其他健康服务者、社会及家庭等支持系统的共同参与和合作。

3. 健康教育的方法

（1）专题讲座法：就某个健康问题以课堂讲授的形式向服务对象传播知识。

（2）讨论法：以服务对象为主体，由教学者加以引导，在教学过程中主要以交流的方式进行，让服务对象主动探究教学内容，完成教学目标。

（3）角色扮演法：通过制造或模拟现实片段，使教学内容剧情化，由服务对象扮演其中的角色，使之在观察、体验和分析讨论中理解知识和受到教育。

（4）实地参观法：根据教学目标，组织服务对象到实际场景中观察某种现象，以获得感性知识或验证已经学习过的知识。

（5）示范法：通过具体动作的示范，使服务对象直接感知所要学习动作的结构、顺序及要领。

（6）个别会谈法：根据服务对象已有的知识经验，借助启发性问题，通过口头问答的方式，引导学习者通过比较、分析、判断等思维活动获取知识。

（7）展示与视听教学法：以图表、模型、标本或录像、电视、电影等视听材料向服务对象讲解健康知识与技能。

（8）其他：计算机辅助教学、公众传播媒体、社会团体活动等。

 情境

陈建国，男，66 岁，住院号 8627003，因头晕、头痛 2 年，加重 1 周入院。患者于 5 年前体检时测血压 160/90 mmHg，当时无不适症状，未服药。2 年前患者无明显诱因出现头晕、头痛，无恶心、呕吐，在当地医院就诊，诊断：高血压病。间断服用降压药，血压控制不详。近 1 周患者不适症状加重，伴恶心，无胸痛，无心悸、气短。患者因疾病加重，情绪焦虑，睡眠不佳。

体格检查：T 36.2 ℃、P 76 次/分、R 20 次/分、Bp 180/100 mmHg，余未见异常。

 用物

健康教育资料、课件，根据内容和方法选择相应的教具、记录本、笔等。

 方法及步骤

1. 评估

（1）评估服务对象的需要及能力：在实施健康教育前，了解服务对象的基本情况，包括年龄、性别、受教育程度、对健康知识及技能的缺乏程度、学习兴趣及态度、学习需要、学习能力等,以针对性地安排健康教育活动。

(2) 评估学习资源:评估健康教育所需的时间、人员、教学环境、教学媒体等。

2. 护理诊断

根据评估情况,提出能反映服务对象特定学习需要的护理诊断,并根据学习需要对服务对象的重要程度进行排序。

3. 制订计划

(1) 设立目标:根据护理诊断,以服务对象为中心,可与其共同讨论,设立具有针对性和可行性的健康教育目标。

(2) 确定顺序:根据服务对象的需要、健康教育目标等确定内容的先后顺序。

(3) 确定时间:根据服务对象的实际情况,计划健康教育活动开始的时间、持续时间及次数。

(4) 选择方法:根据服务对象的学习需要及能力,选择适当的健康教育方法。

(5) 准备教学资源:查阅相关资料,认真备课,书写教案,制作课件,准备教具。

(6) 书写计划:对健康教育活动做出安排,主要包括主题、时间、地点、参加人员、目标、内容、方法、步骤等,具体见表8.2。

4. 实施计划

按计划用适当的方法实施健康教育,过程中根据服务对象的反应适时调整,保证健康教育顺利进行;及时进行总结。

5. 效果评价

运用观察、提问、报告等方式评价服务对象知识、态度、行为的改变,检测学习目标实现的程度,以便及时修改及完善健康教育的内容、方法等。

6. 记录

对健康教育的过程、结果、需要改进的内容及方法等进行记录。

 注意事项

(1) 注意把握健康教育的基本原则。

(2) 健康教育前必须对服务对象做出全面的评估。

(3) 健康教育的目标应具体、明确、可测。

(4) 健康教育的计划应详细、具体。

(5) 效果评价应贯穿健康教育的全过程。

 思考题

(1) 健康教育的方法有哪些? 下列主题中,应选择何种方法为宜?

① 向大学生宣传艾滋病的预防知识。

② 指导糖尿病患者自行注射胰岛素。

③ 对因担心疾病预后而焦虑的患者进行心理疏导。

(2) 自拟健康教育主题,制订并书写计划(表8.2),实施健康教育并评价。

表 8.2　健康教育计划书

主题		服务（教育）对象	
时间		地点	

参加人员

目标

内容

方法及步骤

附：评分标准

评分内容	实施要点	分值
评估(10分)	评估服务对象的需要及能力	5
	评估学习资源	5
护理诊断(5分)	提出护理诊断,并排序	5
制订计划 (30分)	设立有针对性和可行性的健康教育目标	3
	确定内容的先后顺序	2
	确定活动开始的时间、持续时间及次数	2
	选择适当的健康教育方法	3
	查阅资料,认真备课,书写教案,制作课件,准备教具	10
	书写详细、具体的计划	10
实施计划 (30分)	按计划用适当的方法实施健康教育	25
	及时进行总结	5
效果评价(5分)	运用观察、提问等方式评价服务对象的学习效果	5
记录(5分)	记录过程、结果、需要改进的内容及方法等	5
总体评价 (10分)	态度认真、严谨,沟通良好	2
	健康教育熟练、有条理、不慌乱	3
	遵循健康教育基本原则	3
	时间把握得当	2
提问(5分)	正确回答 1~2 个问题	5
总分		100

（芮　蓓）

实验四　护理查房

 学习目标

(1) 掌握护理查房的方法及步骤。
(2) 熟悉护理查房的概念、目的及内容。
(3) 了解护理查房的时限及人员构成。

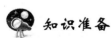 **知识准备**

护理查房(nursing round)是对一位或若干位患者在床边进行观察、交流,了解患者的情况并通过对病史和其他资料的回顾,讨论护理方案及其效果,并在此基础上调整护理方案的医疗活动。护理查房是一种常规、有效的护理工作方式,是促进护理程序在临床运用的有效手段。根据查房性质和作用的不同,护理查房可分为护理行政查房、护理业务查房和护理教

学查房。

本部分主要以护理教学查房为例开展综合性实验。护理教学查房是以临床护理教学为目的,以患者为中心,以病例为引导,以问题为基础,以护理程序为框架,突出对重点内容的讨论,并制定解决方案的护理查房,可围绕临床典型病例或是临床罕见病例、特殊危重病例、复杂大手术、新业务及新技术的开展等进行查房。

1. 护理教学查房的目的

(1) 激发护士或护生学习多学科知识的兴趣,促进其评判性思维的发展,提高其组织、沟通、表达、实践、决策等综合能力。

(2) 提高带教老师的教学水平及临床教学质量。

(3) 了解患者的病情、思想、生活情况,制定合理的护理方案,观察护理效果。

(4) 检查护理工作完成情况,发现问题并及时调整,提高护理质量。

2. 护理教学查房的内容

(1) 评估患者的健康资料、护理需求和护理问题。

(2) 检查护理计划、护理措施的实施效果。

(3) 对存在的问题提出并制定改进措施。

3. 护理教学查房的时限

每个病例的查房时间一般在 20~40 分钟,不超过 60 分钟,可根据具体情况适当延长。

4. 护理教学查房的人员构成

(1) 主查人:可由护士长、带教老师、责任护士或专科护士主查,也可由护生在带教老师的指导下主查。

(2) 主持人:可由护士长、带教老师或资深护士主持。

(3) 参加人员:辅查护士、其他护士、护生等。

 情境

周城,男,45 岁,住院号 8627002,因心前区疼痛 3 小时,伴心悸、胸闷入院。患者今晨在无明显诱因下,出现胸闷、胸痛,同时伴有心悸、头晕、乏力、冷汗、烦躁、有濒死感。患者既往有高血压病史 5 年,高脂血症 2 年。

体格检查:T 36.8 ℃、P 105 次/分、R 26 次/分、Bp 160/100 mmHg。辅助检查:肌钙蛋白 0.3 ng/mL,肌酸激酶同工酶 50 U/L。心电图检查:Ⅱ、Ⅲ、aVF 导联 ST 段弓背抬高,有病理性 Q 波。诊断:冠心病、急性下壁 ST 段抬高型心肌梗死。遵医嘱给予患者止痛、扩冠、营养心肌、降压、调脂及对症支持治疗。护理给予内科一级护理,氧气吸入、心电监护、低盐低脂流质饮食,嘱绝对卧床休息,严密观察病情,协助生活护理。

 用物

所查患者的资料,包括病历、各种护理记录等;血压计、听诊器、手电筒、压舌板、免洗速干手消毒液、记录本、笔、专科检查物品等。

方法及步骤

(一)查房前准备

1. 确定病例

查房前一周(至少提前2~3天),主查人(以护生为例)与带教老师共同商讨明确查房目标,确定查房病例,并告知相关人员。

2. 制订计划,收集信息

制订详细的查房计划,列出需要重点讨论和解决的问题,查阅资料,收集相关信息。

3. 物品准备

准备并检查查房所需物品。

(二)查房过程

1. 病例汇报

在办公区,先由主持人(以护士长为例)说明护理教学查房的目标及安排,然后由主查人汇报患者基本情况、护理问题、采取的治疗护理措施及效果、目前患者存在的问题及依据,再由带教老师等进行补充。

2. 进入病房,按要求站位

携带查房物品,主查人及带教老师在前,其他人员随后进入病房;来到患者床边,进行站位,主查人及带教老师站在患者右侧,主持人、其他护士及护生站在患者左侧,辅查护士站在床尾,也可根据实际情况进行调整。

3. 介绍与解释

主查人或主持人以礼貌的态度和语气向患者介绍查房人员,解释查房的目的,取得患者及家属的配合及支持。

4. 护理体格检查

洗手、戴口罩,主查人结合目标,有重点地检查患者的生命体征、皮肤及管道情况、肢体功能、专科情况等,辅查护士可给予配合,带教老师可进行现场指导和操作示教等。

5. 评估治疗护理措施效果

主查人检查护理计划、治疗及护理措施的落实与效果。

6. 与患者及家属沟通,解答问题

主查人了解患者及家属对护理工作的满意度、评估并解答患者提出的问题,对患者进行相关健康教育。

7. 离开病房,处理用物

主查人或辅查护士整理患者用物及床单位;所有参与人员共同向患者致谢,有序地离开病房;主查人及辅查护士处理用物,洗手,回到办公区。

8. 病例讨论及总结

主查人根据评估资料对护理问题、措施及实施效果等发表意见或提出疑问,结合患者实际问题制定改进措施;其他参加人员进行补充或提问;带教老师及主持人进行总结、答疑、评价、布置任务等。

9. 记录查房内容

按规范记录查房内容,具体见表 8.3。

表 8.3 护理查房记录单

时间		地点		查房类别	
主查人		主持人		记录人	

参加人员

患者姓名		性别		年龄		床号		住院号	
入院时间		诊断						护理级别	

病情摘要

辅助检查阳性结果

实验室检查结果

特殊治疗用药

现存护理问题

重要/特殊护理措施

护理体检结果

患者提出的问题及要求

已解决的问题

需要解决的问题

讨论结果、提出的问题及措施

带教老师/护士长的评价及指导性意见

相关前沿信息及进展

注意事项

(1) 护理查房中应体现以患者为中心,态度认真、严谨,采取保护性医疗措施。
(2) 合理安排查房各程序的时间。
(3) 护理查房分析的是患者,不是分析疾病。
(4) 采取启发式教学方法,激发护士和护生学习的积极性。
(5) 注重护理查房的灵活性和实效性。
(6) 护理查房记录应重点突出、内容精练、书写规范、字迹清晰。

 思考题

(1) 如何做好护理查房的准备工作?
(2) 查房中应如何遵守保护性医疗制度?
(3) 选择临床实际案例,进行模拟护理教学查房。

附:评分标准

评分内容	实施要点	分值
查房前准备 (15分)	选择合适病例	3
	制定查房计划,查阅资料,收集相关信息	10
	准备并检查物品	2
查房过程 (70分)	说明查房的目标及安排,进行病例汇报	5
	进入病房,按要求站位	5
	介绍查房人员,解释查房目的,取得患者及家属的配合	5
	进行护理体格检查	10
	评估护理计划、治疗及护理措施的落实与效果	10
	与患者及家属沟通,解答患者的问题,进行健康教育	10
	整理患者用物及床单位,有序离开病房,处理用物	5
	进行病例讨论及总结	5
	记录查房内容	15
总体评价 (10分)	态度认真、严谨,沟通良好	2
	查房熟练、有条理、不慌乱	3
	采取保护性医疗措施	3
	时间把握得当	2
提问(5分)	正确回答1~2个问题	5
总分		100

(芮　蓓)

第三节　创新性实验

实验一　护理技术创新

 学习目标

（1）熟悉护理技术创新的过程。

（2）了解文献检索的方法、途径及步骤。

 知识准备

文献检索（literature retrieval）是指将文献根据其外表特征（即标题、著者、来源、卷期、页次、文种等）或内容特征（即文献论述的主题），按照一定的方式编排并储存在一定的载体上，通过一定的方法，从检索系统中查出特定文献的过程。文献检索有助于启发研究思路，明确研究方向，形成理论框架，制定研究计划。

1. 文献检索的方法

（1）直接法：是直接利用检索工具检索文献信息的方法，主要分为 3 种。

① 顺查法：以检索课题的起始年代为起点，按时间顺序由远及近地查找文献。

② 倒查法：逆时间顺序由近及远地查找文献。

③ 抽查法：针对课题的特点，选择有关该课题的文献信息最可能出现或最多出现的时间段，利用检索工具进行重点检索。

（2）追溯法：是利用已有文献后面所附的参考文献进行追溯查找的方法。

（3）综合法：又称循环法，是综合运用直接法与追溯法的方法。即先利用检索工具检索文献，再以文献中的参考文献为线索进行检索，如此循环进行。

2. 文献检索的途径

（1）分类途径：是按照文献资料所属的学科类别进行检索的途径。

（2）主题途径：是通过文献资料的内容主题进行检索的途径。

（3）题名途径：是利用图书、期刊、资料等题目名称对文献进行检索的途径。

（4）著者途径：是用文献的著者、编者、译者姓名或机构团体名称进行检索的途径。

此外，还有序号途径、引文途径等。

3. 文献检索步骤

（1）分析检索课题，明确检索要求。

（2）选择检索工具，确定检索方法。

（3）选择检索途径。

（4）查找文献线索。

（5）获取原始文献。

情境

(1) 选择若干项护理操作项目,分析原操作流程存在的不足之处,叙述新设计的原因,列出新设计后的操作方法。

(2) 选择若干护理用物,进行设计创新或改良,叙述创新或改良护理用物的优点及需求。

(3) 设计适合患者治疗、护理、休息的病室环境,要求布局合理、美观舒适、安全实用。

 用物

根据需要不限。

 方法及步骤

1. 实验小组

10～15 人/组,确定指导教师、学生及负责人。

2. 师生共同讨论,制订实施方案

(1) 选择创新项目若干个。

(2) 根据自荐或他荐,明确检索资料、现场调查、设计等分工。

(3) 反复讨论,确定设计方案。

3. 汇报展示

(1) 用实物、模型、PPT、图画、影像等展示并汇报创意来源。

(2) 小组及学生间集体评议、提出建议,教师点评,鼓励优秀作品申请专利。

(3) 以小组为单位提交实验报告,内容包括人员组成及分工,实施过程及体会。

4. 成果交流

(1) 实验成果交流、展示后,师生共同选出优秀创新作品。

(2) 所属课程教研室为优秀创新作品举办展览,为期一周或一月。

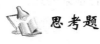 **注意事项**

(1) 展示的成果要确保原创性、创新性、科学性,切忌侵权、抄袭。

(2) 展示方法可多样化,如实物、模型、PPT、图画、影像等。

(3) 团队成员要人人参与,充分体现合作、分享、共赢的团队精神。

(4) 本实验约需 8 周时间完成,教师要提前安排,学生充分准备。

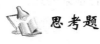 **思考题**

(1) 请说出你在日常生活中发现的问题,并提出解决方法。

(2) 查询专利的申请方法。

附：评分标准

评分内容	实施要点	分值
分组选题 （20分）	成员分工合理、充分发挥个人特长、兴趣	10
	选题经过反复论证和查新处理	10
成果制作 （10分）	材料合适、媒体恰当	10
汇报展示 （30分）	作品创新灵感来源清晰	5
	作品展示方法形象、直观、易懂	10
	汇报条理清晰、流畅	15
成果价值 （30分）	原创性	5
	创新性	10
	科学性	5
	实用性	10
总体评价 （10分）	准备充分	2
	作品具有创意	2
	汇报清楚	2
	团队合作、互动良好	4
总分		100

（芮　蓓）

实验二　护理风采

 学习目标

（1）熟悉护理礼仪在护理实践中的应用。

（2）了解护士角色与功能。

 知识准备

随着护理学专业的不断发展，护士的角色越来越多，主要包括照顾者、计划者及决策者、沟通者、教育者及咨询者、管理者及协调者、研究者、保护者及代言者。

1．照顾者（care-giver）

照顾者为护士最基本的角色功能。当护理对象因某种原因不能自行满足基本需要时，护士应为护理对象提供护理照护，以帮助其满足基本需要，直到护理对象能自行满足需要为止。

2．计划者及决策者（planner and decision maker）

在护理实践活动中，为有效解决患者健康问题，满足患者基本需要，护士需应用护理学专业的知识和技能,收集护理对象的健康资料,评估其健康问题及原因,做出护理诊断,根据护理对象的具体情况制定和执行护理计划,并对护理效果进行评价。

3. 沟通者(communicator)

为了提供适合护理对象情况的护理,护士必须与护理对象、家属、医生、同事及其他健康工作者沟通,以更好地了解护理对象的情况,最大限度地满足护理对象的需要。

4. 教育者及咨询者(educator and counselor)

护士需应用自己的知识及技能,对护理对象及其家属实施健康教育或提供健康咨询,讲授或解答有关如何预防疾病、保持健康、减轻病痛及恢复健康的问题,以帮助护理对象最大限度地获得健康相关的知识及技能,使护理对象能积极采取有效措施应对问题。

5. 管理者及协调者(manager and coordinator)

为有序、高效地开展护理工作,护士应对日常工作进行有计划地组织、控制、管理和协调,合理利用各种资源,协调相关人员及机构的相互关系,以提高护理工作效率。护理领导者应与医院其他管理人员共同完成人、财、物等管理工作。

6. 研究者(researcher)

护士应具有科研意识和循证思维,善于在护理实践中发现问题,运用科学的方法研究、解决问题,总结、推广研究成果,以指导和改进护理工作,提高护理工作质量,促进护理学专业的发展。

7. 保护者及代言者(protector and advocator)

护士应为护理对象提供一个安全的保健环境,采取各种预防措施保护其免受伤害。在护理对象不能表达自己意愿时,护士有责任应为其解释。护士可通过评估有碍全民健康的问题和事件,为医院或卫生行政部门提供建设性意见,成为全民健康的代言者。

 情境

在护理实践中融合护理礼仪,展示护士在医院、社区、家庭等护理中各种角色的风采。

 用物

根据需要不限。

 方法及步骤

1. 实验小组

20～25 人/组或以班级为单位,确定指导教师、学生及负责人。

2. 师生共同讨论,制订实施方案

(1) 根据自荐或他荐,明确导演、演员、撰稿、配音、舞美等分工。

(2) 反复讨论,确定展示护士风采的方式,进行演练。

3. 汇报展示

(1) 教师根据学生展示的方式,选择合适的场地,各组依次进行汇报展示。

(2) 小组及学生间集体评议、提出建议,教师点评,鼓励优秀作品申请专利。

(3) 以小组为单位提交实验报告,内容包括人员组成及分工,实施过程及体会。

注意事项

（1）展示方式具有多样性，如情景剧、PPT、漫画、影视作品等。

（2）题材要来源于护士的工作和生活，成果要有感染力和艺术性。

（3）团队成员要人人参与，充分体现合作、分享、共赢的团队精神。

（4）本实验需 4～6 周时间完成，教师要提前安排，学生充分准备。

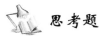 **思考题**

描述护士角色的发展过程。

附：评分标准

评分内容	实施要点	分值
分组选题 （10分）	小组成员分工合理、充分发挥个人特长	5
	选题合理，真实、客观	5
准备（15分）	认真、充分，道具制作精良	15
汇报展示 （30分）	展示方式形象、生动、活泼、风趣	15
	主题鲜明，观赏性强，能感动观众	15
展示效果 （35分）	原创性	10
	创意性	10
	艺术性	10
	感染力	5
总体评价 （10分）	准备充分	2
	展示气氛热烈	2
	团队合作、互动良好	6
总分		100

（芮　蓓）

实验三　微格教学

 学习目标

（1）掌握微格教学的实施过程。

（2）熟悉 PPT 的制作方法。

（3）了解微格教学的评价。

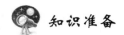**知识准备**

微格教学（microteaching）又称微型教学、微观教学、小型教学等，是一种利用现代化教学技术手段来培训师生教学技能的系统方法。

（一）微格教学的实施过程

1. 学习相关知识

微格教学是在现代教育理论指导下对教师教学技能进行模拟训练的实践活动。在实施微格教学之前应学习教学目标、教学技能、教学设计等相关内容。通过理论学习形成一定的认知结构，利于以后观察学习内容的同化与顺应，提高学习信息的可感受性及传输效率，以促进学习的迁移。

2. 确定训练目标

在进行微格教学之前，指导教师首先应该向受训者讲清楚本次教学技能训练的具体目标、要求、类型、作用、功能及典型事例运用的一般原则、使用方法及注意事项。

3. 观摩示范

为了增强受训者对所培训技能的形象感知，需提供生动、形象、规范的微格教学示范视频或教师现场示范。在观摩微格教学视频的过程中，指导教师应根据实际情况给予必要的提示与指导。示范可以是优秀典型，也可利用反面教材，但应正面示范为主。要注意培养受训者勤于观察、善于观察的能力，吸收、消化他人教学经验的能力。

4. 分析与讨论

在观摩示范视频或教师的现场示范后，组织受训者进行课堂讨论，分析示范教学的成功之处及存在的问题，并就"假使我来教，该如何应用此教学技能"展开讨论。通过相互交流、沟通，集思广益，酝酿在这一课题教学中应用该教学技能的最佳方案，为下一步编写教案做准备。

5. 编写教案

受训者要根据教学目标、教学对象、教学内容、教学条件等进行教学设计，选择合适的教学媒体，编写详细的教案。教案的内容主要包括具体、可行、可测量的教学目标，教学进程的步骤、时间分配，教学的重点、难点，合适的教学方法、教学媒体，复习思考题或作业题等。要写出一份合格的教案，应全面透彻地掌握教材，思路清晰、层次分明，材料充实、重点难点突出，语言通顺、精炼、准确。

6. 角色扮演与微格实践

角色扮演是微格教学中的重要环节，是受训者训练教学技能的具体教学实践过程。即受训者自己走上讲台讲演，扮演教师，因此被称作"角色扮演"。为营造出课堂气氛，由小组的其他成员充当学生。受训者在执教之前，要对本次课程做出简短说明，以明确教学技能目标，阐明自己教学设计意图。讲课时间视教学技能的要求而定，一般 5～10 分钟。有条件，可将整个教学过程用录播系统全部记录下来。

7. 评价反馈

评价反馈是微格教学中最重要的一步。在教学结束后，必须及时组织受训者重放或点播教学视频，由指导教师和受训者共同观看。先由受训者进行自我分析，检查实践过程是否达到了自己所设定的目标，是否掌握了所培训的教学技能，指出有待改进的地方，也就是

"自我反馈"。然后指导教师和小组成员对其教学过程进行集体评议,找出不足之处,教师还可以对其需要改进的问题进行示范,或再次观摩示范视频,以利于受训者进一步改进、提高。

8．修改教案

评价反馈结束后,受训者需修改、完善教案,再次实践。在单项教学技能训练告一段落后,要有计划地开展综合教学技能训练,以实现各种教学技能的融会贯通。

（二）PPT 制作

1．打开 PPT 演示文稿

点击开始→程序→Office→PowerPoint。

2．选择模板或制作母版

根据自己授课内容选择或制作,充分考虑背景颜色,忌五花八门,最好不超过 5 种颜色,同时注意突出个性特点,如用徽章或某系统图画。

3．输入文本

输入授课内容,字号≥28,每行≤18 字,每张≤8 行。幻灯片不是讲义,防止盲目追求信息量,力求简洁、条理清楚,适当使用项目符号,文本颜色与背景颜色应对比强烈,如黑(深蓝)与白(黄)配。字体根据需要和学生的喜好进行选择。

4．插入图片或视频

（1）收集途径:用搜索引擎,如 Google、百度等,输入中英文关键词搜索;视频截取图片或文件扫描;拍摄图片或视频等。

（2）方法:插入前可进行图片/视频编辑,使图片/视频更加符合要求;点击插入→图片/视频→图片/视频位置→插入。

（3）注意事项:插入的图片/视频应紧扣教学内容,不能一味追求新奇、刺激,而插入无关图片/视频,否则会分散学生注意力,甚至产生歧义;图片能彩色不黑白,能立体不平面。

5．添加动画

（1）方法:选中对象→点击动画→添加动画;根据需要选择动画方式和顺序。

（2）注意事项:动画要根据内容和需要来选择,充分利用动画,会使 PPT 更加生动,也能提高学生学习的兴趣;勿盲目、过度使用,否则容易弄巧成拙,使 PPT 变得杂乱。

6．超链接

（1）方法:选中对象→点击超链接→选择链接位置。

（2）注意事项:使用超链接时思路要清晰,避免链接混乱。

PPT 制作是一项既有趣又繁琐的创造性劳动,不能急于求成,创作出内容充实、条理清晰、生动有趣、具有个性的 PPT,需要在实践中不断摸索。

（三）微格教学的评价

评价项目		标准分	评价内容及标准	评价等级				得分
				A	B	C	D	
				1.0	0.8	0.6	0.4	
教案	教学目标	5	教学目标明确，突出解决教学的重点、难点问题					
	教案设计	10	缜密思考，凝练出完整的教学设计；教学过程清晰、可行					
	教案编写	15	教案内容富有思想性、科学性、逻辑性、创新性、先进性，有较大的信息量；书写工整、美观					
教学组织	教学内容	10	教学内容正确、科学，容量适度，时间安排合理；融入课程思政元素；抓住重点、讲清难点，理论联系实际，吸收最新成果					
	教学方法	20	讲授思路清晰、深入浅出；教学方法多样，能启发学生积极思考，教学互动良好，课堂气氛活跃，体现知识、能力、素质的一体化培养					
	教学媒体	10	能熟练使用现代化教学媒体，PPT内容充实、条理清晰，符合教学需要					
教学表达	教学态度	5	精神饱满，仪表端正，教态自然大方，态度严谨、谦和、责任心强					
	教学语言	10	使用普通话，语言精练、生动、流畅，富有吸引力；肢体语言合理、恰当					
	教学效果	15	教学理念先进，风格突出，教学表述直观、生动，逻辑性及感染力强，教学效果好					
合计		100						

 情境

以"健康"为主题进行一次微格教学，对象可为在校学生、社区人群、住院患者等其中之一。

 用物

多媒体设备、PPT课件。

方法及步骤

1. 实验小组

8~10人左右/组,确定指导教师、学生及小组负责人。

2. 师生共同讨论,制订实施方案

(1) 确定微格教学的主题、内容、方法等。

(2) 根据自荐或他荐,明确主讲人、检索资料、PPT 制作等分工。

(3) 反复讨论,设计及编写教案、制作 PPT。

3. 汇报展示

(1) 以小组为单位进行微格教学。

(2) 小组及学生间集体评议、提出建议,教师点评。

(3) 以小组为单位提交实验报告,内容包括人员组成及分工,实施过程、教案及体会。

4. 教学比赛

(1) 初赛:学生组织,教师参与评选,选出优胜组。

(2) 决赛:教研室和年级共同组织决赛,评出一、二、三、优秀等奖项。

 注意事项

(1) 确保教学内容的科学性、准确性。时间控制在 10 分钟以内。

(2) 认真备课,用普通话授课,声音要清晰、洪亮,并能脱稿完成。

(3) 团队成员要人人参与,充分体现合作、分享、共赢的团队精神。

(4) 本实验约需 8 周时间完成,教师要提前安排,学生充分准备。

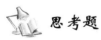 **思考题**

自拟主题,写一份微格教学的教案并制作 PPT。

附教案:教案首页

授课教师:　　　　　　　　　　　　　　　　　教案完成时间:

授课名称		授课对象及人数	
授课人		授课日期及时间	
教学目标			

教学内容、步骤及时间分配:

教学重点	
教学难点	
教学方法及媒体	
所用教材	
参考资料	
教研室审阅意见	

教案续页

基本内容	注解（进展、辅助手段和时间分配）

教案末页

小结	
复习思考题 或作业题	
教学反思	

附：评分标准

评分内容	实施要点	分值
分组选题 （10分）	符合主题，小组成员分工合理、发挥个人特长	5
	认真、及时评估教学目标及对象	5
备课 （25分）	查阅的资料丰富、科学	5
	教学设计完整，教学过程可行	5
	教案符合要求、PPT 制作精良	15
授课效果 （50分）	教学内容正确，理论联系实际，重难点突出	10
	教学方法多样，能启发学生，教学互动良好	10
	熟练使用教学媒体，PPT 符合教学需要	10
	精神饱满，仪表端正，态度严谨	5
	语言精练、流畅，肢体语言恰当	10
	表述直观、生动，逻辑性及感染力强	5
总体评价 （15分）	准备充分，时间把握得当	4
	信息量大，有最新成果	3
	课堂气氛活跃	4
	团队合作、互动良好	4
总分		100

（芮　蓓）

第九章 护理技能竞赛及考核

为推动护理专业实践教学改革,加强护生基础理论、基本知识、基本技能的培养,全面提高护生综合素质和人才培养质量,结合护理专业实际工作需要,培养学生岗位胜任力,护理教育教学机构常在专业教学过程中根据学生学习的不同阶段,结合所学理论与技能同步组织护理技能考核,以期达到检验师生教与学效果的目的;组织不同形式的护理技能竞赛以达到"以赛促学,以赛促训,以赛促教、以赛促改"的目的。

第一节 护理技能竞赛

在护理专业教学过程中结合学生学习的不同阶段组织护理技能竞赛,是培养护理专业人才的有效途径,对学生可以达到"以赛促学、以赛促训"的目的,对教师可以达到"以赛促教、以赛促改"的目的。定期举办护理技能竞赛,对促进学生实践技能教育又好又快发展有着十分重要的意义。

一、护理技能竞赛的要求

对验证性实践技能竞赛(即指定操作项目)要求:参赛者需了解操作的目的与适用对象;熟悉常用物品准备、护士准备、环境准备和患者准备;熟练掌握操作流程及注意事项;操作中体现人文关怀和良好的沟通能力。

对临床情境式技能竞赛(即以案例引导)要求:除上述验证性实验技能竞赛要求外,还要求参赛者具有针对真实案例结合健康评估能发现问题、分析问题和解决问题的临床综合能力;重点考察参赛者病情观察、健康教育、批判性思维能力、人文关怀与沟通能力、应急处理能力、团队协作能力和组织管理能力。

二、护理技能竞赛的内容

验证性实践技能竞赛内容:主要为基础护理学、健康评估、内科护理学、外科护理学等专业基础课程与专业课程中所学习的各项护理技能,如各种铺床法、各种注射法、生命体征测量、病史采集、心电图检查、患者生活护理、患者安全护理、无菌技术、穿脱防护服、饮食护理与排泄护理、常用急救技术等。

临床情境式技能竞赛内容:主要为护理学各专业基础课和专业课程中所学的技能,并能运用这些技能解决临床上内科护理学、外科护理学、儿科护理学、妇产科护理学、老年护理学、社区护理学和急救护理学等各专科常见病、多发病患者的实际护理问题,具备一个准护士的基本专业技能。

三、护理技能竞赛的常用组织方式

目前,常用的护理技能竞赛组织方式有以下两种:

(一)验证性实践技能竞赛

验证性实践技能竞赛在赛前已经明确竞赛项目与要求,参赛者在规定时间内,按照操作流程和要求完成指定操作项目即可,目前此法各临床医疗机构、各市级、省级护理学会和专业委员会用得比较多。在学校主要针对低年级护生(大一、大二),在完成护理基本操作技能学习与练习后举行。"验证性"实践技能竞赛的主要目的在于考察参赛者对操作流程的掌握情况和熟练程度。参赛者采取层层选拔竞赛制度,参赛面广,参与人多,可以达到"以赛促学、以赛促训"的目的。

(二)临床情境式技能竞赛

1.临床情境式技能竞赛方式

初赛(站点式)竞赛项目根据参赛队数量和竞赛时间而定,每个参赛队参加全程设 8～9 个站点的竞赛,每个参赛队循环进入每个站点比赛,每个站点总时间为 8～10 分钟,其中选手操作时间为 6～8 分钟,裁判评分时间 2 分钟。根据初赛各队总分进行排名,决定一定数量的参赛队进入复赛。

复赛(赛道式)根据复赛队伍数量和竞赛时间安排相应的赛道,每个赛道设 3～4 个赛站,各参赛队根据抽签分组在相应的赛道同时进行比赛。赛道竞赛时间总计 20～30 分钟。根据复赛各队总分进行排名。决定一定数量的参赛队进入决赛。

决赛(一站式)根据决赛队伍数量和竞赛时间安排相应的赛站,每个赛站根据所考察的案例设 3～4 项操作项目,各参赛队根据抽签分组在相应的赛站同时进行比赛。决赛竞赛时间总计 20～30 分钟。根据决赛各队总分进行排名,按参赛队伍数量事先设计一定比例的一、二、三等奖项和个人单项奖。

2.临床情境式技能竞赛特点

(1)通过案例引导,考察参赛者分析、解决临床护理问题的能力。

情境式技能竞赛不明确指定操作项目,需要参赛者自行对所提供的临床案例和具体情境进行综合分析,评估患者健康状况,发现存在的护理问题,明确患者个性化需求,最终决定应采取哪些护理措施以解决问题。案例引导的情境式技能竞赛不仅考察参赛者对操作技能的掌握熟练度,更加考验参赛者综合运用所学护理知识,分析解决临床护理问题的能力。参赛者不再是简单机械式执行指定操作项目,而是要在综合分析评估患者病情、临床情境和现场用物准备情况的基础上,自主确定护理措施和具体操作项目。这种竞赛模式不仅适用于护理专业高年级实习中后期的学生,也适用于临床各层级护士。

(2)引入标准化病人,考察参赛者人际沟通能力和人文关爱意识

为营造真实的临床情境,临床情境式技能引入标准化病人(standardized patients,SP),竞赛过程中所有操作项目不再是在冷冰冰的模型上做,而是在真实的"患者"(可以选择低年

级学生和志愿者扮演病人,也可以请专业的SP)身上操作,这样一方面为参赛者提供了沟通互动的体验平台;另一方面也对参赛者的操作技能和无菌观念提出了更高的要求。参赛者一旦操作失误将会直接增加"患者"的痛苦。若SP由低年级学生扮演,可使低年级护生从扮演的"患者"角色中深刻体会到护患沟通的重要性,一届技能竞赛使两届学生受益。

(3) 设置护理安全陷阱,考察参赛者安全护理意识。

为了培养、考察护理专业学生和临床护理人员的安全护理意识,在临床情境式技能竞赛中将临床常见的安全问题设置其中,如青霉素皮试的考核中设置了皮试阳性,标在患者的床头卡上,若参赛者未认真核对清楚,可能会出现机械操作的现象,仍然进行皮试操作。竞赛过程中,若出现安全方面的护理问题,则竞赛成绩按零分计算,这种竞赛设计参赛队虽输了比赛,但若能从中吸取教训,在今后的临床工作中杜绝类似的错误发生,教育意义更大。这些薄弱环节将是今后护理实验教学和临床实习带教中应进一步加强的地方。

(4) 赛道式和一站式综合竞赛设计,考察参赛者团队协作精神。

复赛形式选择赛道式竞赛设计,每个赛道内部设置4个赛站,并以4乘100 m接力赛形式来组织实施,即第一赛站的参赛者完成既定项目的比赛后,下一位参赛者才能开始第二赛站的比赛,其中也安排有2人或3人协作完成的竞赛内容,最后,每队的成绩由4个赛站的成绩之和组成,在比各队4项竞赛内容完成质量的同时,还要计算各队的完成时间,体现了速度和质量的综合考评。决赛选择一站式的综合竞赛设计,给参赛队一个综合案例,要求3～4位参赛者在20～30分钟内完成对患者的评估与护理操作,既有分工又有协作,培养了团队成员间的协作精神和团队意识。

(李远珍)

第二节　护理技能考核

护理学是一门实践技能要求高的专业,学生必须掌握教学大纲中所规定的目标要求和所具备的能力标准,从而为今后的护理工作奠定坚实的基础。护理技能考核是测试学生技能学习效果的重要方法,也是评估护理实践教学效果的有效手段。

一、护理技能考核的要求

对于低年级学生,要求:① 熟悉每项护理操作的目的和意义;② 正确准备每项操作所需用物;③ 在规定时间内按照评价参考标准熟练、规范地完成操作;④ 在操作过程中,具备较好的护患沟通能力,充分体现整体护理理念和人文关怀意识;⑤ 操作完毕后对所用的用物、仪器设备进行规范化处理或维护;⑥ 准确、清晰地回答技能操作相关理论问题。对于进入实习阶段和即将毕业的高年级学生,在上述标准的基础上,还要求其能结合具体临床情境,在全面准确评估病情的基础上,根据轻重缓急有序选择正确护理操作,解决患者现存的或潜在的护理问题,满足患者的健康需求。

二、护理技能考核的内容

根据学习阶段的不同,学生在校期间需要掌握并接受考核的基础护理操作项目,包括:铺备用床及麻醉床、生命体征测量、病史采集、心电图检查、口腔护理、床上擦浴、轴线翻身、患者约束、无菌技术、穿脱防护服、鼻饲、大量不保留灌肠、留置导尿、氧气吸入、吸痰、皮内注射、皮下注射、肌肉注射、静脉输液、心肺复苏等。

三、护理技能考核的常用方式

1. 验证式操作技能考核

考核方式是要求考生在规定时间内,按照参考流程完成指定操作项目。验证式操作技能考核主要目的在于考察考生对操作内容和流程的掌握情况,检验护理实验课教学效果。这种考核方式主要适用于刚刚学习护理操作的低年级护生(大一、大二)。

2. 案例式操作技能考核

案例式操作技能考核强调将护理操作与临床典型案例相融合,要求学生能结合案例信息,对患者健康状态和健康需求做出准确判断后,再采取相应护理操作。案例式操作技能考核不仅要求考生能熟练掌握操作规范和流程,还要求其能牢固掌握案例所涉及的疾病和操作相关理论知识,并灵活运用这些知识来分析和解决临床问题。

如考官给出案例"张某,男,46岁,住院号20231028。食用鱼汤后神志模糊,家人送往医院就诊。体格检查发现:患者呼出肝臭味气体,可引出扑翼样震颤。有肝硬化病史3年。家属代诉:患者最近感恶心、乏力,有五天未解大便。"要求考生根据案例进行相应护理操作,并回答理论问题"本操作的目的是什么?"在进行考核过程中,考生需要掌握肝性脑病相关理论知识、灌肠操作相关知识才能做出正确判断。在进行灌肠操作考核过程中,考生应敏锐地意识到肝昏迷患者禁用肥皂水灌肠,宜选用生理盐水。此外,由于患者已经处于意识模糊状态,整个护患沟通过程应和家属进行。

3. OSCE考核(objective structured clinical examination,OSCE)

OSCE考核即客观结构化临床考试。最早由英国Dundee大学的Harden和Gleeson提出,1983年加拿大医学委员会将其应用于医师执照考试,1991年在中华医学会资助下,OSCE被引入我国。

OSCE考核由一系列模拟临床情景的考站组成,考官根据教学大纲、考试大纲和具体的考核要求设计每个考站,并制定客观评分标准,考生应在规定时间内依次过每个考站,按照站内考试要求对标准化病人或模拟人进行相应的临床技能操作,并回答考官的提问,考官或SP根据每位考生完成站点任务的情况给予相应的成绩。考核内容可以包括:操作技能、护患沟通、健康宣教、建康史采集等。考站设置分长站、短站,时间为5~20分钟不等。考点数量、具体考核内容、考试时间和考试方法等可根据考核需要机动设置(表9.1)。

表 9.1　护理技能考核 OSCE 考站设置

考站	考核项目	考站概况	主要考核能力	考试方法
护理评估站	病史采集 体格检查	设置临床典型案例和相应 SP。考生随机抽取病例,对病人进行健康史采集和体格检查	健康评估能力 护患沟通能力 人文关怀意识	口试、操作
案例分析站	病例分析	对抽取的典型病例进行综合分析,做出护理诊断,制定护理计划,完成相关的情景分析试题	分析决策能力	笔试
操作技能站	操作技能	根据抽取的典型病例临床情景和患者健康状况,选择并完成相应的护理操作	分析决策能力 护患沟通能力 人文关怀意识 实践操作能力	操作
健康宣教站	健康宣教	设置临床典型案例和相应 SP。考生随机抽取病例,评估患者的学习能力和知识需求,选择正确的健康教育内容,采用恰当的方式进行健康教育	健康评估能力 护患沟通能力 健康教育能力	口试

　　在 OSCE 考核中,SP 发挥着重要作用,SP 是指那些经过标准化、系统化培训后,能准确表现病人实际临床问题的正常人或病人。由于经过专业培训,SP 能够准确模仿相应病例的症状,包括走路姿势、面部表情、病史症状等。学生可根据 SP 表现出来的症状进行健康史采集,并判断病情。SP 可以给操作者进行评分,并对操作过程做出反馈,具有病人、评价者、教师的多重角色。

　　OSCE 考核以结合临床实际案例为主,需要护生结合患者的临床表现、心理状态、辅助检查结果等判断出疾病诊断和患者的健康需求,从而制订相应的护理计划、护理措施,并根据轻重缓急原则给予患者相应的护理操作,具有考核全面、贴近临床实际、能较为客观真实地反映护生的临床思维和综合能力,主要适用于进入实习阶段和即将毕业的高年级学生。

4. 操作技能直接观察评价(direct observation of procedural skills,DOPS)

　　DOPS 是考官通过直接观察考生对患者进行医疗护理操作的过程,并即时给予评估。最早为英国皇家内科医师协会设计而成,主要用于评估住院医师的临床操作技能,现已扩展至护理培训领域。执行 DOPS 需一位考官(带教老师、护士长或其他高年资护士)、一位考生(实习护生或规培护士)、一位病人共同完成。评估地点可在门诊、病房或临床技能训练中心,考官采用结构式的量表对考生的临床操作技能给予评分,并在结束时给予即时回馈。适用于护理的 DOPS 项目主要包括:血压测量、动脉采血、静脉输液、皮下注射、皮内注射、留置导尿、留置鼻胃管、心电图检查、血糖仪使用、心肺复苏等。主要适用于实习护生和规培护士。

　　护理 DOPS 评价表侧重综合能力的评估,包括 11 项内容:① 明确操作适应证;② 详细告知患者并取得同意书;③ 操作前物品准备;④ 操作前评估;⑤ 操作熟练程度;⑥ 无菌观念;⑦ 操作后完成健康教育;⑧ 操作完成后物品处理;⑨ 护患沟通技巧;⑩ 专业素养和人文关怀;⑪ 执行操作的整体表现。每项采用 3 等级、9 分制评分,1~3 分为有待加强,4~6 分为合乎标准,7~9 分为优良。

　　DOPS 有别于其他技能考试的最大特征是在考生进行临床技能操作之后要立即给予 5～10 分钟的反馈讨论。考官在进行回馈时应遵循以下基本原则：① 描述性：考官要结合考生的具体表现，使用描述性的语言明确、具体、有针对性地指出操作过程中的优点和不足之处；② 时效性：考官应在操作之后立即给出反馈，并且在今后的临床工作中也能经常而适时地给予回馈；③ 建设性：考官在给予矫正性、非批判性回馈的同时，应给出相应的建设性意见和建议；④ 互动性：考官和考生进行反馈交流时，应注意倾听考生的想法、注意考生是否正确理解回馈内容。

（汪　苗）

参 考 文 献

［1］ 李远珍,吕建萍,芮蓓.情境式50项护理技能竞赛考评指导［M］.北京:人民卫生出版社,2015.

［2］ 李小妹,冯先琼.护理学导论［M］.北京:人民卫生出版社,2022.

［3］ 李小寒,尚少梅.基础护理学［M］.北京:人民卫生出版社,2017.

［4］ 姜安丽,钱晓路.新编护理学基础［M］.北京:人民卫生出版社,2018.

［5］ 姜安丽,段志光.护理教育学［M］.北京:人民卫生出版社,2017.

［6］ 史瑞芬,刘义兰.护士人文修养［M］.北京:人民卫生出版社,2017.

［7］ 孙玉梅,张立力,张彩虹.健康评估［M］.北京:人民卫生出版社,2021.

［8］ Riley J B.护理人际沟通［M］.隋树杰,徐宏,等译.北京:人民卫生出版社,2018.

［9］ 李映兰,王爱平.护理综合实训［M］.北京:人民卫生出版社,2018.

［10］ 皮慧敏,田莉,魏莉.基础护理操作技能图解［M］.北京:清华大学出版社,2018.

［11］ 马智群,陈丽君,付能荣,等.基础护理技术［M］.上海:复旦大学出版社,2021.

［12］ 王芸芸,刘志燕,熊昊燕,等.护理学专业认证契机下基础护理学实验教学改革实践与效果［J］.中国
高等医学教育,2020(12):76-77.

［13］ 沙晓华."护理学基础"综合实验研究［J］.教育教学论坛,2019(51):273-274.

［14］ 邓婷婷.模拟教学在"基础护理学"实验教学中的应用［J］.中华医学教育探索杂志,2019(11):
1184-1188.

［15］ 梁英,廖海涛,佘佐亚,等.基于护理临床思维培养的情景教学在综合医学基础实验课中的应用［J］.
护理研究,2018,32(15):2453-2455,2490.

［16］ 高洁,房辉.基于情境认知学习理论的护理学实践教学改革［J］.实验室科学,2020,23(6):137-
138,141.

［17］ 国务院应对新型冠状病毒肺炎疫情联防联控机制综合组.医疗机构内新型冠状病毒感染预防与控制
技术指南(第3版)［EB/OL］.［2021-09-13］.https://www.gov.cn/xinwen/2021－09/14/content_
5637141.htm? eqid=c4615b850001ec760000000664898dc4.

［18］ 李远珍,芮蓓.基础护理实验学［M］.上海:上海交通大学出版社,2017.

［19］ 唐丽玲,李远珍.临床护理实验学［M］.上海:上海交通大学出版社,2018.